RESIDÊNCIAS EM SAÚDE NO BRASIL
UMA REVISÃO DE ESCOPO

Editora Appris Ltda.
1.ª Edição - Copyright© 2024 dos autores
Direitos de Edição Reservados à Editora Appris Ltda.

Nenhuma parte desta obra poderá ser utilizada indevidamente, sem estar de acordo com a Lei nº 9.610/98. Se incorreções forem encontradas, serão de exclusiva responsabilidade de seus organizadores. Foi realizado o Depósito Legal na Fundação Biblioteca Nacional, de acordo com as Leis nºs 10.994, de 14/12/2004, e 12.192, de 14/01/2010.

Catalogação na Fonte
Elaborado por: Josefina A. S. Guedes
Bibliotecária CRB 9/870

R433r 2024	Residências em saúde no Brasil: uma revisão de escopo / Adriana Cavalcanti de Aguiar (org.). – 1. ed. – Curitiba: Appris, 2024. 356 p. ; 23 cm. Inclui referências. ISBN 978-65-250-6004-0 1. Residência em saúde. 2. Residência médica. 3. Internato e residência. I. Aguiar, Adriana Cavalcanti de. II. Título. CDD – 616.7

Livro de acordo com a normalização técnica da ABNT

Appris
editora

Editora e Livraria Appris Ltda.
Av. Manoel Ribas, 2265 – Mercês
Curitiba/PR – CEP: 80810-002
Tel. (41) 3156 - 4731
www.editoraappris.com.br

Printed in Brazil
Impresso no Brasil

Adriana Cavalcanti de Aguiar
(Org.)

RESIDÊNCIAS EM SAÚDE NO BRASIL
UMA REVISÃO DE ESCOPO

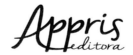

FICHA TÉCNICA

EDITORIAL	Augusto Coelho
	Sara C. de Andrade Coelho
COMITÊ EDITORIAL	Ana El Achkar (UNIVERSO/RJ)
	Andréa Barbosa Gouveia (UFPR)
	Conrado Moreira Mendes (PUC-MG)
	Eliete Correia dos Santos (UEPB)
	Fabiano Santos (UERJ/IESP)
	Francinete Fernandes de Sousa (UEPB)
	Francisco Carlos Duarte (PUCPR)
	Francisco de Assis (Fiam-Faam, SP, Brasil)
	Jacques de Lima Ferreira (UP)
	Juliana Reichert Assunção Tonelli (UEL)
	Maria Aparecida Barbosa (USP)
	Maria Helena Zamora (PUC-Rio)
	Maria Margarida de Andrade (Umack)
	Marilda Aparecida Behrens (PUCPR)
	Marli Caetano
	Roque Ismael da Costa Güllich (UFFS)
	Toni Reis (UFPR)
	Valdomiro de Oliveira (UFPR)
	Valério Brusamolin (IFPR)
SUPERVISOR DA PRODUÇÃO	Renata Cristina Lopes Miccelli
PRODUÇÃO EDITORIAL	Bruna Holmen
REVISÃO	Camila Dias Manoel
DIAGRAMAÇÃO	Andrezza Libel
CAPA	Kananda Ferreira

Este livro é dedicado aos que atuam na formação em saúde, especialmente preceptores, docentes e pesquisadores, por sua intenção e iniciativa de trabalhar pelo aprimoramento da saúde e da qualidade de vida no Brasil.

AGRADECIMENTOS

A equipe de pesquisa agradece o apoio dos seguintes indivíduos e instituições: Ministério da Saúde, Vice-Presidência de Gestão e Desenvolvimento Institucional e Vice-Presidência de Educação, Comunicação e Informação da Fundação Oswaldo Cruz, Fundação para o Desenvolvimento Científico e Tecnológico em Saúde, Biblioteca de Manguinhos, Daniele Masterson, Diego Fernandes Bernardo, Fabio Rodrigues Lamin, Felipe Braz Pacheco, Octavio Augusto Prado de Siqueira Filho, Susana Dal Poz, Valéria Morgana Penzin Goulart.

PREFÁCIO

O Relatório Mundial da Saúde destacou um aumento significativo no estresse e na insegurança enfrentados pelos profissionais de saúde em todo o mundo. Isso se deve à complexa conjuntura que combina causas e problemas antigos e novos. A implementação de novos modelos de atenção, a introdução de novas tecnologias e a mudança do perfil epidemiológico têm impacto direto sobre as necessidades de pessoal nos sistemas de saúde. Além disso, a globalização, o envelhecimento da população e as novas expectativas dos consumidores têm deslocado dramaticamente as demandas sobre a força de trabalho em saúde, como evidenciado pela pandemia da doença do novo coronavírus (Covid-19).

Nesse contexto, a formação de especialistas e a qualidade das residências em saúde desempenham um papel crucial no aprimoramento do sistema de saúde, tanto no Brasil quanto no mundo. A revisão do escopo das residências em saúde realizada em bases de dados nacionais e internacionais é um passo significativo para compreender e aprimorar esse importante aspecto da formação profissional.

A abordagem adotada pelos autores incluiu currículo e competência, avaliação de desempenho, ensino de habilidades, tecnologias educacionais, gestão e governança, e percepção dos protagonistas, aspectos fundamentais para a formação de especialistas em saúde. A análise, liderada pela Dr.ª Adriana Aguiar, contextualiza as políticas de saúde e educação, bem como a crise da força de trabalho em saúde, destacando a importância de alinhar a formação de especialistas com as necessidades do sistema de saúde em constante evolução.

A qualidade das residências em saúde não apenas impacta diretamente a formação dos profissionais, mas também influencia a qualidade da prestação de cuidados de saúde à população. Portanto, essa revisão contribui de maneira crítica para identificar lacunas, tendências e áreas de melhoria na formação de especialistas em saúde.

Do meu ponto de vista, a formação de especialistas e a qualidade das residências em saúde são fundamentais para garantir que os profissionais de saúde estejam adequadamente preparados para enfrentar os desafios do sistema de saúde contemporâneo. Ao investir na formação de especialistas e na melhoria contínua das residências em saúde, o Brasil pode fortalecer seu sistema de saúde e garantir um atendimento de qualidade para todos os cidadãos.

No entanto, a fim de contribuir para a qualidade da formação especializada no Brasil, os estudos sobre a residência, por sua complexidade teórico-conceitual, institucional e operacional, ainda precisam avançar muito, bem como envolver seus principais protagonistas na formulação de políticas públicas, com potenciais consequências benéficas para as residências.

Em resumo, essa revisão sobre residências em saúde no Brasil é uma contribuição bastante importante para promover a formação de especialistas de alta qualidade e garantir a excelência no sistema de saúde. Esse trabalho certamente contribui para o avanço do conhecimento e das práticas de formação que moldarão o futuro da saúde no país.

Dr. Mario Roberto Dal Poz
Professor titular do Instituto de Medicina Social,
Universidade do Estado do Rio de Janeiro

SUMÁRIO

INTRODUÇÃO 15
Adriana Cavalcanti de Aguiar

1
ELEMENTOS DE CONTEXTO TEÓRICO E INSTITUCIONAL DAS RESIDÊNCIAS EM SAÚDE NO BRASIL 21
Adriana Cavalcanti de Aguiar

2
POR QUE E COMO FIZEMOS UMA REVISÃO DE ESCOPO SOBRE RESIDÊNCIAS EM SAÚDE NO BRASIL 39
Adriana Cavalcanti de Aguiar
Elisângela Aparecida da Silva Lizzi
Sidney Marcel Domingues
Roberta Cristina Barboza Galdencio
Enzo Marasco Caetano,
Pedro Henrique de Paiva Sobrinho
Rúbia Fernandes da Silva

3
CARACTERÍSTICAS GERAIS DO ESCOPO DE PUBLICAÇÕES SOBRE RESIDÊNCIAS EM SAÚDE NO BRASIL 67
Adriana Cavalcanti de Aguiar
Elisângela Aparecida da Silva Lizzi
Sidney Marcel Domingues
Roberta Cristina Barboza Galdencio

4
CARACTERIZAÇÃO TEMÁTICA DO ESCOPO DE PUBLICAÇÕES SOBRE RESIDÊNCIAS EM SAÚDE NO BRASIL 81
Adriana Cavalcanti de Aguiar
Elaine Franco dos Santos Araújo
Irene Rocha Kalil
Sidney Marcel Domingues

5
CURRÍCULO E COMPETÊNCIA NAS RESIDÊNCIAS EM SAÚDE BRASILEIRAS 97
Adriana Cavalcanti de Aguiar

6
AVALIAÇÃO DO DESEMPENHO DOS RESIDENTES 109
Elaine Franco dos Santos Araújo
Adriana Cavalcanti de Aguiar

7
ENSINO-APRENDIZAGEM DE HABILIDADES/TÉCNICAS INERENTES ÀS ESPECIALIDADES..125
Irene Rocha Kalil
Adriana Cavalcanti de Aguiar

8
A COMUNICAÇÃO COMO TEMÁTICA NA LITERATURA SOBRE RESIDÊNCIAS EM SAÚDE NO BRASIL 157
Adriana Cavalcanti de Aguiar
Irene Rocha Kalil

9
INSTÂNCIAS E MECANISMOS DE GESTÃO E GOVERNANÇA DAS RESIDÊNCIAS EM SAÚDE 171
Sidney Marcel Domingues
Adriana Cavalcanti de Aguiar

10
NARRATIVAS EMERGENTES E PERSPECTIVAS DA PRODUÇÃO DE CONHECIMENTO SOBRE RESIDÊNCIAS EM SAÚDE NO BRASIL 189
Adriana Cavalcanti de Aguiar
Sidney Marcel Domingues
Elisangela Aparecida da Silva Lizzi
Elaine Franco dos Santos Araújo
Irene Rocha Kalil
Roberta Cristina Barboza Galdencio

APÊNDICE A
ARTIGOS QUE COMPÕEM A REVISÃO DE ESCOPO....................201

APÊNDICE B
FICHA DE EXTRAÇÃO 223

APÊNDICE C
LISTAGEM DE PERIÓDICOS 237

APÊNDICE D
ARTIGOS AFEITOS À ÊNFASE 1 241

APÊNDICE E
ARTIGOS AFEITOS À ÊNFASE 2 255

APÊNDICE F
ARTIGOS AFEITOS À ÊNFASE 3 265

APÊNDICE G
ARTIGOS AFEITOS À ÊNFASE 4 281

APÊNDICE H
ARTIGOS AFEITOS À ÊNFASE 5 283

APÊNDICE I
ARTIGOS AFEITOS À ÊNFASE 6 295

APÊNDICE J
OBJETO-ÊNFASE 1 309

APÊNDICE K
OBJETO-ÊNFASE 2 315

APÊNDICE L
OBJETO-ÊNFASE 3 317

APÊNDICE M
OBJETO-ÊNFASE 4 321

APÊNDICE N
OBJETO-ÊNFASE 5 323

APÊNDICE O
OBJETO-ÊNFASE 6... 327

APÊNDICE P
OBJETO EXTRAÊNFASE (OBJETO 7)....................................... 331

APÊNDICE Q
OBJETO EXTRAÊNFASE (OBJETO 8)....................................... 333

APÊNDICE R
OBJETO EXTRAÊNFASE (OBJETO 9)....................................... 335

APÊNDICE S
OBJETO EXTRAÊNFASE (OBJETO 10)...................................... 337

APÊNDICE T
OBJETO EXTRAÊNFASE (OBJETO 11)...................................... 339

APÊNDICE U
OBJETO EXTRAÊNFASE (OBJETO 12)...................................... 341

APÊNDICE V
ARTIGOS DE PARTICULAR INTERESSE TEÓRICO E/OU METODOLÓGICO 343

SOBRE OS AUTORES 353

INTRODUÇÃO

Adriana Cavalcanti de Aguiar

A formação de profissionais de saúde é uma temática que vem crescendo em importância, contando com publicações científicas especializadas, algumas já consagradas, como o periódico estadunidense *Academic Medicine*. A *Revista Brasileira de Educação Médica* vem sendo publicada desde 1977 pela Associação Brasileira de Educação Médica, e atualmente congrega autores oriundos das várias profissões da saúde.

No Brasil, o aparelho formador, conjunto de instituições que oferecem oficialmente cursos e certificações para profissionais de saúde, é vasto, e inclui a formação técnica e superior. Medicina, Enfermagem, Odontologia, Nutrição, Psicologia, Fisioterapia, Fonoaudiologia, Farmácia, Serviço Social, Medicina Veterinária, Terapia Ocupacional, Educação Física, Biomedicina e Biologia são as carreiras que compõem a lista de 14 profissões brasileiras[1] de nível superior na área da saúde, de acordo com a Resolução do Conselho Nacional de Saúde 287, de 8 de outubro de 1998 (Brasil, 1998). Com maior ou menor intensidade, todas vêm produzindo conhecimento sobre currículo, ensino-aprendizagem e avaliação, numa dinâmica de acréscimo regular de novos conhecimentos.

A formação especializada em saúde no Brasil responde a um contexto jurídico-político, com marcos como a Constituição federal de 1988 e a Lei Orgânica da Saúde (Lei 8.080, de 19 de setembro de 1990), que estabelecem o Sistema Único de Saúde e o direito universal à saúde no Brasil (Brasil, 1990), sofrendo influência de programas e políticas de indução, especialmente nas últimas décadas, como será apresentado.

No que tange à formação especializada em saúde, há particularidades. No Brasil coexistem duas vias para ascender ao título de especialista: a conclusão de curso de especialização (oferecido dentro de parâmetros legais por instituição credenciada para tal) e subsequente aprovação em prova específica (promovida pela respectiva sociedade da especialidade), e por meio de um curso de residência. A residência distingue-se pelo alto

---

[1] Em 16 de novembro de 2023, foi sancionada a Lei 14.725, que regulamenta a profissão de sanitarista para graduados, mestres, doutores e ou profissionais que cursaram pós-graduação, especialização ou residência multiprofissional em Saúde Coletiva ou Saúde Pública (Brasil, 2023).

percentual de carga horária prática, em atividades de prestação de serviços de saúde. Com duração de pelo menos dois anos, a residência é considerada pelos estudiosos a modalidade mais desejável de especialização[2] (o chamado "padrão-ouro"), sendo oferecida originalmente para graduados em Medicina, mas atualmente abrangendo outras profissões, como a enfermagem e nutrição, sendo posteriormente oferecida a um conjunto de profissões, de forma integrada em um mesmo programa de residência multiprofissional.

Com seu vínculo orgânico com o ambiente de prática, e oferecida por instituição de ensino ou serviço de saúde, ao longo das décadas o conjunto de residências produziu grande diversidade de processos formativos, o que suscita o estabelecimento de balizas regulatórias que, no caso da Medicina, têm um marco em 1977, ano da criação da Comissão Nacional de Residência Médica por meio do Decreto 80.281, de 5 de setembro de 1977 (Brasil, 1977), no âmbito do Ministério da Educação. Apesar da oferta regular de formação especializada para outras carreiras, a regulação de outras residências uniprofissionais e das residências multiprofissionais ocorreu apenas em 2005 (Brasil, 2005).

No contexto das últimas décadas, de formulação de políticas de saúde voltadas para aprimorar modelos de assistência e processos de trabalho, avanços na formação especializada são de grande interesse social, levando em conta ainda a crise da força de trabalho em saúde e a necessidade de formar profissionais com novos perfis de competência capazes de avançar na atenção às necessidades de saúde da sociedade (Dal Poz, 2013; Scheffer, 2023).

Em 2019, com apoio do Ministério da Saúde, a Diretoria de Planejamento (Coordenação-Geral de Planejamento Estratégico), instância da Vice-Presidência de Gestão e Desenvolvimento Institucional da Fundação Oswaldo Cruz (Fiocruz), propôs ao Instituto de Comunicação e Informação Científica e Tecnológica em Saúde a realização de um estudo de síntese sobre as residências em saúde no Brasil, no bojo de um conjunto de ações voltadas para o fortalecimento da Educação Permanente em Saúde. Sendo assim, nossa equipe de pesquisa voltou-se para sistematizar e sintetizar a produção científica disponível em periódicos indexados, nacionais e internacionais, sobre as residências em saúde no Brasil.

Nosso histórico de pesquisas com residências apontou parâmetros de análise para o presente trabalho, destacando-se a pesquisa *Preceptoria em programas de residência: ensino, pesquisa e gestão* (Aguiar, 2017), que investigou

---

[2] Há países em que a residência é a única via para ascender ao título de especialista (Freire et al., 2017).

as práticas de preceptores de residência no Brasil e na Espanha. Para situar o ensino nessa modalidade de oferta, escutamos preceptores (mediante questionário on-line e entrevistas), coordenadores de programas e residentes. Obtivemos, assim, uma fotografia do ensino de residentes nos dois países, com a Espanha destacando-se na institucionalização de mecanismos de gestão e governança. O estabelecimento desse paralelo internacional foi muito informativo, permitindo mapear muitos avanços obtidos no Brasil, mas dificuldades.

Ao debruçarmo-nos sobre essa complexa modalidade certificativa, buscamos contemplar necessidades de conhecimento de distintos públicos interessados: residentes e egressos de programas de residência, profissionais de saúde, em especial os que atuam na preceptoria de residências, coordenadores e supervisores de programas e membros das instâncias gestoras das instituições ofertantes (Coremes e Coremus)[3], além de tutores e docentes, lideranças da educação superior e formuladores de políticas públicas.

No presente trabalho, analogamente à pesquisa anterior, nosso grupo utilizou métodos quantitativos e qualitativos para indagar aos dados o que aconteceu e acontece nas residências brasileiras. Para tal, compusemos uma equipe diversa, com pesquisadores oriundos de Medicina, Odontologia, Enfermagem, Estatística, Biblioteconomia e Comunicação Social. Num rico e intenso debate, estabelecemos as balizas e elegemos estratégias para coleta e análise de dados do escopo de publicações disponíveis em seis grandes bases de dados bibliográficos, desde que a residência começou a ser objeto de publicação. A primeira referência indexada que identificamos data de 1969, e as últimas que analisamos foram publicadas em 2021.

Como será problematizado ao longo do trabalho, nosso grupo de pesquisa percorreu encruzilhadas e cristas dos caminhos da investigação, nessa temática que remete, simultaneamente, à teoria e à prática, inserida no campo da saúde, mas dependente da chancela das instâncias certificadoras da Educação, e que se beneficia ainda de aportes dos estudos do trabalho, num contexto institucional dinâmico e tensionado.

Consideramos uma grande oportunidade poder nos dedicar a examinar todo o material que, após a devida triagem, compõe nosso escopo de 237 publicações sobre residências em saúde no Brasil (Apêndice A)[4]. Este livro apresenta e discute nossas premissas, nossos métodos e resultados,

---

[3] Comissão de Residência Médica e Comissão Nacional de Residência Multiprofissional em Saúde.
[4] O Apêndice A apresenta as referências selecionadas, analisadas e incluídas em nossa revisão de escopo, e que estão indicadas em sequência alfanumérica crescente, em subscrito, a cada citação nos capítulos do presente livro.

com o desejo de inspirar mais grupos a pesquisarem sobre as residências, e também de subsidiar a formulação e implantação de políticas voltadas para seu aprimoramento.

No capítulo 1, apresentamos as balizas conceituais e político-institucionais que direcionam nosso olhar sobre o escopo, apresentando nosso mapa conceitual, e destacamos as seis ênfases analíticas que informam a análise. A metodologia de pesquisa, com base nas decisões de escolha da revisão de escopo, bem como as etapas que realizamos são apresentadas no capítulo 2. Os capítulos 4 a 10 apresentam resultados, iniciando pela caracterização do escopo de 237 publicações incluindo os métodos de pesquisa adotados pelos autores (capítulo 4), passando pelo mapeamento das principais temáticas estudadas (capítulo 5), aprofundando como o escopo trata as questões relativas e currículo e competência (capítulo 6), avaliação do desempenho dos residentes (capítulo 7), ensino-aprendizagem de habilidades profissionais (capítulo 8), comunicação (capítulo 9), e gestão e governança com consequências para as residências (capítulo 10) O capítulo 11 sumariza nossa discussão do escopo, identificando lacunas e temas emergentes. Assim esperamos fomentar o debate sobre as residências e estimular novas pesquisas.

Boa leitura!

Referências

AGUIAR, A. C. (org.). **Preceptoria em programas de residência**: ensino, pesquisa e gestão. Rio de Janeiro: Cepesc Editora; IMS, Uerj, 2017. Disponível em: https://preceptores.icict.fiocruz.br. Acesso em: 27 set. 2022.

BRASIL. [Constituição (1988)]. **Constituição da República Federativa do Brasil**. Brasília, DF: Presidência da República, 1988. Disponível em: http://www.planalto.gov.br/ccivil_03/constituicao/constituicao.htm. Acesso em: 24 fev. 2022.

BRASIL. **Decreto nº 80.281, de 05 de setembro de 1977**. Regulamenta a Residência Médica, cria a Comissão Nacional de Residência Médica e dá outras providências. Brasília, DF: Câmara dos Deputados, 1977. Disponível em: https://www2.camara.leg.br/legin/fed/decret/1970-1979/decreto-80281-5-setembro-1977-429283-normaatualizada-pe.pdf. Acesso em: 19 fev. 2022.

BRASIL. **Lei nº 8.080, de 19 de setembro de 1990**. Dispõe sobre as condições para a promoção, proteção e recuperação da saúde, a organização e o funcionamento dos serviços correspondentes e dá outras providências. Brasília, DF: Presidência da República, 1990. Disponível em: http://www.planalto.gov.br/ccivil_03/leis/l8080.htm. Acesso em: 19 fev. 2022.

BRASIL. **Lei nº 14.725, de 16 de novembro de 2023**. Regula a profissão de sanitarista. Brasília, DF: Presidência da República, 2023. Disponível em: https://www.planalto.gov.br/ccivil_03/_ato2023-2026/2023/lei/L14725.htm. Acesso em: 27 nov. 2023.

BRASIL. Ministério da Saúde. Ministério da Educação. **Portaria Interministerial nº. 2.117, de 3 de novembro de 2005**. Institui no âmbito dos Ministérios da Saúde e da Educação, a Residência Multiprofissional em Saúde e dá outras providências. Brasília, DF: MS, 2005. Disponível em: http://portal.mec.gov.br/index.php?option=com_docman&view=download&alias=15432-port-inter-n-2117-03nov-2005&Itemid=30192. Acesso em: 20 jan. 2021.

BRASIL. Ministério da Saúde. **Resolução nº 287, de 08 de setembro de 1998**. Brasília, DF: MS, 1998. Disponível em:https://bvsms.saude.gov.br/bvs/saudelegis/cns/1998/res0287_08_10_1998.html. Acesso em: 19 fev. 2020.

DAL POZ, M. R. A crise da força de trabalho em saúde. **Cad. Saúde Pública**, Brasília, DF, v. 29, n. 10, p. 1924-1926, out. 2013.DOI 10.1590/0102-311XPE011013. Disponível em: https://www.scielo.br/j/csp/a/F5vfm6dCsVbm9qfngypZ54t/?lang=pt. Acesso em: 19 fev. 2022.

FREIRE, J. M.; INFANTE, A.; AGUIAR, A. C.; CARBAJO, P. Características e perspectivas do modelo espanhol de formação de médicos residentes. *In*: AGUIAR, A. C. (org.). **Preceptoria em programas de residência**: ensino, pesquisa e gestão. Rio de Janeiro: Cepesc Editora; IMS, Uerj, 2017. p. 49-59. Disponível em: https://preceptores.icict.fiocruz.br. Acesso em: 27 set. 2022.

SCHEFFER, M. (coord.). **Demografia médica no Brasil 2023**. São Paulo: FMUSP; AMB, 2023. Disponível em: https://amb.org.br/wp-content/uploads/2023/02/DemografiaMedica2023_8fev-1.pdf. Acesso em: 15 maio 2023.

ELEMENTOS DE CONTEXTO TEÓRICO E INSTITUCIONAL DAS RESIDÊNCIAS EM SAÚDE NO BRASIL

Adriana Cavalcanti de Aguiar

O conceito de contexto frequentemente refere-se, na pesquisa científica, aos elementos teórico-conceituais que os autores privilegiam para situar seu objeto de investigação. Essa acepção de contexto será abordada na sequência, cabendo, no entanto, apontar outra camada de contexto que também incide na produção de evidências e na análise do nosso escopo de publicações sobre residências em saúde no Brasil: o contexto político-institucional.

Nossa síntese das publicações selecionadas mediante critérios está situada num dado momento histórico: dispomos de material bibliográfico publicado que engloba temáticas tradicionais e emergentes, adota diversos recortes e estabelece objetivos, lançando mão de vários métodos de pesquisa.

A análise da bibliografia que realizamos valorizou elementos contextuais da produção e implementação de políticas de saúde e educação superior, em especial das últimas duas décadas. Para abordar os principais elementos de contexto político-institucional, estabelecemos quatro períodos: o primeiro abarca a produção bibliográfica prévia a 1990, abrangendo referências que antecedem a criação do Sistema Único de Saúde (SUS). A década de 1990 (até a virada do século) é nosso segundo período de interesse, tendo como marco inicial a homologação da Lei Orgânica da Saúde (com princípios oriundos da Constituição federal de 1988). Nessa lei de 1990, o SUS aparece como "ordenador" da formação profissional, e várias políticas e programas influenciaram, direta ou indiretamente, a especialização em saúde. Com a regulação e certificação sendo prerrogativas do Ministério da Educação, cabe enfocar também políticas de educação superior. Nosso terceiro período estudado abrange a primeira década do século 20, e o quarto período tem início em 2010 e vai até 2021, ano da busca de referências (realizada em 13 de abril) com as quais elaboramos a revisão de escopo.

Assim, as principais políticas e programas de interesse estão indicadas na Linha do Tempo (Figura 1.1) distribuídas nas "décadas" de até 1990, entre 1991 e 2000, entre 2001 e 2010, e de 2011 até abril de 2021.

Figura 1.1 – Elementos de contexto político-institucional relacionados com as residências no Brasil

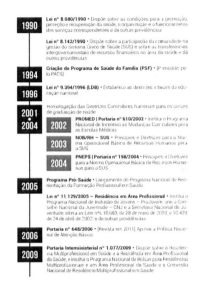
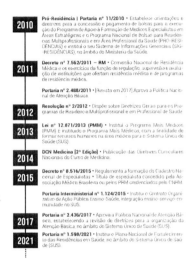

Fonte: a autora (2022)

Essa cronologia buscou registrar elementos de políticas públicas implicados na formação superior em saúde[5]. Existe uma concentração de elementos da linha do tempo a partir da virada do século. Destacamos elementos com impacto nas práticas em saúde, por induzirem mudanças nos arranjos institucionais, na gestão e na governança da formação, por induzirem inovações na formação de graduandos e residentes — como o Programa Nacional de Apoio à Formação de Médicos Especialistas em Áreas Estratégicas (Pró-Residência) (Brasil, 2009a).

---

[5] Seria possível citar outras, particularmente as voltadas para inovações do modelo tecnoassistencial, de acordo com os princípios do SUS, na descentralização e no fortalecimento de redes assistenciais, regionalização, ampliação do acesso, equidade, integralidade e controle social, mas isso extrapolaria o escopo de nossa própria pesquisa.

No setor Educação, a Lei de Diretrizes e Bases da Educação Nacional (Brasil, 1996) provocou um debate da comunidade acadêmica da saúde voltado para a produção de Diretrizes Curriculares Nacionais (DCN) para os distintos cursos de graduação. Pelo que ficou prescrito nas DCN [homologadas pelo Conselho Nacional de Educação (CNE) entre 2001 e 2004], egressos da graduação devem dispor de competências como capacidade crítica e sensibilidade para a integração de aspectos biopsicossociais no cuidado. A medicina, carreira com maior tradição na formação de residentes, teve suas diretrizes curriculares revistas pela Resolução do Conselho Nacional de Educação/Câmara de Educação Superior (CES) 3, de 20 de junho de 2014 (Brasil, 2014), a qual reforçou a importância de aspectos socioculturais e da gestão do cuidado na formação médica (Aguiar *et al.*, 2017a). Cabe destacar que egressos das graduações em saúde, formados já na vigência das DCN, ocupam posições na preceptoria de residentes e exercem papéis de liderança na gestão de serviços e sistemas.

Apesar da noção de competência nortear as DCN, o termo só aparece conceituado na segunda edição das DCN da Medicina (Resolução CNE/CES 3/2014). Ainda assim, a competência (nas suas várias acepções) veio informar projetos político-pedagógicos, deixando aos estudiosos a tarefa de investigar até que ponto sua adoção (no nível formal) se traduz em aplicação curricular na prática.

As exigências regulatórias estabelecidas para cursos de graduação demandaram detalhamento, pelas instituições de ensino superior, de elementos dos currículos, ensino e avaliações. Nas residências, outros elementos regulatórios se somam, mas a distância entre planejamento curricular e oferta do ensino sofre impacto direto da assistência à saúde, e de políticas públicas que incidem no funcionamento de sistemas e serviços de saúde.

Cabe comentar como a Política Nacional de Educação Permanente em Saúde (Brasil, 2004) buscou dinamizar a interlocução entre instituições formadoras, gestores de sistemas de saúde e representantes da sociedade civil, na pactuação sobre alocação de recursos públicos no desenvolvimento profissional. Seus "polos de educação permanente" foram posteriormente substituídos pelas Comissões de Integração Ensino-Serviços (Brasil, 2007a), instâncias com atribuições de identificar necessidades formativas e promover a participação de coletivos na problematização dos processos de trabalho. Novas vozes e perspectivas sobre o que demanda aprimoramento foram convocadas, buscando problematizar os limites de iniciativas de educação continuada tradicionais.

Posteriormente, os Contratos Organizativos de Ação Pública Ensino--Saúde (Coapes), instrumentos de ordenação das relações entre o aparelho formador e as redes de serviços de saúde, estão voltados para balizar relações e interesses dos entes interessados na formação em serviços, como é o caso das residências (mas abrangendo também atividades de graduação e educação continuada e permanente) (Brasil, 2015a). A construção de parcerias ensino-serviços-comunidade, que permeou iniciativas inovadoras desde a década de 1990 (Kisil; Chaves, 1994), delineou um caminho para a educação permanente, na interlocução entre representantes das redes de saúde (especialmente em nível municipal), e o aparelho formador. Nesse esforço de governança, destaca-se a necessidade de diversificação de cenários de ensino-aprendizagem já estabelecida desde 2001 com o Programa de Incentivo a Mudanças Curriculares nos Cursos de Medicina (Promed), programa de indução que visou à reorientação na formação do profissional médico incentivando a adoção das DCN (Ceccim; Feuerwerker, 2004; Feuerwerker; Costa; Rangel, 2000).

Nos avanços e descontinuidades que caracterizam a "ordenação" da formação especializada, um marco institucional foi a criação da Secretaria de Gestão do Trabalho e da Educação da Saúde na estrutura do Ministério da Saúde (Brasil, 2003). Embora a Constituição federal (1988) estabeleça o SUS como ordenador, a chancela do setor educação é indispensável, pois a regulação e certificação dá-se pelo Ministério da Educação, que conta com a Diretoria de Desenvolvimento da Educação em Saúde (na qual se insere a Coordenação-Geral de Residências em Saúde, que abarca a Comissão Nacional de Residência Médica e a Comissão Nacional de Residência Multiprofissional em Saúde).

No contexto atual os esforços de ordenação, regulação e gestão de pessoas estão inseridos num macrocontexto já bastante bem documentado, o da chamada crise da força de trabalho em saúde (Dal Poz, 2013; Scheffer, 2023), que traz consequências para a formação e o provimento de especialistas. O Brasil avançou, por exemplo, na interlocução interministerial, mas ainda tem um aprendizado da governança no sentido da ordenação da formação, cabendo estabelecer fóruns de negociação regulados e estáveis, onde os partícipes estabeleçam pactos que gerem benefícios coletivos. Destacamos o caso da Espanha, investigado anteriormente, em que a *Ley de Ordenación de las Profesiones Sanitarias* regula minuciosamente várias decisões sobre residência, a começar pelos mecanismos de pactuação anual do número de vagas oferecidas e recursos (envolvendo os níveis decisórios diversos); detalhamento das funções e atribuições dos gestores e preceptores, entre outros (España, 2003). A ausência de uma legislação específica no Brasil dá margem a lacunas regulatórias com consequências deletérias (Aguiar; Bursón, 2017).

Por outro lado, foi uma conquista (ainda que tardia) que em 2005 a Lei 11.129, de 30 de junho, regulamentou a Residência em Área Profissional da Saúde e instituiu a Comissão Nacional de Residência Multiprofissional em Saúde (Brasil, 2005a). A lei estabelece as modalidades de oferta de residências uniprofissionais outras que não a residência médica, e de programas de residência multiprofissional. As profissões abarcadas na potencial oferta de residências incluem Biomedicina, Ciências Biológicas, Educação Física, Enfermagem, Farmácia, Fisioterapia, Fonoaudiologia, Medicina Veterinária, Nutrição, Odontologia, Psicologia, Serviço Social, Terapia Ocupacional, Física Médica e Saúde Coletiva (Brasil, 2009b).

Além do reconhecimento crescente da importância do trabalho multiprofissional, o contexto atual da oferta de programas de residência insere-se no âmbito das Redes de Atenção à Saúde, definidas na Portaria 4.279, de dezembro de 2010, como mecanismos de construção da integralidade do cuidado, mediante "integração sistêmica [...] de ações e serviços de saúde com atenção contínua, integral, de qualidade" (Brasil, 2010).

Além desse contexto político-institucional delineado, nossa análise adota conceitos que serão aprofundados na apresentação das ênfases temáticas adotadas para sistematizar o escopo das publicações sobre residências em saúde no Brasil. O Mapa Conceitual (Figura 1.2) sumariza algumas balizas conceituais, evidenciando a complexidade da trama de elementos implicados no estudo das PUBLICAÇÕES SOBRE RESIDÊNCIAS NO BRASIL (centro do mapa). A premissa é de que o escopo analisado no presente livro retrata a produção de pessoas e grupos que exercem algum grau de liderança intelectual e capacidade reflexiva sobre essa modalidade formativa. O fato de estes lograrem publicar seu material em revista indexada determina como esse conhecimento/evidências se presta a ser acessado por interessados.

O quadrante inferior esquerdo do mapa (Ciência e Tecnologia) aponta para o mundo da pesquisa e publicação científica e da literatura indexada, com seus periódicos especializados e respectivas políticas editoriais, estabelecendo crivos que influenciarão o interesse de autores por determinados tipos de objetos, desenhos de pesquisa e métodos.

Figura 1.2 – Principais elementos do contexto conceitual (Mapa Conceitual)

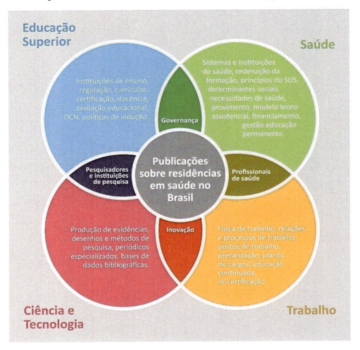

Fonte: autora (2022)

No sentido horário, o quadrante superior esquerdo enfoca o âmbito da Educação Superior, com suas regulações e instituições, o que inclui o estabelecimento de parâmetros e os trâmites que permitem a certificação de especialistas na saúde. As residências muitas vezes são oferecidas por instituições de ensino superior, sendo típica a oferta de programas em hospitais universitários, o que supostamente geraria uma aproximação entre os protagonistas da gestão acadêmica e docência universitária com o ensino oferecido nos serviços próprios, mas em pesquisa anterior (Aguiar, 2017b) os depoimentos de partícipes da residência apontam outra direção. Tradicionalmente, docentes e pesquisadores ainda não demonstram grande inclinação à pesquisa que perpasse elementos da prática assistencial.

Cabe mencionar a trajetória de reflexão iniciada com as iniciativas da chamada Integração Docente-Assistencial (Marsiglia, 1995), que teve desdobramentos para avançar na noção de parceria ensino-serviços (Kisil; Chaves, 1994) e acabou por influenciar os textos das Diretrizes Curriculares Nacionais e subsequentes programas de indução de mudanças na graduação, como o Promed e o Programa Nacional de Reorientação da Formação Profissional em Saúde (Brasil, 2005b, 2007b, 2007c, 2007d). Muito mais poderia ser citado sobre o *modus operandi* da educação superior brasileira e suas instâncias regulatórias, mas com nosso foco nas residências em saúde nos contentaremos, por ora, em mencionar que estão situadas no Ministério da Educação as duas principais instâncias de regulação, monitoramento e avaliação das residências, a Comissão Nacional de Residência Médica e a Comissão Nacional de Residência Multiprofissional.

Dito isso, comentamos o terceiro quadrante no sentido horário, aquele que se atém aos assuntos mais diretamente afeitos à Saúde (quadrante superior direito). Como mencionado, a Constituição federal (1988), em seu Art. 200, inciso III, estabelece que o Sistema Único de Saúde deve ordenar a formação profissional em saúde (demandando interlocução permanente com o aparato certificativo da Educação). Nesse quadrante, situa-se o aporte teórico-conceitual que perpassa os princípios do SUS, a começar pela noção ampliada de saúde e os direitos da cidadania, os modelos tecnoassistenciais e a polissêmica noção de integralidade (Mattos, 2001), apontando para a interdependência dos elementos do ciclo promoção-prevenção-assistência-reabilitação, e para o trabalho interprofissional e intersetorial, em rede. Há de se considerar a transição epidemiológica, com forte presença de doenças crônico-degenerativas (e, no caso brasileiro, agravos decorrentes de acidentes e violências), que, associados ao envelhecimento populacional (transição demográfica), impõem consequências para o cuidado, com destaque para a longitudinalidade da atenção. A cronicidade suscita a necessidade de negociar condutas e sentidos com os usuários (que precisam de acompanhamento de médio e longo prazo), estabelecendo relações de cooperação e competência comunicacional, com consequências para o provimento de especialistas. Além da complexidade inerente à gestão das residências, o atendimento às necessidades de saúde implica que as instituições formadoras participem, em distintos graus e âmbitos, de fóruns de governança, como será aprofundado na sequência.

Dito isso, nosso olhar para o contexto conceitual da análise da formação de residentes volta-se ao quadrante inferior direito do mapa. Do ponto de vista teórico, aliás, analisar a residência demanda incorporar elementos da análise do Trabalho em saúde: condições de trabalho, organização do processo de trabalho, disponibilidade e gestão de trabalhadores estão associados aos temas típicos dos estudos da força de trabalho em saúde, cuja literatura especializada vem se expandindo e sofisticando, com destaque para as dinâmicas do emprego (Dal Poz, 2013). Em estudo anterior verificamos, entre outros, os transtornos causados pela precarização na oferta de programas de residência (Aguiar, 2017d).

1.1 Ênfases do estudo

Nosso projeto priorizou seis grupos temáticos (ênfases) nas triagens e análises, de modo a mapear conteúdos estratégicos da literatura indexada sobre residências em saúde no Brasil. Oriundas do conhecimento prévio sobre o assunto, as seis ênfases foram:

Ênfase 1: Currículo e abordagem por competências na formação especializada no modelo residência;

Ênfase 2: Avaliação do desempenho dos residentes;

Ênfase 3: Ensino-aprendizagem de habilidades/técnicas inerentes às especialidades;

Ênfase 4: Estratégias educacionais mediadas por tecnologias;

Ênfase 5: Perspectivas de residentes, ex-residentes, preceptores e gestores sobre a oferta de programas de residência;

Ênfase 6: Instâncias e mecanismos de gestão e governança da residência.

Na sequência explicitamos algumas premissas para a escolha das seis ênfases:

1.1.1 *Ênfase* 1: Currículo e abordagem por competências na formação especializada no modelo residência

Nas últimas décadas o conceito de competência informa o debate sobre políticas educacionais, abarcando concepções diferentes (e com consequências socioinstitucionais distintas) (Aguiar; Ribeiro, 2010; Ramos, 2002). Esse conceito polifônico, bastante questionado por estudiosos críticos do currículo, teve uma apropriação potencialmente positiva na área de saúde, ao resgatar a importância da integração teoria-prática: já não é suficiente uma adequada seleção curricular de conteúdos teóricos, a formação em saúde é composta de conhecimentos, habilidades e atitudes, cuja adequada orquestração pelo especialista daria ensejo às boas práticas (Aguiar *et al.*, 2017a). Assim, o desenvolvimento de currículos para residências experimenta dilemas: em um tempo restrito, é necessário desenvolver técnicas e incorporar o uso de tecnologias, mediante aquisição de conhecimentos e aprimoramento de atitudes, sem minimizar as capacidades para identificar e atender a necessidades de saúde da população.

Na presente pesquisa, buscamos narrativas sobre currículo e sobre competência no ensino e nas práticas profissionais, com particular interesse na integração entre teoria-prática e na interface entre formação e trabalho. Apesar de informar o debate da formação em saúde em nível nacional e internacional, o conceito de competência tem sido simplificado como conjunto de atributos individuais. Cabe destacar, no entanto, o caráter sócio-histórico da competência (Aguiar; Ribeiro, 2010), distinta da mera habilidade (ser competente não se limita a utilizar bem as técnicas).

Adotamos, portanto, a noção de competência como a capacidade (abstrata) de fazer sentido de elementos dos contextos de prática associando-os com elementos da técnica e respectivos conhecimentos e atitudes. Se as habilidades são observáveis, a competência é apenas inferível. Mais recentemente a oferta de oportunidades de trabalho para residentes em contextos diversos fomenta o desenvolvimento de competência de forma adequada às necessidades do processo de trabalho em vários cenários (atenção primária, ambiente comunitário, ambulatórios e enfermarias etc.), o que favorece a capacidade de levar em conta elementos de contexto nas decisões de conduta.

1.1.2 *Ênfase* 2: Avaliação do desempenho dos residentes

A avaliação educacional está implicada em diferentes âmbitos dos processos institucionais e pedagógicos, podendo incluir a avaliação de cursos e programas, da atuação docente, além do desempenho do estudante (Puccini; Sampaio; Batista, 2008). Nos últimos anos, no Brasil, ampliou-se a compreensão sobre a importância da avaliação da aprendizagem no contexto das inovações na formação profissional em saúde, especialmente nos cursos de graduação (Belém *et al.*, 2018).

A adequada aferição da aprendizagem é um tema que avançou bastante na literatura educacional, com acúmulo de evidências psicométricas e reflexões sobre a validade e confiabilidade de métodos e instrumentos. Os limites de um único método para avaliar adequadamente as capacidades do educando na prática também vêm sendo documentados.

Além do conhecimento teórico, as residências têm a incumbência de preparar os futuros especialistas no desempenho de inúmeras técnicas, associado à adoção de uma atitude profissional compatível com as boas práticas. Cabe avançar na problematização envolvendo os diversos interessados, das estratégias e regras de avaliação que abranjam conhecimentos, habilidades e atitudes, idealmente de forma contextualizada. Para tal, é necessário considerar a realidade dos cenários de prática, e os limites e possibilidades das avaliações formativas (estruturadas e planejadas) e somativas (certificativas) e do feedback no cotidiano do trabalho.

1.1.3 Ênfase 3: Ensino-aprendizagem de habilidades/técnicas inerentes às especialidades

As residências em saúde são processos educativos incumbidos de oferecer treinamentos, sob supervisão, de habilidades que sejam técnica e socialmente essenciais para a prática do especialista. Com o contínuo desenvolvimento das técnicas, novas habilidades passam a compor o "cardápio" da especialidade. Ocorre que os serviços em que as residências são oferecidas não necessariamente disporão de condições para treinamento de todas as habilidades desejáveis, em quantidade e qualidade. Elementos intrínsecos à boa prática e ao desempenho da especialidade podem gerar alguma controvérsia, além do que as habilidades implicam um grau expressivo de incorporação de conhecimento teórico.

A integração teoria-prática, no bojo dos processos de trabalho em que a formação ocorre, pode gerar tensões na relação entre residentes (tipicamente recém-saídos da graduação) e preceptores. É necessário planejar o que cada residente treinará, quantas vezes o fará, com que graus de autonomia ao longo do percurso formativo, garantindo adequação e segurança do treinamento (até mesmo para o paciente) e a conexão da aprendizagem técnica com a teoria subjacente). A variedade de habilidades e técnicas é imensa, nas residências médicas e em área profissional em saúde. As diferentes carreiras utilizam tecnologias diagnósticas e terapêuticas inerentes à sua cultura tecnoprofissional, cabendo aos processos formativos captarem e oferecerem conteúdos característicos dos campos e dos núcleos de saberes, avançando na construção da chamada "equipe integração" (Peduzzi, 2001).

É esperado que as decisões pedagógicas sejam revistas periodicamente, na medida em que mudam os padrões de boas práticas e entram em cena novas tecnologias assistenciais e avaliativas. Tudo isso impõe aos responsáveis pela oferta dos programas muitos desafios, como a inserção dos treinamentos no contexto de processos de trabalho frequentemente onerados pela pressão de demanda (o que ocasiona dificuldades de alocação de tempo, espaço e supervisão dos treinamentos).

A capacidade de bom desempenho de habilidades inerentes às especialidades é atributo esperado para os egressos das residências, e, pelo volume de investimento dos serviços/programas, cabe ser investigado na nossa análise da literatura especializada.

1.1.4 *Ênfase* 4: Estratégias educacionais mediadas por tecnologias

A residência é uma modalidade formativa com forte componente presencial e prático. Com o desenvolvimento técnico das especialidades, muitas tecnologias de diagnóstico e terapêutica são regularmente incorporadas às boas práticas. Nas últimas duas décadas, no entanto, observa-se a presença constante das Tecnologias da Informação e Comunicação (TICs) nas práticas em saúde e na supervisão de residentes.

Inovações incluem a incorporação de TICs como apoio ao ensino-aprendizagem, por exemplo, por meio da utilização de bases de dados bibliográficos informatizadas. As TICs também podem ser de grande valia na gestão dos programas (Ênfase 6) e na logística e avaliação dos residentes (Ênfase 2), por exemplo, em função da diversificação de cenários de prática. A incorporação de estratégias, métodos e técnicas de ensino mediadas por tecnologias demanda expertise, o que inclui capacitação e estímulo ao desenvolvimento pedagógico de preceptores. Em outros países, como a Espanha (Aguiar *et al.*, 2017c), plataformas eletrônicas foram desenvolvidas para esse fim.

Quando se trata de modalidades de ensino, presencial e a distância, cabe analisar técnicas e ferramentas de informática, até mesmo para treinamentos simulados, que aportem elementos de inovação. Buscamos identificar na literatura possibilidades da aprendizagem mediadas por tecnologias e novas modalidades de avaliação (como o portfólio eletrônico). O desenvolvimento de Ambientes Virtuais de Aprendizagem já ocorre em algumas residências brasileiras, podendo ser difundido e aperfeiçoado. Com a pandemia de SARS-CoV-2, a partir de 2020, o ensino em saúde precisou adaptar-se. Nossa expectativa é que, nos anos subsequentes à declaração da pandemia, a educação superior, incluindo as residências em saúde, avance no desenvolvimento de estratégias formativas mediadas por tecnologias.

1.1.5 *Ênfase* 5: Perspectivas de residentes, ex-residentes, preceptores e gestores sobre a oferta de programas de residência

A Ênfase 5 analisa a produção de conhecimento sobre o que ocorre nas residências por meio da representação, na literatura indexada, de perspectivas e experiências dos diferentes atores-chave. Essa ênfase parte da existência de múltiplas vozes e da importância de identificar quem tem legitimidade para nomear o que ocorre na residência e como as diferentes perspectivas se apresentam nas pesquisas/publicações. No polo do ensino, temos preceptores e tutores/docentes com sua sobreposição de atribuições e pressões decorrentes da interface de atuação na educação e no trabalho. No polo da aprendizagem, residentes e ex-residentes (egressos) que podem aportar importantes elementos para compreender o que (e como) a residência oferece em termos de oportunidades formativas e experiências avaliativas. Por fim, gestores e coordenadores aportam, potencialmente, inúmeras camadas de análise sobre as condições necessárias à oferta de programas de residência.

As interpretações de preceptores sobre o que ocorre em programas de residência foram investigadas anteriormente por nossa equipe (Aguiar, 2017b), que pesquisou suas experiências e percepções, e obteve também perspectivas de gestores dos programas (coordenadores). Em cenários de prática dinâmicos e com tantas incumbências, compreender como os envolvidos fazem sentido de suas vivências é de interesse estratégico. Nossa premissa é de que o sentido atribuído pelos atores-chave informará suas ações e relações entre si e com os usuários a quem atendem. A Ênfase 5 debruçou-se sobre publicações que buscaram compreender o que ocorre nos processos formativos, do ponto de vista de seus protagonistas.

1.1.6 *Ênfase* 6: Instâncias e mecanismos de gestão e governança da residência

Nas residências, a gestão de processos formativos complexos que ocorrem, predominantemente, em ambientes de prestação de serviços de saúde envolve múltiplas atribuições e demanda uma gama de atributos. Mapeamos como a literatura especializada está enfocando os processos, mecanismos e instâncias (formais e informais) de gestão e governança das residências. Situados no cruzamento entre academia e serviços, e inseridos na rede de prestação de cuidados em saúde, o que ocorre nas residências traz consequências para serviços e sistemas. Existe uma retroalimentação entre a rede de serviços e o conjunto das residências, que pode ser sinérgica ou não, e que perpassa ações e decisões relativas ao planejamento, implementação de ações, monitoramento e avaliação, mudanças e inovação educacional e assistencial.

A gestão e a oferta das residências sofrem o impacto de políticas de indução de mudanças na formação (como os Programas Mais Médicos e Pró-Residência), e de fomento à melhor organização da ordenação da formação (como nos Coapes). Seja no âmbito da instituição ofertante, seja da gestão em saúde nacional, estadual e municipal, diversos interesses interagem para produzirem regras, normas e leis que incidem na residência, cabendo interpretá-las e aplicá-las, em nível local e no conjunto das especialidades. Sendo assim, a Ênfase 6 inclui a governança como temática de interesse, de modo a abranger dinâmicas e mecanismos de tomada de decisões e ações que interferem na residência, mas que abrangem instâncias externas à instituição ofertante.

Este objeto de estudo afeta o provimento de especialistas e o funcionamento de sistemas de saúde: o planejamento da formação especializada dos profissionais da saúde é elemento intrínseco de eficiência e efetividade. Além disso, nosso interesse pela governança baseia-se na importância estratégica da construção de consensos, o que demanda colaboração recíproca, liderança, comunicação e compromisso, incluindo a adoção de mecanismos que garantam transparência e prestação de contas, num modelo de gestão descentralizada, envolvendo ações de diversos atores sociais (Aguiar; Bursón, 2017). A governança baseia-se em elementos regulatórios comuns, mas incentiva a autorregulação via constituição de redes e compromissos coletivos (Kickbusch; Gleicher, 2012).

Os capítulos a seguir apresentarão os métodos de pesquisa e resultados, e discutirão as inferências produzidas na revisão de escopo que abrange o período de 1969 a 2021.

Referências

AGUIAR, A. C. *et al*. Análise crítica das novas diretrizes curriculares nacionais para cursos de medicina: concepção de comunicação, cultura e contextos. *In:* D'AVILA, C.; TRIGUEIROS, U. (org.). **Comunicação, mídia e saúde**: novos agentes, novas agendas. Rio de Janeiro: Luminatti, 2017a. p. 115-139. Disponível em: https://www.arca.fiocruz.br/handle/icict/25311. Acesso em: 27 set. 2022.

AGUIAR, A. C. *et al*. Gestão e preceptoria na Residência de Medicina de Família e Comunidade em uma comunidade autônoma da Espanha. *In*: AGUIAR, A. C. (org.). **Preceptoria em programas de residência**: ensino, pesquisa e gestão. Rio de Janeiro: Cepesc Editora; IMS, Uerj, 2017c. p. 116-143. Disponível em: https://preceptores.icict.fiocruz.br. Acesso em: 27 set. 2022.

AGUIAR, A. C. (org.). **Preceptoria em programas de residência**: ensino, pesquisa e gestão. Rio de Janeiro: Cepesc Editora; IMS, Uerj, 2017b. Disponível em: https://preceptores.icict.fiocruz.br. Acesso em: 27 set. 2022.

AGUIAR, A. C. Reflexões e perspectivas sobre a formação especializada em saúde a partir da pesquisa "Preceptoria em programas de residência no Brasil e na Espanha: ensino, pesquisa e gestão". *In*: AGUIAR, A. C. (org.). **Preceptoria em programas de residência**: ensino, pesquisa e gestão. Rio de Janeiro: Cepesc Editora; IMS, Uerj, 2017d. p. 184-207. Disponível em: https://preceptores.icict.fiocruz.br. Acesso em: 27 set. 2022.

AGUIAR, A.C.; BURSÓN, J. M. S. Perspectivas da ordenação da formação profissional para atender às necessidades de saúde: análise de elementos jurídico-normativos da especialização em Medicina no Brasil e na Espanha. *In*: AGUIAR, A. C. (org.). **Preceptoria em programas de residência**: ensino, pesquisa e gestão. Rio de Janeiro: Cepesc Editora; IMS, Uerj, 2017. p. 168-183. Disponível em: https://preceptores.icict.fiocruz.br. Acesso em: 27 set. 2022.

AGUIAR A. C.; RIBEIRO, E. C. Conceito e avaliação de habilidades e competência na educação médica: percepções atuais dos especialistas. **RBEM**, Rio de Janeiro, v. 34, n. 3, p. 371-378, 2010. DOI 10.1590/S0100-55022010000300006. Disponível em: https://www.scielo.br/j/rbem/a/kjSLDztzhDCCJv7PkrxDmGy/abstract/?lang=pt. Acesso em: 19 fev. 2022.

BELÉM, J. M. *et al*. Avaliação da aprendizagem no estágio supervisionado de enfermagem em saúde coletiva. **Trab. Educ. Saúde**, Rio de Janeiro, v. 6, n. 3, p. 849-867, set./dez. 2018. DOI 10.1590/1981-7746-sol00161. Disponível em: https://www.scielo.br/j/tes/a/rTvdc6bk5zMJ6rwpTvFCQMR/?format=html&lang=pt. Acesso em: 17 mar. 2022.

BRASIL. [Constituição (1988)]. **Constituição da República Federativa do Brasil**. Brasília, DF: Presidência da República, 1988. Disponível em: http://www.planalto.gov.br/ccivil_03/constituicao/constituicao.htm. Acesso em: 24 fev. 2022.

BRASIL. **Decreto nº 4.726, de 9 de junho de 2003**. Aprova a Estrutura Regimental e o Quadro Demonstrativo dos Cargos em Comissão e das Funções Gratificadas do

Ministério da Saúde, e dá outras providências. Brasília, DF: Presidência da República, 2003. Disponível em: http://www.planalto.gov.br/ccivil_03/decreto/2003/d4726.htm. Acesso em: 19 fev. 2022.

BRASIL. **Lei nº 9.394, de 20 de dezembro de 1996**. Estabelece as diretrizes e bases da educação nacional. Brasília, DF: Presidência da República, 1996. Disponível em: http://www.planalto.gov.br/ccivil_03/leis/l9394.htm. Acesso em: 20 jan. 2021.

BRASIL. **Lei nº. 11.129, de 30 de junho de 2005**. Institui o Programa Nacional de Inclusão de Jovens – ProJovem; cria o Conselho Nacional da Juventude – CNJ e a Secretaria Nacional de Juventude; altera as Leis nos 10.683, de 28 de maio de 2003, e 10.429, de 24 de abril de 2002; e dá outras providências. Brasília, DF: Presidência da República, 2005a. Disponível em: http://www.planalto.gov.br/ccivil_03/_Ato2004-2006/2005/Lei/L11129.htm. Acesso em: 7 jun. 2021.

BRASIL. Ministério da Educação. Ministério da Saúde. **Portaria Interministerial nº 1.124, de 04 de agosto de 2015**. Institui as diretrizes para a celebração dos Contratos Organizativos de Ação Pública Ensino-Saúde (COAPES), para o fortalecimento da integração entre ensino, serviços e comunidade no âmbito do Sistema Único de Saúde (SUS). Brasília, DF: MEC; MS, 2015a. Disponível em: https://www.crub.org.br/ portaria-interministerial-no-1-124-de-4-de-agosto--de-2015/. Acesso em: 19 fev. 2022.

BRASIL. Ministério da Educação. **Resolução CNE/CES nº 3, de 20 de junho de 2014**. Institui Diretrizes Curriculares Nacionais do Curso de Graduação em Medicina e dá outras providências. Brasília, DF: MEC, 2014. Disponível em: http://portal.mec.gov.br/ index.php?option=com_docman&view=download &alias=-15874-rces003-14&category_slug=junho-2014-pdf&Itemid=30192. Acesso em: 19 fev. 2022.

BRASIL. Ministério da Saúde. Ministério da Educação. **Portaria interministerial nº 2.118, de 3 de novembro de 2005**. Institui o Programa Nacional de Reorientação da Formação Profissional em Saúde – Pró-Saúde – para os cursos de graduação em Medicina, Enfermagem e Odontologia. Brasília, DF: MS; MEC, 2005b. Disponível em: http://docplayer.com.br/85015298- Ministerio-da-saude-gabinete-do-ministro-portaria-interministerial-no-2-101- de-3-de-novembro-de-2005.html. Acesso em: 19 de fev. 2022.

BRASIL. Ministério da Saúde. **Portaria nº 1.996, de 20 de agosto de 2007**. Dispõe sobre as diretrizes para a implementação da Política Nacional de Educação Permanente em Saúde. Brasília, DF: MS, 2007a. Disponível em: https://bvsms.

saude.gov.br/bvs/saudelegis/gm/2007/prt1996_20_08_2007.html. Acesso em: 19 de fev. 2022.

BRASIL. Ministério da Saúde. Ministério da Educação. **Portaria Interministerial nº 3.019, de 26 de novembro de 2007**. Dispõe sobre o Programa Nacional de Reorientação da Formação Profissional em Saúde – Pró-Saúde – para os cursos de graduação da área da saúde. Brasília, DF: MS; MEC, 2007b. Disponível em: https://bvsms.saude.gov.br/bvs/saudelegis/gm/2007/pri3019_26_11_2007.html. Acesso em: 19 de fev. 2022.

BRASIL. Ministério da Saúde. Ministério da Educação. **Programa nacional de reorientação da formação profissional em saúde - Pró-Saúde**. Brasília, DF: Ministério da Saúde, 2007c. (Série C. Projetos, Programas e Relatórios). Disponível em: https://bvsms.saude.gov.br/bvs/publicacoes/07_0323_M.pdf. Acesso em: 19 fev. 2022.

BRASIL. Ministério da Educação. **Resolução CD/FNDE n.º 29, de 20 de junho de 2007**. Retificada no DO de 29 de junho de 2007. Estabelece os critérios, os parâmetros e os procedimentos para a operacionalização da assistência financeira suplementar a projetos educacionais, no âmbito do Compromisso Todos pela Educação, no exercício de 2007. Brasília, DF: MEC, 2007d. Disponível em: http://portal.mec.gov.br/arquivos/pdf/r29_20062007.pdf. Acesso em: 20 jan. 2021.

BRASIL. Ministério da Saúde. Ministério da Educação. **Portaria Interministerial nº. 1.001, de 22 de outubro de 2009**. Institui o Programa Nacional de Apoio à Formação de Médicos Especialistas em Áreas Estratégicas - PRÓ-RESIDÊNCIA. Brasília, DF: MS; MEC, 2009a. Disponível em: http://portal.mec.gov.br/index.php?option=com_docman&view=download&alias=1682-port-1001&Itemid=30192. Acesso em: 19 fev. 2022.

BRASIL. Ministério da Saúde. Ministério da Educação. **Portaria Interministerial nº 1.077, de 12 de novembro de 2009**. Dispõe sobre a Residência Multiprofissional em Saúde e a Residência em Área Profissional da Saúde, e institui o Programa Nacional de Bolsas para Residências Multiprofissionais e em Área Profissional da Saúde e a Comissão Nacional de Residência Multiprofissional em Saúde. Brasília, DF: MS; MEC, 2009b. Revoga a portaria Interministerial MEC/MS nº 45, de 12-01-2007 alterada pela Portaria Interministerial MEC/MS Nº 1.224, DE 03-10-2012. Disponível em: http://portal.mec.gov.br/index.php?option=com_docman&view=download&alias=15462-por-1077-12nov-2009&Itemid=30192. Acesso em: 19 fev. 2022.

BRASIL. Ministério da Saúde. **Portaria nº 198/GM, de 13 de fevereiro de 2004**. Institui a Política Nacional de Educação Permanente em Saúde como estratégia do Sistema Único de Saúde para a formação e o desenvolvimento de trabalhadores para o setor e dá outras providências. Brasília, DF: MS, 2004. Disponível em: https://www.nescon.medicina.ufmg.br/biblioteca/imagem/1832.pdf. Acesso em: 19 de fev. 2022.

BRASIL. Ministério da Saúde. **Portaria nº 4.279, de dezembro de 2010**. Estabelece diretrizes para a organização da Rede de Atenção à Saúde no âmbito do Sistema Único de Saúde (SUS). Brasília, DF: MS, 2010. Disponível em: https://bvsms.saude.gov.br/bvs/saudelegis/gm/2010/prt4279_30_12_2010.html. Acesso em: 19 fev. 2022.

CECCIM, R. B.; FEUERWERKER, L. C. M. O quadrilátero da formação para a área da saúde: ensino, gestão, atenção e controle social. **Physis (Rio J.)**, Rio de Janeiro, v. 14, n. 1, p. 41-65, 2004. Disponível em: https://www.scielo.br/j/physis/a/GtNSGFwY4hzh9G9cGgDjqMp/abstract/?lang=pt. Acesso em: 3 mar. 2022.

DAL POZ, M. R. A crise da força de trabalho em saúde. **Cad. Saúde Pública**, Brasília, DF, v. 29, n. 10, p. 1924-1926, out. 2013. DOI 10.1590/0102-311XPE011013. Disponível em: https://www.scielo.br/j/csp/a/F5vfm6dCsVbm9qfngypZ54t/?lang=pt. Acesso em: 19 fev. 2022.

ESPAÑA. Ley nº 44, de 21 de noviembre de 2003. Ordenación de las profesiones sanitarias. **Boletín Oficial del Estado**, [s. l.], n. 280, p. 41442-41458, 22 nov. 2003. Disponível em: http://www.boe.es/buscar/act.php?id=BOE-A-2003-21340. Acesso em: 12 maio 2015.

FEUERWERKER, L.; COSTA, H.; RANGEL, M. L. Diversificação de cenários de ensino e trabalho sobre necessidade/problemas da comunidade. **Divulg. Saúde Debate**., Londrina, v. 22, p. 36-48, dez. 2000.

KICKBUSCH, I.; GLEICHER, D. **Governance for health in the 21st century**. Copenhagen: WHO Regional Office for Europe, 2012. Disponível em: https://www.euro.who.int/en/publications/abstracts/governance-for-health-in-the-21st-century. Acesso em: 3 mar. 2022.

KISIL, M.; CHAVES, M. **Programa UNI**: uma nova iniciativa na educação dos profissionais da saúde. Barueri: Fundação W.K. Kellogg, 1994.

MARSIGLIA, R. G. **Relação ensino/serviços**: dez anos de integração docente assistencial (IDA) no Brasil. São Paulo: Hucitec, 1995. (Saúde em Debate, 90).

MATTOS, R. A. Os sentidos da integralidade: algumas reflexões acerca de valores que merecem ser defendidos. *In*: PINHEIRO, R.; MATTOS, R. A. (org.). **Os sentidos da integralidade na atenção e no cuidado à saúde**. Rio de Janeiro: IMS/Uerj; Cepesc/Abrasco, 2001. p. 39-64.

PEDUZZI, M. Equipe multiprofissional de saúde: conceito e tipologia. **Rev. Saúde Públ.**, São Paulo, v. 35, n. 1 p. 103-109, 2001. DOI 10.1590/S0034-89102001000100016. Disponível em: https://www.scielo.br/j/rsp/a/PM8YPvMJLQ4y49Vxj6M7yzt/?lang=pt. Acesso em: 22 out. 2021.

PUCCINI, R. F.; SAMPAIO, L. O.; BATISTA, N. A. (org.). **A formação médica na Unifesp**: excelência e compromisso social. São Paulo: Editora Unifesp, 2008.

RAMOS, M. **Pedagogia das competências**: autonomia ou adaptação. 2. ed. São Paulo: Cortez Editora, 2002.

SCHEFFER, M. (coord.). **Demografia médica no Brasil 2023**. São Paulo: FMUSP; AMB, 2023. Disponível em: https://amb.org.br/wp-content/uploads/2023/02/DemografiaMedica2023_8fev-1.pdf. Acesso em: 15 maio 2023.

POR QUE E COMO FIZEMOS UMA REVISÃO DE ESCOPO SOBRE RESIDÊNCIAS EM SAÚDE NO BRASIL

Adriana Cavalcanti de Aguiar
Elisângela Aparecida da Silva Lizzi
Sidney Marcel Domingues
Roberta Cristina Barboza Galdencio
Enzo Marasco Caetano,
Pedro Henrique de Paiva Sobrinho
Rúbia Fernandes da Silva

Com base nos cenários apresentados no capítulo 1 sobre a formação especializada em saúde na modalidade residências, destacamos a utilidade de estudos de síntese da literatura disponível de maneira sistematizada. Estes são muito utilizados na área de saúde, em temas como avaliação de tecnologias de saúde, medicina baseada em evidências e levantamento de informações com consolidação sintética dos achados (Vosgerau; Romanowski; Paulin, 2014). Frequentemente a qualidade da informação coletada, analisada e validada em estudos epidemiológicos é objeto de preocupação de pesquisadores. As estratégias operacionais utilizadas nas pesquisas devem ser planejadas com premissas sólidas, ensejando decisões que garantam mensuração, confiabilidade e validade. Aos estudos de síntese da literatura cabem critérios análogos, produzindo a melhor evidência disponível para interpretação fidedigna da realidade (Reichenheim; Moraes, 2002).

Estudos de revisão de literatura admitem variações de acordo com a perspectiva teórico-metodológica adotada. À medida que as temáticas e os objetivos dos estudos de revisão se diversificam, amplia-se o leque de desenhos, métodos e técnicas para sintetizar a base de evidências, permitindo também resumir pesquisas qualitativas e até mesmo resultados teóricos e conceituais, publicados e não publicados (Grant; Booth, 2009). Pesquisadores optam por conduzir uma revisão de escopo quando o objetivo da revisão é:

i. identificar lacunas de conhecimento; ii. definir o escopo de um corpo de literatura, iii. esclarecer conceitos; ou iv. investigar a conduta de pesquisa (Munn *et al.*, 2018).

Nossa pesquisa adotou a *Scoping Review* (Revisão de Escopo) por permitir uma síntese de evidências com temáticas publicadas de forma mais abrangente que a revisão sistemática, sem dispensar o rigor metodológico. Ressaltamos que a Revisão de Escopo vem ganhando espaço no campo das revisões de literatura sistematizadas (Gráfico 2.1), com crescimento significativo (comportamento ascendente) nos últimos 20 anos de registros de estudos que adotam esse tipo de metodologia, conforme busca realizada na base de dados MEDical Literature Analysis and Retrieval System Online — consulta via PubMed (MEDline/PubMed).

Gráfico 2.1 – Evolução do quantitativo recuperado para o termo *"Systematic Scoping Review"* na MEDline/PubMed, entre os anos de 2000 a 2020

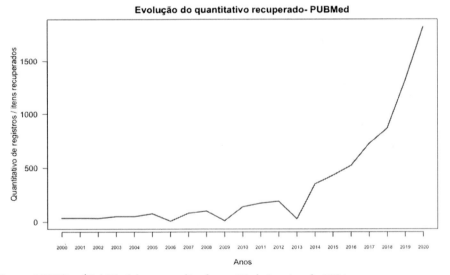

Fonte: MEDline/PubMed, busca realizada em 20 de janeiro de 2021

A estruturação da revisão de escopo permite esclarecer e aprimorar, com consistência, temas e estudos em um campo conceitual complexo (Peters *et al.*, 2015). Geralmente é utilizada para mapear e caracterizar conceitos-chave que sustentam um campo de pesquisa/estudo, apoiando também o esclarecimento de definições de trabalho (operacionalização) ou limites conceituais de um tópico complexo (Arksey; O'Malley, 2005).

No nosso caso, a temática das residências em saúde no Brasil tem vários desdobramentos conceituais e institucionais, o que demandou uma análise alicerçada em dados quantitativos e qualitativos. A elaboração de uma revisão de escopo para um tema extensivo, com diversas camadas interpretativas e com lastro temporal considerável, foi decidida por entendermos esta como o desenho mais adequado para determinar o escopo ou cobertura de um corpo de literatura sobre nosso tópico, indicando o volume de literatura e estudos disponíveis, numa visão ampla e detalhada (Armstrong *et al.*, 2011; Munn *et al.*, 2018).

O presente capítulo apresenta as bases de nossa revisão de escopo da literatura indexada nacional e internacional, elaborada para responder aos objetivos e às questões de pesquisa a seguir, de modo a delinear, mapear e sintetizar evidências disponíveis sobre o tema das residências em saúde no Brasil.

Nosso objetivo geral foi "Analisar a produção sobre residências em saúde no Brasil na literatura científica indexada". Para alcançá-lo, formulamos os seguintes objetivos específicos:

1. Examinar a produção sobre residências em saúde no Brasil, do ponto de vista temático e metodológico;
2. Analisar as evidências e narrativas emergentes quanto às práticas pedagógicas, avaliativas e de gestão da residência;
3. Identificar lacunas na literatura indexada examinada;
4. Contribuir para a qualidade da oferta das residências no Brasil.

A sigla PCC (População, Conceito e Contexto) é um elemento norteador utilizado em revisões de escopo para delinear a questão norteadora e os objetivos da pesquisa, cujos critérios de inclusão são menos restritivos que nas revisões sistemáticas (que têm a intenção de responder a perguntas mais precisas com critérios de inclusão delimitados a fim de atender a questões, na sua maioria, da prática clínica) (Peters *et al.*, 2015, 2020)[6]. O PCC considera características de P (População), os elementos de C (Conceito)

---

[6] As revisões sistemáticas utilizam um outro tipo de estratégia denominada Pico/Peco, na qual o assunto de pesquisa é decomposto em P (Paciente, Problema ou População), I/E (Intervenção ou Exposição), C (Controle ou Comparação) e O (*Outcome*: desfecho) a fim de identificar fenômenos, resultados ou intervenções na prática assistencial, de ensino ou pesquisa (Santos; Pimenta; Nobre, 2007). O foco na condução desse tipo de revisão é realizar avaliações dos efeitos de problemas relacionados à saúde em pacientes, populações, tipos de doenças, medicamentos ou ambientes, se especificados, com o objetivo de apresentar resultados quantitativos e explícitos que auxiliem na tomada de decisões e que respondam objetivamente à pergunta elaborada (O'Connor; Green; Higgins, 2008).

e de C (Contexto) de um dado fenômeno a ser pesquisado, permitindo explorar de maneira ampla a literatura de referência, atentando para o rigor metodológico que uma revisão de literatura baseada em protocolos preestabelecidos fundamenta.

Dentro desse espectro, nossa "População" (P) refere-se ao conjunto dos programas de residência. O "conceito" (C) refere-se à dinâmica de oferta e à qualidade da formação, considerando a inovação na educação e práticas em saúde. Com a definição de seis ênfases de pesquisa, vários construtos teóricos se destacam e informam a investigação, de forma que neste estudo o(s) "conceito(s)" não são norteadores prévios, e sim elementos de desfecho para análise. O "contexto" (C) indica a delimitação geográfica no assunto dos registros recuperados (Brasil). Na Figura 2.1 há um detalhamento dessa sigla:

Figura 2.1 – Sigla PCC

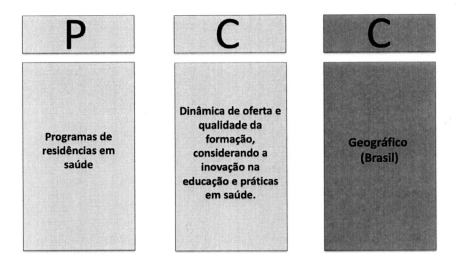

Fonte: os autores (2022)

A questão norteadora, em estudos de revisão de escopo, orienta e direciona critérios de inclusão, pois desdobra-se em critérios de elegibilidade dos estudos incluídos na revisão. A clareza da questão norteadora da revisão baliza o desenvolvimento do protocolo de busca bibliográfica e otimiza a pesquisa da literatura e a revisão, devendo incorporar os elementos da sigla

PCC (Aromataris, 2020). Assim, essa definição é estruturante da coleta e análise de dados. Com base no recorte teórico-metodológico e na definição do PCC, foi estabelecida a seguinte questão norteadora:

"Quais os objetos e métodos adotados na literatura sobre a oferta das residências em saúde no Brasil?"

Com premissas metodológicas definidas, debruçamo-nos na condução operacional da revisão, cujos elementos estruturantes estão descritos a seguir.

2.1 Desenvolvimento dos métodos de pesquisa

A principal referência que adotamos na eleição de métodos de pesquisa foi o *JBI manual for evidence synthesis* (Aromataris, 2020). As etapas que observamos estão relatadas no modelo proposto pelo *Preferred Reporting Items for Systematic reviews and Meta-Analyses extension for Scoping Reviews* (Prisma-ScR) *checklist* (Tricco et al., 2018), com as devidas adaptações realizadas para fins de apresentação dos resultados. Esse instrumento consiste numa detalhada lista de instruções sobre os itens essenciais a serem adicionados e reportados numa revisão de escopo, de modo a informar os leitores sobre como a revisão foi conduzida, com transparência e qualidade metodológica.

A composição interdisciplinar de nossa equipe de pesquisa e a dinâmica participativa de tomada de decisões contribuíram para processo descrito nas seções seguintes.

2.1.1 Registro do protocolo da revisão

O registro do protocolo de revisões de literatura sistematizadas é recomendação dos manuais especializados, visando assegurar transparência e reprodutibilidade, contribuindo para a promoção de uma ciência aberta, e evitar duplicação de pesquisas semelhantes. O protocolo desta revisão foi registrado em 25 de maio de 2021 no repositório Open Science Framework (https://osf.io/efhcd/), destacando que o banco de dados Prospero[7] não abrange protocolos de revisão de escopo.

---

[7] O Prospero (International Prospective Register of Systematic Reviews) é um banco de dados gerenciado pela Universidade de York, no qual são registradas as revisões sistemáticas em andamento.

2.1.2 Critérios de elegibilidade das fontes de evidências

As prerrogativas e os critérios de elegibilidade para inclusão dos estudos publicados em nossa revisão foram:

a. Artigos científicos de estudos primários;

b. Artigos científicos publicados e indexados em uma das seis bases de dados de referências escolhidas para a pesquisa (não sendo aceitos *pré-prints*)[8].

No caso de divergências entre os revisores (pesquisadores e auxiliares de pesquisa), procedemos com discussão metodológica de consenso entre os membros da equipe, sempre ancorada nos critérios de elegibilidade *supra*, até convergir sobre a inserção ou remoção do registro da listagem subsequente à triagem.

2.1.3 Fontes de informação

Seguindo a orientação do *JBI manual for evidence synthesis*(Aromataris, 2020), nossa busca estabeleceu três etapas: seleção das fontes de informação, mapeamento conceitual do assunto da pesquisa e construção da estratégia de busca. A seleção das bases de dados é essencial na busca de evidências e, em nossa revisão, fundamentou-se nas recomendações dos manuais de referências de estudos de síntese. Está preconizada a busca em bases de dados internacionais, mesmo em revisões com recorte geográfico, temporal ou de idioma, assumindo que a literatura científica pressupõe um alcance para além desses parâmetros. Nossa revisão, que possui um recorte geográfico predeterminado (Brasil), atendeu aos critérios de inclusão das bases mandatórias internacionais e regionais, sendo as demais bases consultadas recomendações.

Foram incluídas, em primeiro lugar, a MEDical Literature Analysis and Retrieval System Online — consulta via PubMed (MEDline/PubMed), base de referência da literatura biomédica mundial (mandatória nas recomendações de revisões de literatura sistematizada na área de saúde). A segunda base selecionada foi a base regional Literatura Latino-Americana e do Caribe em Ciências da Saúde (Lilacs), em conjunto com a Scientific Electronic Library Online (SciELO), por cobrirem a literatura técnico-

---

[8] Os textos indexados em bases de dados referenciais são publicados em periódicos científicos com validação via processo de revisão por pares. Os *pré-prints* são depositados em repositórios por seus autores sem avaliação dos pares, o que pode ocorrer depois de submissão a um periódico.

-científica da região da América Latina e Caribe, contemplando o Brasil. As demais bases de dados incluídas foram a Embase, com cobertura biomédica; a Scopus, e a Web of Science, que são índices de citação internacional de ampla cobertura de tipologias de fontes e temáticas de todas as áreas do conhecimento científico, como será detalhado a seguir.

Realizamos o mapeamento semântico conceitual dos termos de interesse, em linguagem natural e documentária, nos vocabulários controlados Descritores em Ciências da Saúde (DeCS), *Medical Subject Headings* (MeSH) e *Embase Subject Headings* (Emtree). A identificação dos termos mais relevantes e representativos do assunto em questão ensejou a análise de sensibilidade e especificidade, considerando a relevância, pertinência e atinência dos termos nas bases de dados selecionadas de acordo com a recomendação do *JBI manual for evidence synthesis*, sempre articulados com os objetivos da revisão.

A análise de sensibilidade dos termos identificados em cada base objetivou: avaliar sua precisão; verificar variações de grafia, sinônimos e permutação de termos compostos; evitar a "explosão" para temas não pertinentes; identificar a interpretação dos termos pelas diferentes bases; equilibrar a estratégia de busca entre sensibilidade, mais ampla, e especificidade, mais restrita, em que são consideradas a proporção entre o número de documentos recuperados e sua pertinência à pesquisa. Para a composição da estratégia, utilizamos os operadores lógicos *OR*, *AND* e *NEXT* na relação entre os termos elencados a fim de verificar a precisão e a revocação de registros, capacidade de recuperar o maior quantitativo possível de registros sobre o tema pesquisado, assim como a especificidade dos itens recuperados (Cunha; Cavalcanti, 2008). Essa análise foi traduzida para cada base de dados consultada, com as devidas adaptações da interface de busca e representações dos conceitos. A seguir apresentamos características das bases utilizadas na revisão[9].

MEDical Literature Analysis and Retrieval System Online (via PubMed) — https://pubmed.ncbi.nlm.nih.gov/

É uma base de dados bibliográfica do National Library of Medicine (NLM), dos Estados Unidos da América, composta por mais de 35 milhões de citações bibliográficas da literatura biomédica internacional. É a principal base contida na interface de busca PubMed, desenvolvido pelo National

---

[9] As informações sobre as bases de dados foram consultadas nos seus respectivos sites, que estão relacionados nas referências.

Center for Biotechnology Information e mantido pelo NLM. As referências incluídas na MEDline/PubMed são indexadas com descritores de assunto atribuídos pelo vocabulário controlado *Medical Subject Headings*.

Literatura Latino-Americana e do Caribe em Ciências da Saúde —https://lilacs.bvsalud.org/

É a base de dados de referência e com maior cobertura em Ciências da Saúde na literatura da América Latina e Caribe. Disponibiliza mais de 1 milhão de registros, entre eles artigos científicos revisados por pares, teses, dissertações, documentos governamentais, anais de congresso e livros sobre literatura técnica e científica de 26 países da região, por meio de cooperação em rede formada por mais de 600 instituições de ensino, governo e pesquisa em saúde. A Lilacs é mantida e coordenada pelo Centro Latino-Americano e do Caribe de Informação em Ciências da Saúde/Organização Pan-Americana da Saúde/Organização Mundial da Saúde (Bireme/Opas/OMS). Os documentos registrados pela Lilacs são indexados via vocabulário controlado pelo Descritores em Ciências da Saúde.

Scientific Electronic Library Online —https://search.scielo.org/

É uma biblioteca digital de acesso aberto, composta por coleções de periódicos científicos nacionais e estrangeiros incluídos no acervo por meio de critérios, políticas e procedimentos que a revista deve adotar para ser admitida e permanecer na coleção. Foi desenvolvido pela Fundação de Amparo à Pesquisa de São Paulo, em parceria com o Bireme e apoiado pelo Conselho Nacional de Desenvolvimento Científico e Tecnológico.

Embase[10] —https://www.embase.com/landing?status=grey

É uma base de dados biomédica e farmacológica recomendada por agências e instituições de pesquisa em saúde, bem como manuais de elaboração de estudos de síntese. Contém mais de 11 mil periódicos indexados de mais de 95 países e cobertura desde 1947. Inclui títulos da MEDline e mais de 3 mil periódicos exclusivos. Os artigos são indexados pelo vocabulário controlado da própria base denominado Embase Subject Headings.

---

[10] O acesso às bases de dados Embase, Scopus e Web of Science foi realizado via Portal de Periódicos Capes. Disponível em: https://www-periodicos-capes-gov-br.ezl.periodicos.capes.gov.br/index.php). Acesso em: 19 set. 2022.

Scopus — https://www.scopus.com/home.uri

É uma das mais extensivas bases de dados de resumos e citações da literatura científica mundial sobre ciências biomédicas, exatas e sociais. Indexa mais de 26 mil títulos, 7 mil editores e 1,8 bilhão de referências citadas.

Web of Science — https://www.webofscience.com

É um índice de citações e base de dados multidisciplinar que indexa o conteúdo de capa dos periódicos mais citados em suas respectivas áreas. Contém 1,9 bilhão de referências citadas de mais de 171 milhões de registros desde 1900. É constituída de cinco coleções: *Science Citation Index Expanded* (SCI-Expanded), de 1945 até o presente; *Social Sciences Citation Index*, de 1956 até o presente; *Arts and Humanities Citation Index*, de 1975 até o presente. A partir de 2012, o conteúdo foi ampliado com a inclusão do *Conference Proceedings Citation Index-Science* (CPCI-S); *Conference Proceedings Citation Index-Social Science & Humanities* (CPCI-SSH).

2.1.4 Construção da estratégia de busca

Seguindo a seleção das seis bases e o mapeamento conceitual, o desdobramento dessa etapa versou sobre a construção da estratégia de busca nas bases de dados, etapa fundamental para qualificar as evidências científicas. A estratégia de busca executada foi sensível, ou seja, a mais ampla possível, a fim de representar ao máximo a diversidade de evidências sobre residências em saúde no Brasil. Essa estratégia utilizou os campos mais representativos da busca e recuperação, o título e o resumo, os quais sintetizam o conteúdo do documento, com o segundo dispondo de mais detalhes sobre o artigo em questão. Nestes são recuperados os termos de linguagem livre, sinônimos e palavras-chave. Já no campo assunto, os descritores indexados pela base são recuperados por meio do seu vocabulário controlado. Cada base denomina os campos título, resumo e assunto de maneiras distintas de acordo com a sua interface de busca. As estratégias de busca em todas as bases de dados selecionadas foram validadas pelos pesquisadores em 31 de março de 2021. Após alguns testes, as estratégias foram atualizadas em 6 de abril e submetidas em definitivo em 13 de abril de 2021. No Quadro 2.1, apresentamos as estratégias de busca estabelecidas para bases elencadas.

Quadro 2.1 – Quantidade de registros recuperados, analisados, selecionados e incluídos na revisão

MEDline/PubMed
(Internship and Residency[mesh] OR Internship and Residency[tiab] OR Residencies Dental[tiab] OR Program* Residency[tiab] OR Internship, Nonmedical[mesh] OR Internship Nonmedical[tiab]) AND (Brazil[All Fields])
Embase
('medical education'/exp OR (('medical education' NEXT/1 'internship and residency'):ab,ti)) AND 'brazil'/exp
Lilacs e SciELO
tw:"Internato e Residência" OR tw:"Internship and Residency" OR tw:"Internship, Nonmedical" OR tw:"Internato não Médico" OR tw:preceptor* OR tw:"Residência Médica"
Scopus
(TITLE-ABS-KEY("medical education")) OR (TITLE-ABS-KEY("Internship and Residency")) AND (LIMIT-TO(AFFILCOUNTRY, "Brazil"))
Web of Science
TS=("Medical education" OR "Residency training" OR "Surgical Training") AND CU=Brazil

Fonte: os autores (2022)

Na sequência, todos os registros recuperados nas bases de dados foram importados para o gerenciador de referência EndNote Web, iniciando-se a etapa de triagem mediante retirada das duplicatas de acordo com os quantitativos de registros recuperados, analisados e selecionados por título, resumo e texto completo em cada base, conforme Tabela 2.1.

Tabela 2.1 – Quantidade de registros analisados, selecionados e incluídos na revisão

Base de dados	Recuperados na busca	Selecionados por título	Selecionados por resumo	Selecionados por texto completo	Selecionados para a *Scoping Review*
Embase	1.786	49	38	23	19
Lilacs	2.573	967	643	144	126
MEDline/PubMed	703	107	57	56	40
Scopus	1.820	68	29	21	19
SciELO	77	31	18	13	12
Web of Science	560	42	25	22	21
Total	7.519	1.264	810	279	237

Fonte: os autores (2022)

2.1.5 Seleção das fontes de evidência

Foram recuperados 8.491 registros nas bases eletrônicas, tendo sido identificados, inicialmente, pelo gerenciador de referências EndNote Web, 1.422 registros duplicados (16% do total). Após limpeza dos registros duplos pelo EndNote, consolidaram-se 7.519 registros para triagem pela equipe.

A triagem e seleção das fontes incluiu análise por título, por resumo e mediante leitura dos textos completos dos artigos selecionados, para identificar os que atendiam aos critérios de elegibilidade definidos: artigos científicos de estudos primários publicados e indexados em uma das seis bases de dados de referência (não sendo aceitos *pré-prints*).

A seleção por títulos foi realizada conforme as listas produzidas pelo EndNote para cada base pesquisada. As seis listas foram convertidas em planilhas eletrônicas, que permitiram a triagem por título. As referências de 1.264 títulos foram aprovadas e separadas por bases de dados em pastas no EndNote, tendo sido criada uma segunda lista unificada dessas mesmas referências, a qual foi exportada para o software Rayyan (Ouzzani *et al.*, 2016). Este gerenciador de conteúdo registra e organiza as etapas de seleção de cada avaliador, de forma cega, permitindo validação cruzada por dois membros da equipe de pesquisa (avaliadores). A equipe analisou os 1.264 resumos e recuperou os arquivos completos de todos os registros triados por título, a fim de identificar as tipologias documentais, conforme estabelecidas pelas bases e/ou pelos periódicos. Foram priorizados os estudos primários (de acordo com os critérios de elegibilidade delineados conforme os objetivos de pesquisa).

Na etapa de leitura dos resumos, a equipe de pesquisa incluiu estudos que não necessariamente caracterizam-se como estudos primários. Nossa premissa foi de que, na literatura acerca de residências em saúde no Brasil, o conhecimento de interesse para o campo poderia aparecer em outros formatos, tais como relatos de experiências, ensaios e revisão de literatura. Na sequência descrevemos as etapas realizadas na busca, recuperação e triagem das fontes de evidências incluídas no estudo, a descrição quantitativa dos dados coletados e o processamento das informações.

Foram recuperados, em textos completos, todos os documentos que a equipe considerou elegíveis para leitura do resumo das bases de dados: Embase (49), MEDline/PubMed (107), SciELO (31), Scopus (68) e Web of Science (42). Quanto à base de dados Lilacs, dos 967 registros selecionados por títulos, conseguimos recuperar 758 itens. Duzentos e nove títulos não estavam disponíveis para download em bases de dados textuais, e cento e vinte e um não estavam disponíveis para solicitação via programa de comutação bibliográfica (Comut), 15 foram solicitados via Comut, mas não foram atendidos, e 73 são artigos sobre residências em saúde em outros países da América Latina (portanto não pertinentes ao escopo da revisão).

Os registros foram recuperados na Biblioteca Eletrônica SciELO, cujo acervo é composto por periódicos e livros da América Latina e do Caribe e no Portal de Periódicos da Coordenação de Aperfeiçoamento de Pessoal de Nível Superior, fundação de fomento à pós-graduação stricto sensu no Brasil, vinculada ao Ministério da Educação (no qual, via acesso remoto, pesquisadores de instituições como a Fiocruz acessam o acervo restrito). Assim, foram coletados todos os arquivos da SciELO (31) e Scopus (68) e parte dos itens da Web of Science (41), Embase (29); MEDline/PubMed (93) e Lilacs(675). Alguns registros não estão disponíveis em fontes on-line, em sua maioria, documentos anteriores ao ano 2000, e cuja obtenção demandou auxílio dos profissionais da Biblioteca de Manguinhos (Fiocruz). Por meio desta unidade de informação, obtivemos cópias digitalizadas dos registros disponíveis em sua coleção ou no acervo de bibliotecas parceiras via Comut, totalizando 20 artigos da Embase, 14 da PubMed/MEDline, 1 da Web of Science e 83 (dos 98 solicitados) da Lilacs, totalizando 118 artigos. Quinze não foram atendidos até 30 de novembro de 2021, data estipulada pela equipe para o encerramento da coleta dos documentos (em função do cronograma da pesquisa)[11].

Todos os artigos recuperados foram submetidos aos processos de triagem por resumo, após essa seleção, à análise dos textos completos, e subsequentemente ao exame qualitativo de artigos elegíveis para a revisão, e, finalmente, à extração dos dados dos artigos escolhidos.

A equipe de pesquisa identificou, nos quantitativos recuperados, como as fontes de informação consultadas classificavam os registros nas respectivas atribuições tipológicas de forma ou conteúdo, quando fornecidas pela base de dados e pelo periódico em que foram publicadas (conforme sua política editorial). Também realizou uma classificação temática dessas fontes de evidências, pois essas identificações auxiliares na tomada de decisão dos artigos a serem incluídos na pesquisa.

---

[11] Cabe ressaltar que a pandemia da doença do novo coronavírus (Covid-19) alterou os serviços oferecidos por essas unidades de informação e algumas delas estavam com o acesso ao acervo indisponível. Por isso, cada coleta manual dependeu das possibilidades circunstanciais de atendimento, o que impactou o prazo de entrega e consequente acesso aos registros.

A estruturação dos dados coletados foi realizada mediante aplicação de instrumento de coleta desenvolvido para esse fim, Ficha de Extração (Apêndice B), composto de três partes, sendo:

Bloco A: questões de identificação do registro/publicação recuperado(a) pela busca;

Bloco B: itens relacionados aos métodos de pesquisa descritos nos registros/publicações;

Bloco C: itens de interesse para análise de conteúdo das seis ênfases priorizadas.

Nossa ficha de extração foi elaborada no debate e problematização entre os membros da equipe sobre os itens desejáveis, mas também potencialmente disponíveis no material. Passou por pré-teste dos três blocos, envolvendo pesquisadores e auxiliares de pesquisa, para verificar problemas de redação (ambiguidades, dificuldades de entendimento), lapidação das perguntas e refinamento da versão final. A equipe discutiu cada imprecisão ou ambiguidade encontrada nas questões dos três blocos, até convergir para enunciados que atendessem às expectativas comuns a todos.

O trâmite desde os pré-testes até a versão final do instrumento contou com os seguintes passos:

1. A ficha de extração foi construída por pesquisadores especialistas de forma dinâmica e com processo de revisão contínuo para maturidade do documento. Foi necessário um processo construtivo baseado na especialidade de cada membro envolvido com o intuito de capturar qual a melhor forma de recuperar a informação a ser extraída, identificando elementos objetivos que servissem como indicadores de componentes dos construtos principais;

2. A versão inicial da ficha estruturada foi testada pelos pesquisadores para verificar inconsistências e redundâncias. Para isso, foi analisado inicialmente um mesmo artigo por quatro pesquisadores do projeto (Setubal *et al.*, 2018), bem como quatro artigos, com perspectivas diferentes de abrangência em relação às seis ênfases (Patrocínio *et al.*, 2006; Sant'Ana; Pereira, 2016; Santos, 2009; Savi; Silva, 2011). Esse processo foi realizado de forma cega, tendo passado depois por uma validação "cruzada", que incluiu discussão pelos pesquisadores, dos pontos de convergência e divergência, bem como revisão do enunciado das questões da ficha;

3. Após essa etapa de teste entre os pesquisadores, passamos para a etapa de pré-teste incluindo os auxiliares de pesquisa para verificar o nível de concordância e entendimento sobre o preenchimento da ficha de extração, também utilizando o artigo de Setubal *et al.* (2018) e de forma cega, com posterior validação "cruzada" entre os auxiliares de pesquisa e pesquisadores responsáveis;

4. Procedemos com nova rodada de pré-teste entre os pesquisadores com o artigo de Bernardo *et al.* (2020). Nesta etapa, houve um amadurecimento no entendimento e detalhamento das questões e inclusão de uma pergunta de triagem por ênfase (decisão de proceder com a coleta de dados relativa a cada ênfase conforme o pertencimento de cada artigo à temática respectiva à ênfase);

5. Nesta etapa a equipe de pesquisadores dividiu-se em dois grupos: três pesquisadoras com expertise em análise de conteúdo trabalharam no agrupamento temático, usando a base da SciELO como piloto, para verificar convergências e divergências sobre a classificação dos temas abordados nos artigos, o que suscitou nova revisão de questões do Bloco C da ficha de extração;

6. Após os pré-testes, a equipe de pesquisa analisou pontos intrínsecos da ficha de extração efetuando uma lapidação com redução do número de questões, tendo sido eliminadas aquelas consideradas excessivamente minuciosas, que tendessem a recuperar poucas informações fidedignas de interesse, finalizando o pré-teste e elaborando a versão final da ficha de extração.

Desse modo, após essas seis etapas operacionais, finalizamos o processo de construção e validação do nosso instrumento de coleta de dados dos registros recuperados nas bases eletrônicas.

Ressaltamos a minúcia da extração das informações dos registros recuperados na busca bibliográfica, num processo sistematizado, cujo objetivo foi estruturar as informações permitindo quantificação, organização e análise dos dados.

2.1.5.1 Triagem, coleta e análise dos artigos

A primeira triagem dos artigos foi realizada mediante leitura dos 7.519 títulos de cada registro/publicação pelos auxiliares de pesquisa, de forma cega. Em seguida, dois pesquisadores verificaram as inserções, também de forma cega. Por fim, após alinhamento procedimental entre todos os envolvidos, verificamos que, entre 7.519 registros, atendiam aos critérios de inclusão[12] 1.264 (17%).

Selecionados os 1.264 títulos, procedemos com a coleta dos seus respectivos arquivos para análise do resumo e leitura do texto completo, dos quais 937 estavam disponíveis em fontes de informação textuais on-line e 118 foram solicitados via Comut, totalizando 1.055 documentos recuperados e identificados, quanto a sua forma e temas. Destes, a equipe classificou por tipologia 176 artigos como não pertinentes aos critérios de elegibilidade da revisão (uma capa de revista, 19 cartas, nove comentários, dois debates, sete depoimentos, 41 dissertações, 58 editoriais, quatro entrevistas, sete livros/*e-book*, um pré-projeto de mestrado, duas resenhas, um registro de protocolo de estudo de coorte, 12 relatórios técnicos, de eventos ou governamentais, um resumo de *paper* de conferência, nove teses e dois trabalhos de conclusão de curso). Também foram identificados 131 artigos sobre residências em saúde em outros países da América Latina.

Assim, a equipe de revisores designou 810 resumos para leitura do texto completo, dos quais foram lidos 795 documentos (15 permaneceram indisponíveis). Seguida a leitura, dos 795 itens, a equipe indicou 279 artigos como, em princípio, atendendo aos critérios de elegibilidade. A leitura completa dos 279 artigos foi realizada de forma cega por dois pesquisadores com validação da coordenadora da pesquisa. Nessa etapa, a equipe ainda verificou artigos duplicados (não sinalizados pelo gerenciador de referência EndNote Web), assim como alguns não previstos no escopo, tendo sido excluídos da revisão 42 artigos.

Por fim, foram identificados 237 (Apêndice A)[13] artigos pertinentes à revisão de escopo. Na sequência, eles foram classificados por objeto pesquisado de acordo com as seis ênfases temáticas que informam a revisão, identificando mais seis objetos de pesquisa além das ênfases previamente destacadas.

Além do objeto priorizado pelos autores dos 237 artigos que compõem o escopo, três pesquisadoras analisaram a presença de elementos das seis ênfases (mesmo quando não se tratava do objeto). Os artigos do escopo foram assim triados como "afeitos" a cada uma das seis ênfases, o que significa a identificação, no texto completo, da abordagem de elementos inerentes às ênfases da revisão.

---

[12] Conforme informado em 2.2, "Critérios de elegibilidade das fontes de evidências".
[13] As referências selecionadas, analisadas e incluídas em nossa revisão de escopo constam no Apêndice A e estão indicadas em sequência alfanumérica crescente em subscrito a cada citação ao longo dos capítulos.

Considerando que, na presente revisão de escopo, o primeiro objetivo específico indica a necessidade de caracterização temática das publicações, três pesquisadoras procederam à leitura e à classificação do material, com base nas seis ênfases previamente estabelecidas, deixando espaço para detecção de artigos cujo objeto não fosse classificável nestas (apesar de amplas e abrangentes, nossas ênfases não se propuseram a abarcar todos os possíveis recortes temáticos). A Tabela 2.2 apresenta a operacionalização de busca, recuperação, triagem e seleção dos artigos incluídos no estudo com os respectivos quantitativos por base.

Tabela 2.2 – Etapas do processo de recuperação, busca e seleção dos registros por bases de dados

Bases de dados	Embase	Lilacs	MEDline/ PubMed	SciELO	Scopus	Web of Science	Total
1. Registros recuperados pelo protocolo de busca	1.883	2586	703	488	2512	769	8941
2. Duplicatas removidas via EndNote Web	97	13	0	411	692	209	1422
3. Registros após a eliminação das duplicatas pelo EndNote Web	1786	2573	703	77	1820	560	7519
4. Registros analisados pelo título (equipe)	1786	2573	703	77	1820	560	7519
5. Registros analisados pelo resumo via Rayyan (equipe)	49	967	107	31	68	42	1264
6. Registros elegíveis selecionados para leitura do texto completo	38	643 (15 Comut indisponíveis 628 analisados	57	18	29	25	810

Bases de dados	Embase	Lilacs	MEDline/PubMed	SciELO	Scopus	Web of Science	Total
7. Artigos selecionados para análise qualitativa (nesta fase a equipe retirou manualmente as duplicatas não identificadas pelo EndNote Web)	38	144	56	13	21	22	279
8. Artigos incluídos no estudo de revisão de escopo	19	126	40	12	19	21	237

Fonte: os autores (2022)

Cabem as seguintes observações:

1. Critérios de inclusão das publicações na revisão de escopo: artigos de estudos primários sobre residências em saúde no Brasil publicados e indexados em bases de dados on-line afeitos às seis ênfases de análise, sem restrição de idioma e período;

2. Critérios de exclusão: artigos que não abordam residências em saúde no Brasil (brasileiros ou estrangeiros); material com tipologia do tipo *pré-prints*, editoriais, resenhas, cartas editoriais, cartas de leitores, comentários, livros, relatórios técnicos e governamentais, teses, dissertações, e anais de eventos.

Apresentamos, a seguir, o fluxograma (Figura 2.2) com os quantitativos somados de todas as bases de dados nas quais as fontes de evidência foram recuperadas, rastreadas, e posteriormente avaliadas pelos critérios de elegibilidade e incluídas na revisão de escopo, com as razões para exclusões em cada etapa.

Figura 2.2 – Fluxograma do processo de seleção das fontes de evidência da Revisão de Escopo

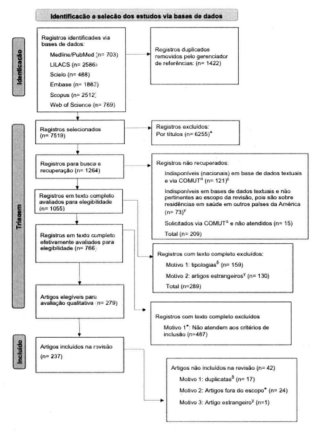

Fonte: os autores (2022)
Notas do fluxograma:
* Registros que não atendem aos critérios de inclusão: estudos primários sobre residências em saúde no Brasil publicados e indexados em bases de dados afeitos às seis ênfases de análise, sem restrição de idioma e período.
α Comut é um programa de comutação bibliográfica gerenciado pelo Instituto Brasileiro de Informação em Ciência e Tecnologia e no qual as bibliotecas parceiras disponibilizam via Catálogo Coletivo Nacional de Publicações Seriadas ou por seus catálogos eletrônicos suas coleções de periódicos, anais de eventos, teses, dissertações e capítulos de livros. Por meio desse serviço, é possível solicitar fotocópias de documentos não disponíveis on-line.
β Indisponíveis para download em bases de dados textuais e para solicitação via Comut. Ver item "2.1.5 Seleção das fontes de evidência".
γ Artigos sobre residências em saúde em outros países da América Latina (portanto não pertinentes ao escopo da revisão).
δ Tipologias identificadas pela equipe de pesquisadores quanto à forma e conteúdo.

2.1.5.2 Características da ficha de extração e como os dados foram coletados

Para mensurar o nível de convergência das decisões dos membros da equipe, realizamos análise de concordância entre avaliadores para comparar as respostas dos avaliadores, por meio do coeficiente kappa (Cohen, 1960). Esse coeficiente mensura o grau de concordância entre os avaliadores, no caso, em relação à escolha/inserção da publicação no estudo. Quando o kappa é igual a 1, assume seu valor máximo, indicando perfeita concordância, porém, quando o coeficiente kappa se apresenta igual a 0, indica que a concordância é igual àquela esperada pelo acaso. A Tabela 3.3 a seguir apresenta as categorias definidas para o valor do coeficiente kappa (Landis; Koch, 1977):

Tabela 2.3 – Categorização e força de concordância estabelecidos para o coeficiente de kappa

Coeficiente kappa	Força da concordância
Menor que 0	*poor* (pobre)
0,00 – 0,20	*slight* (desprezível)
0,21 – 0,40	*fair* (suave)
0,41 – 0,60	*moderate* (moderada)
0,61 – 0,80	*substantial* (substancial, grande)
0,81 – 1,00	*Almost perfect* (quase perfeita)

Fonte: os autores (2022)

Esse coeficiente foi calculado para nossos três auxiliares de pesquisa, para garantir critérios de reprodutibilidade da equipe em formação.

Tabela 2.4 – Análise de concordância entre avaliadores (auxiliares de pesquisa) quanto ao julgamento de inserção da publicação na revisão por escopo

Avaliadores	Coeficiente de kappa	I.C. (95%)
Avaliador 1 X Avaliador 2	0,94	0,82-1,0
Avaliador 2 X Avaliador 3	0,83	0,63-1,0
Avaliador 1 X Avaliador 3	0,77	0,56-0,98

Fonte: os autores (2022)

Conforme Tabela 2.4, percebe-se que a concordância entre os avaliadores pode ser classificada como grande/substancial agregando homogeneidade no processo metodológico de triagem, bem como garantindo controle de qualidade em relação às disparidades que podem ocorrer durante o fluxo de recuperação das informações.

Imediatamente após o processo de triagem validado pelos pesquisadores especialistas, iniciamos a estruturação de dados das publicações aplicando a ficha de extração padronizada, instrumento de coleta composto por três blocos de perguntas.

As questões da ficha de extração abrangeram três formatos de resposta: múltipla escolha, caixa de seleção, e transcrição de trechos (na íntegra).

Em termos operacionais, a ficha de extração foi construída com apoio do Google Formulários no formato eletrônico, programa que permite detalhamentos e orientações necessárias ao preenchimento adjacentes à própria questão. Para armazenar cada dado e observação de forma estruturada, consideramos um sistema matricial, amparado por planilhas eletrônicas. Para tal, cada questão apresentava um detalhamento sobre qual item de busca deveria ser registrado em qual campo específico (alinhamento procedimental minimizando o viés de registro). Após a coleta de dados dos 237 registros, efetuamos o pré-processamento das informações, numa revisão dos dados coletados, com validação e organização das perguntas da caixa de seleção no formato *one root* (verticalização dos itens de resposta que mantêm uma única possibilidade desmembrada em cada coluna matricial do banco de dados), além de normatização de redação (como no caso de caracteres maiúsculos e minúsculos), para permitir análise qualitativa e quantitativa.

A ficha de extração permitiu extrair dados não estruturados dos registros/publicações e organizá-los em informações estruturadas, que foram quantificadas e analisadas de forma numérica e comparativa. Além disso, a ficha previu a transcrição de trechos dos artigos que compõem o escopo para fim de análise de conteúdo (qualitativa).

Cada publicação recebeu uma identificação numérica sequencial, por base de dados, com o intuito de organizar e gerenciar as referências. No processamento final das publicações recuperadas e inseridas nesta revisão de escopo, discutimos informações provenientes de cada publicação, extrapolando um mero resumo quantitativo. Optamos por realizar, adicionalmente, análises sobre *corpora* textuais, que podem adotar lexicografia básica (cálculo de frequência de palavras como nuvem de palavras) e classificação hierárquica descendente e/ou análise de similitude a depender do tipo de dados encontrados na revisão (Lebart; Salem, 1994).

2.2 Etapas da análise qualitativa

A etapa inicial da análise qualitativa incluiu: a) com base na distribuição das publicações, separadas por bases de dados (SciELO, Embase, Scopus, Web of Science, MEDline/PubMed e Lilacs), duas pesquisadoras do grupo de especialistas em análise qualitativa leram e classificaram os artigos pelos objetos abordados, realizando reunião de consenso; b) a validação da classificação realizada era submetida à reunião de consenso com a coordenadora da pesquisa.

Nesse processo foram lidas, analisadas e classificadas 279 publicações, das quais foram excluídas 42 (por estarem repetidas em duas bases diferentes ou por tratarem de publicações sobre residências estrangeiras ou por não atenderem aos demais critérios de inclusão). Sendo assim, foi realizada a classificação das 237 publicações que compõem o escopo, no período de outubro a dezembro de 2021.

As publicações foram analisadas com o objetivo de classificá-las pelo objeto principal abordado, o qual era associado ou não a uma das seis ênfases priorizadas e que constam como objetos de 1 a 6.

> Objeto-Ênfase 1: Currículo e abordagem por competências na formação especializada no modelo residência;
> Objeto-Ênfase 2: Avaliação do desempenho dos residentes;
> Objeto-Ênfase 3: Ensino-aprendizagem de habilidades/técnicas inerentes às especialidades;
> Objeto-Ênfase 4: Estratégias educacionais mediadas por tecnologias;
> Objeto-Ênfase 5: Perspectivas de residentes, ex-residentes, preceptores e gestores sobre a oferta de programas de residência;
> Objeto-Ênfase 6: Instâncias e mecanismos de gestão e governança.

Dos objetos das 237 publicações analisadas, 184 foram associados a uma das ênfases (77,6% do escopo). Cinquenta e três artigos (22,4% do escopo), no entanto, versavam sobre outras questões ou recortes, levando a equipe a identificar mais 6 grupos temáticos, além dos 6 originais, num total de 12 agrupamentos de objetos.

No decorrer da análise da temática principal, emergiram outros objetos externos às ênfases prioritárias. Sendo assim, novos objetos foram se configurando, a saber:

Objeto 7: Avaliação de programas;
Objeto 8: Oferta de vagas/provimento de especialistas;
Objeto 9: Formação e práticas multiprofissionais/interprofissionais;
Objeto 10: Processo de trabalho em saúde/educação permanente em saúde;
Objeto 11: Saúde e qualidade de vida dos residentes;
Objeto 12: Processos seletivos/escolha da especialidade.

Além da classificação das publicações pelo objeto principal, foi realizada a identificação da presença da temática das ênfases, quando abordadas, ainda que de forma secundária, nos artigos analisados. As ênfases foram consideradas pertinentes às publicações ("afeitas") quando pelo menos duas pesquisadoras (do total de três) o consideraram.

Por fim, a análise qualitativa implicou a análise temática dos textos transcritos nas respostas às questões do Bloco C da ficha de extração, coletados mediante a especificidade identificada de cada publicação analisada com uma das seis ênfases preestabelecidas.

No presente capítulo, buscamos informar o leitor sobre como uma revisão de escopo quanti-qualitativa pode ser estruturada, com base em manuais e normas técnicas, que devem ser seguidas estritamente para que não haja inviabilização dos achados ou viés dos resultados obtidos. Desse modo, nos capítulos subsequentes apresentaremos resultados obtidos.

No capítulo 3, relataremos as características gerais do escopo com base nos dados levantados em cada publicação e mostrar um panorama quantitativo e qualitativo sobre residências em saúde no Brasil. Na sequência, detalhamos aspectos dos resultados que consideramos estratégicos, com base nas ênfases preestabelecidas, cujos trechos respectivos constantes das publicações foram registrados no Bloco C da ficha de extração.

Referências

ARKSEY, H.; O'MALLEY, L. Scoping studies: towards a methodological framework. **International Journal of Social Research Methodology**, London, v. 8, n. 1, p.

19-32, 2005. DOI 10.1080/1364557032000119616. Disponível em: https://www.tandfonline.com/doi/abs/10.1080/1364557032000119616. Acesso em: 20 jan. 2021.

ARMSTRONG, R. *et al.* Cochrane update. 'Scoping the scope' of a Cochrane review. **Journal of Public Health**, Oxford, v. 33, n. 1, p. 147-150, 2011. DOI 10.1093/pubmed/fdr015. Disponível em: https://academic.oup.com/jpubhealth/article/33/1/147/1549781. Acesso em: 20 jan. 2021.

AROMATARIS, E. M. Z. (ed.). **JBI manual for evidence synthesis**.: JBI, 2020. Disponível em: https://synthesismanual.jbi.global. https://doi.org/10.46658/JBIMES-20-01. Acesso em: 20 jan. 2021.

BERNARDO, M. D. S. *et al.* A formação e o processo de trabalho na residência multiprofissional em saúde como estratégia inovadora. **Rev. Bras. Enferm.**, Brasília, DF, v. 73, n. 6, p. 1-5, set. 2020. DOI 10.1590/0034-7167-2019-0635. Disponível em: https://doi.org/10.1590/0034-7167-2019-0635. Acesso em: 14 mar. 2022.

CATÁLOGO COLETIVO NACIONAL DE PUBLICAÇÕES SERIADAS. **Consulta ao CCN**. Brasília, DF: Ibict, [198-]. Disponível em: https://ccn.ibict.br/busca.jsf. Acesso em: 20 jan. 2021.

COHEN, J. A. Coefficient of agreement for nominal scales. educational and psychological measurement. **EPM**, California, v. 20, p. 37-46, 1960. DOI: https://doi.org/10.1177/001316446002000104. Disponível em: https://journals.sagepub.com/doi/10.1177/001316446002000104. Acesso em: 30 jan. 2024.

COORDENAÇÃO DE APERFEIÇOAMENTO DE PESSOAL DE NÍVEL SUPERIOR. (CAPES).Brasília, DF: Ministério da Educação, 1951. Disponível em: https://www.gov.br/capes/pt-br. Acesso em: 20 jan. 2022.

COORDENAÇÃO DE APERFEIÇOAMENTO DE PESSOAL DE NÍVEL SUPERIOR (CAPES). **Portal de Periódicos Capes**. Brasília, DF: Capes, 2000. Disponível em: https://www-periodicos-capes-gov-br.ezl.periodicos.capes.gov.br/index.php? Acesso em: 20 jan. 2022.

CUNHA, M. B.; CAVALCANTI, C. R. de O. **Dicionário de biblioteconomia e arquivologia**. Brasília, DF: Briquet de Lemos, 2008.

DESCRITORES em ciências da saúde. **DeCS**. 2020. ed. rev. e ampl. São Paulo: Bireme; Opas; OMS, 2020. Disponível em: http://decs.bvsalud.org. Acesso em: 20 jan. 2021.

EMBASE. Amsterdã: Elsevier, 2021. Disponível em: https://www-embase.ez29.periodicos.capes.gov.br/#search. Acesso em: 20 jan. 2021.

EMBASE SUBJECT HEADINGS (Emtree). Amsterdã: Elsevier, 2021. Disponível em: https://www-embase.ez29.periodicos.capes.gov.br/#search. Acesso em: 20 jan. 2021.

ENDNOTE FOR WEB. Philadelphia: Clarivate Analytics, 2021. Disponível em: https://www.myendnoteweb.com. Acesso em: 20 jan. 2021.

GRANT, M. J.; BOOTH, A. A typology of reviews: an analysis of 14 review types and associated methodologies. **Health Information Library Journal**, Sheffield, v. 26, n. 2, p. 91-108, 2009. DOI 10.1111/j.1471-1842.2009.00848.x. Disponível em: https://onlinelibrary.wiley.com/doi/epdf/10.1111/j.1471-1842.2009.00848.x. Acesso em: 20 jan. 2021.

LANDIS, R. J.; KOCH, G. G. The measurement of observer agreement for categorical data. **Biometrics**, Washington, D.C., v. 33, p. 159-174, 1977.

LEBART, L.; SALEM, A. **Statistique textuelle**. Paris: Dunod, 1994. Disponível em: http://lexicometrica.univ-paris3.fr/livre/st94/st94-tdm.html. Acesso em: 20 jan. 2021.

LITERATURA LATINO-AMERICANA E DO CARIBE EM CIÊNCIAS DA SAÚDE (LILACS). **Biblioteca virtual em saúde**. São Paulo: Bireme; Opas; OMS, 2021. Disponível em: https://lilacs.bvsalud.org/. Acesso em: 20 jan. 2021.

MEDICAL subject headings (MeSH). Maryland: NCBI; NLM, 2020. Disponível em: https://www.ncbi.nlm.nih.gov/mesh/. Acesso em: 20 de jan. 2021.

MEDLINE/PUBMED. 2021. Maryland: NCBI; NLM, 2020. Disponível em: https://pubmed.ncbi.nlm.nih.gov/. Acesso em: 20 jan. 2021.

MUNN, Z. *et al.* Systematic review or scoping review? Guidance for authors when choosing between a systematic or scoping review approach. **BMC Medical Research Methodology**, London, v. 18, n. 143, p. 1-7, 2018. DOI 10.1186/s12874-018-0611-x. Disponível em: https://bmcmedresmethodol.biomedcentral.com/articles/10.1186/s12874-018-0611-x. Acesso em: 20 jan. 2021.

NATIONAL INSTITUTE FOR HEALTH RESEARCH. **Prospero**: International prospective register of systematic reviews. York: CRD; Universidade de York, 2021. Disponível em: https://www.crd.york.ac.uk/prospero/. Acesso em: 20 jan. 2021.

O'CONNOR, D.; GREEN, S.; HIGGINS, J. P. T. Defining the review question and developing criteria for including studies. *In*: GREEN, S.; HIGGINS, J. P. T (ed.). **Cochrane handbook for systematic reviews of interventions**. West Sussex: The Cochrane Collaboration; John Willey & Sons, 2008. p. 83-94.

OPEN SCIENCE FRAMEWORK (OSF). Charlottesville: Center for open science, 2021. Disponível em: https://osf.io/. Acesso em: 20 jan. 2021.

OUZZANI, M. *et al.* Rayyan: a web and mobile app for systematic reviews. **Syst. Rev**, London, v. 5, n. 210, p. 1-10, 2016. DOI 10.1186/s13643-016-0384-4. Disponível em: https://systematicreviewsjournal.biomedcentral.com/articles/10.1186/s13643-016-0384-4. Acesso em: 22 out. 2021.

PATROCÍNIO, L. G. *et al.* Manobras cirúrgicas realizadas nas rinoplastias de um serviço de residência médica em Otorrinolaringologia. **Revista Brasileira de Otorrinolaringologia**, São Paulo, v. 72, n. 4, p. 439-442, 2006. DOI 10.1590/S0034-72992006000400002. Disponível em: https://www.scielo.br/j/rboto/a/NDyvSgVtRzdRXgyScknsp5w/. Acesso em: 14 mar. 2022.

PETERS, M. D. J. *et al.* Chapter 11: Scoping reviews. *In*: AROMATARIS, E.; MUNN, Z. (ed.). **Joanna Briggs Institute reviewer's manual**. Adelaide: The Joanna Briggs Institute, 2020. Disponível em: https://synthesismanual.jbi.global. https://doi.org/10.46658/JBIMES-20-12. Acesso em: 20 jan. 2021.

PETERS, M. D. J. *et al.* Guidance for conducting systematic scoping reviews. **International Journal of Evidence-Based Healthcare**, Sidney, v. 13, n. 3, p. 141-146, 2015. DOI 10.1097/XEB.0000000000000050. Disponível em: https://journals.lww.com/ijebh/fulltext/2015/09000/guidance_for_conducting_systematic_scoping_reviews.5.aspx. Acesso em: 20 jan. 2021.

PROGRAMA de Comutação Bibliográfica. **Comut**. Brasília, DF: Capes; Sesu; Finep; Ibict, [198-]. Disponível em: http://comut.ibict.br/comut/do/index?op=filtroForm. Acesso em: 20 jan. 2021.

REICHENHEIM, M. E.; MORAES, C. L. Buscando a qualidade das informações em pesquisas epidemiológicas. *In*: MINAYO, M. C. S.; DESLANDES, S. F. (org.). **Caminhos do pensamento**: epistemologia e método. Rio de Janeiro: Fiocruz, 2002. p. 227-254.

SANT'ANA, E. R. R. D. B.; PEREIRA, E. R. S. Preceptoria médica em serviço de emergência e urgência hospitalar na perspectiva de médicos. **RBEM**, Rio de Janeiro, v. 40, n. 2, p. 204-215, 2016. DOI 10.1590/1981-52712015v40n2e00542014.

Disponível em: https://www.scielo.br/j/rbem/a/YKT4kkgdvg5h4RLMV9xn9Sy/abstract/?lang=pt. Acesso em: 14 mar. 2022.

SANTOS, C. M. C.; PIMENTA, C. A. M.; NOBRE, M. R. C. A estratégia Pico para a construção da pergunta de pesquisa e busca de evidências. **Rev. Latino-Americana de Enfermagem**, Ribeirão Preto, v. 15, n. 3, p. 1-4, maio/jun. 2007. DOI 10.1590/S0104-11692007000300023. Disponível em: https://www.scielo.br/j/rlae/a/CfKNnz8mvSqVjZ37Z77pFsy/?lang=pt. Acesso em: 7 mar. 2022.

SANTOS, E. G. D. Residência médica em cirurgia geral no Brasil: muito distante da realidade profissional. **Rev. Col. Bras. Cir.**, Rio de Janeiro, v. 36, n. 3, p. 271-276, jul. 2009. DOI 10.1590/S0100-69912009000300017. Disponível em: https://www.scielo.br/j/rcbc/a/7bDyZgFcbwhc4t6RxtNnTfL/abstract/?lang=pt. Acesso em: 14 mar. 2022.

SAVI, M. G. M.; SILVA, E. L. D. O uso da informação e a prática clínica de médicos residentes. **Perspect. Ciênc. Inf. (Online)**., Belo Horizonte, v. 16, n. 3, p. 232-254, set. 2011. DOI 10.1590/S1413-99362011000300014. Disponível em: https://www.scielo.br/j/pci/a/pRQcQGQHwTQNHXsmhbSbGWm/?lang=pt. Acesso em: 14 mar. 2022.

SCIENTIFIC ELECTRONIC LIBRARY ONLINE (SciELO). São Paulo: Bireme; Fapesp; Opas; OMS, 2021. Disponível em: https://search.scielo.org/. Acesso em: 20 jan. 2021.

SCOPUS. Amsterdã: Elsevier, 2021. Disponível em: https://www-scopus.ez29.periodicos.capes.gov.br/search/form.uri?display=basic#basic. Acesso em: 20 jan. 2021.

SETUBAL, M. S. V. *et al*. Improving Perinatology residents' skills in breaking bad news: a randomized intervention study. **Rev. Bras. Ginecol. Obstet.**, São Paulo, v. 40, n. 3, p. 137-146, mar. 2018. DOI 10.1055/s-0037-1621741. Disponível em: https://www.scielo.br/j/rbgo/a/SSykgrs3v5XVv9xt7pRVxZD/?lang=en. Acesso em: 14 mar. 2022.

TRICCO, A. C. *et al.* Prisma extension for scoping reviews (Prisma-ScR): checklist and explanation. **Ann Intern Med.**, Philadelphia, v. 169, n. 7, p. 467-473, 2018. DOI 10.7326/M18-0850. Disponível em: https://www.acpjournals.org/doi/10.7326/M18-0850. Acesso em: 20 jan. 2021.

VOSGERAU, D. S. R.; ROMANOWSKI, J. P. PAULIN, J. Estudos de revisão: implicações conceituais e metodológicas. **Revista Diálogo Educacional**, Curitiba, v.

14, n. 41, p. 165-189, 2014. DOI 10.7213/dialogo.educ.14.041.DS08. Disponível em: https://periodicos.pucpr.br/index.php/dialogoeducacional/article/view/2317. Acesso em: 20 jan. 2021.

WEB OF SCIENCE. **Principal coleção da Web of Science**. Philadelphia: Clarivate Analytics, 2021. Disponível em: http://appswebofknowledge.ez29.periodicos.capes.gov.br/WOS_GeneralSearch_input.do?product=WOS&search_mode=GeneralSearch&SID=5FHk6aSaU4cQlhNVgR8&preferencesSaved=. Acesso em: 20 jan. 2021.

3

CARACTERÍSTICAS GERAIS DO ESCOPO DE PUBLICAÇÕES SOBRE RESIDÊNCIAS EM SAÚDE NO BRASIL

Adriana Cavalcanti de Aguiar
Elisângela Aparecida da Silva Lizzi
Sidney Marcel Domingues
Roberta Cristina Barboza Galdencio

Neste capítulo apresentamos as características gerais do escopo investigado, com base nos dados dos artigos inseridos nesta revisão de síntese, que busca delinear um panorama quantitativo e qualitativo das publicações sobre residências em saúde no Brasil. O quantitativo analítico refere-se às 237 publicações (Apêndice A)[14] cuja seleção está detalhada no capítulo 2.

A extração de dados baseou-se na leitura da íntegra dos artigos e incluiu a transformação de informações não estruturadas em dados estruturados passíveis de organização em tabelas-resumo e gráficos, mediante utilização de uma ficha de extração (Apêndice B). As informações categorizadas foram descritas em termos de frequência e percentual; além disso, destacamos a distribuição temporal ao longo de quatro períodos como recorte analítico.

Buscando valorizar a informação qualitativa, realizamos análises temáticas de trechos relativos às seis ênfases prioritárias[15] descritas no capítulo 1 e análise de *corpora* textuais dos resumos e objetivos do conjunto de publicações recuperadas, especificamente análise de similitude, ancorada em teoria dos grafos (Berge, 2001; Ore; Wilson, 1990). A análise de similitude é definida matematicamente como uma rede probabilística

---

[14] As referências selecionadas, analisadas e incluídas em nossa revisão de escopo constam no Apêndice A e estão indicadas em sequência alfanumérica crescente em sobrescrito a cada citação ao longo dos capítulos.

[15] As Ênfases 1, "Currículo e abordagem por competências na formação especializada no modelo residência"; 2, "Avaliação do desempenho dos residentes"; 3, "Ensino-aprendizagem de habilidades/técnicas inerentes às especialidades"; 4, "Estratégias educacionais mediadas por tecnologias"; 5, "Perspectivas de residentes, ex-residentes, preceptores e gestores sobre a oferta de programas de residência"; e 6, "Instâncias e mecanismos de gestão e governança da residência" são objeto de capítulos específicos.

representada por uma estrutura gráfica composta por relacionamentos entre palavras e seus preceitos. Cada "nó" do gráfico representa uma palavra, e as ligações entre os nós são as arestas, que representam as dependências probabilísticas entre as palavras (as quais, do ponto de vista matemático, são entendidas como variáveis) (Ben-Gal, 2007). Assim, é possível demonstrar as estruturas relacionais na forma de grafos acíclicos e direcionados chamados de *Directed Acyclic Graph* (DAGs), bem como suas dependências probabilísticas entre as palavras nos nós (Knuppel; Stang, 2010) conforme a coocorrência (frequência de ocorrência e coocorrência) entre as palavras (Lebart; Salem, 1994).

Neste estudo, as análises quantitativas foram realizadas considerando-se um nível de significância fixo de 5% e com o apoio computacional do programa R (versão 4.0).

3.1 Caracterização das fontes de evidência

Dos 237 artigos selecionados para o escopo desta revisão, 53% foram recuperados na base de dados Literatura Latino-Americana e do Caribe em Ciências da Saúde (Lilacs, 17%) na MEDical Literature Analysis and Retrieval System Online (MEDline/PubMed) e 30% somadas as quatro bases de dados restantes. As fontes de evidências inseridas no escopo obedecem à seguinte tipologia, proposta pela equipe de pesquisa (considerando a heterogeneidade de classificação das bases bibliográficas): 216 artigos (91%) do tipo artigo original, e 21 artigos (19%) classificados como artigo histórico, ensaio, relato de experiência ou revisão de literatura. Construímos um indicador de convergência entre a tipologia original obtida da publicação e a tipologia estabelecida pela equipe de pesquisa. A taxa de convergência foi de 94% para os artigos originais, ou seja, excelente compatibilidade para o material inerente a estudos de síntese.

Sobre o quantitativo referente aos objetos pesquisados, identificamos 184 publicações (77,6% do escopo) passíveis de classificação em alguma das seis ênfases previamente estabelecidas. No entanto, 53 artigos (22,4% do escopo) versavam sobre questões ou recortes que extrapolavam essas ênfases, demandando o estabelecimento de 6 novos grupos temáticos, além dos 6 originais, num total de 12 agrupamentos de objetos de estudo. Os seis novos agrupamentos de objetos das publicações receberam as seguintes nomenclaturas: "Avaliação de programas", "Oferta de vagas/provimento de especialistas", "Formação e práticas multiprofissionais/interprofissionais",

"Processo de trabalho em saúde/educação permanente em saúde", "Saúde/qualidade de vida dos residente" e "Processos seletivos/escolha da especialidade", como se segue (Tabela 3.1):

Tabela 3.1 – Distribuição temática dos objetos das publicações que compõem o escopo (por ordem do objeto)

Tema	Nome	Número	%
Objeto 1	Currículo e abordagem por competências na formação especializada no modelo residência	46	19,4%
Objeto 2	Avaliação do desempenho dos residentes	19	8,1%
Objeto 3	Ensino-aprendizagem de habilidades/técnicas inerentes às especialidades	42	17,7%
Objeto 4	Estratégias educacionais mediadas por tecnologias	2	0,8%
Objeto 5	Perspectivas de residentes, ex-residentes, preceptores e gestores sobre a oferta de programas de residência	42	17,7%
Objeto 6	Instâncias e mecanismos de gestão e governança da residência	33	13,9%
Objeto 7	Avaliação de programas	13	5,5%
Objeto 8	Oferta de vagas/provimento de especialistas	13	5,5%
Objeto 9	Formação e práticas multi/interprofissionais	8	3,4%
Objeto 10	Processo de trabalho em saúde/educação permanente em saúde	7	2,95%
Objeto 11	Saúde e qualidade de vida dos residentes	7	2,95%
Objeto 12	Processos seletivos/motivações para escolha da especialidade	5	2,1%

Fonte: os autores (2022)

Quanto ao país de origem dos periódicos, apesar de os artigos terem sido recuperados de bases indexadas internacionalmente, obtivemos que 89% (211) aparecem em periódicos brasileiros e 26 (21%) estão distribuídos em periódicos de 11 países: Bélgica, Coreia do Sul, Cuba, Estados Unidos da América, Holanda, Inglaterra, Irã, Nova Zelândia, Polônia, Reino Unido e Índia. Como esperado, prevaleceu o idioma português, com 183 publicações (77%), seguido do inglês, com 53 (22%), havendo um único artigo em espanhol.

O Gráfico 3.1 apresenta a evolução temporal da produção bibliográfica sobre residências em Saúde no Brasil (com o ano de 2021 contemplado até 13 de abril).

Gráfico 3.1 – Evolução temporal do tema por ano nas publicações recuperadas

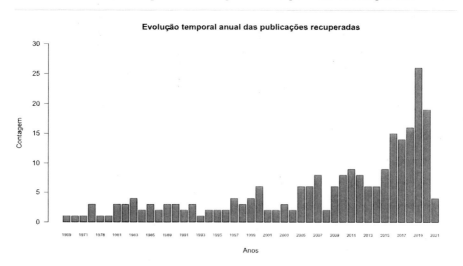

Fonte: os autores (2021)

Mais da metade (56%) das publicações sobre residências em Saúde no Brasil veio a público na última década estudada (2011 a abril de 2021) — 133 publicações —; 45 publicações (19%) ocorreram entre 2001 e 2010; e 28 publicações (12%) saíram entre 1991 e 2000. Apenas 31 publicações (13%) anteriores a 1990 compõem o escopo, sendo o primeiro registro do ano de 1969.

Em termos de procedência por tipo de programa, obtivemos 201 publicações que tratam de residências médicas (85%), e 36 (15%) tratam de outras residências (residências em área profissional, uniprofissional e/ou multiprofissional), conforme o Gráfico 3.2.

Gráfico 3.2 – *Dashboard* informativo do tipo de residência abordada na publicação

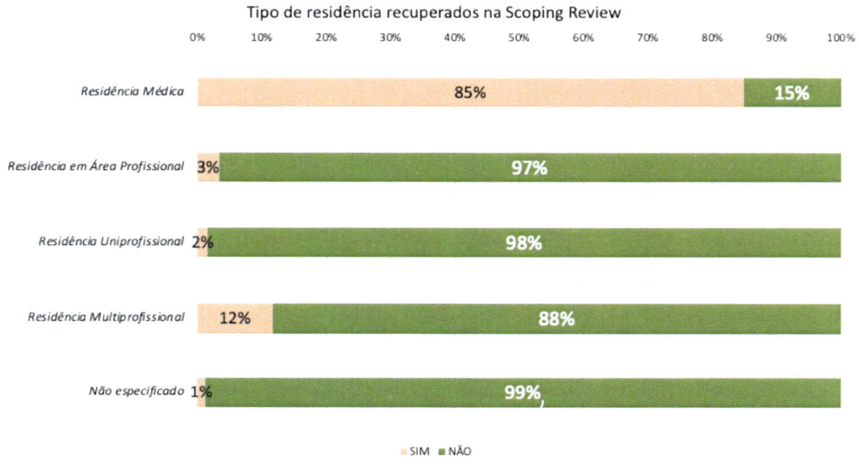

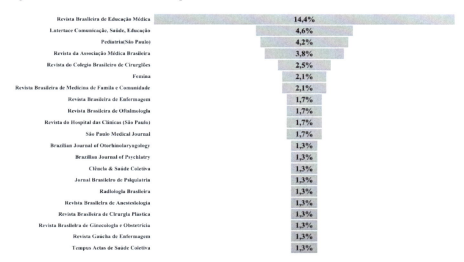

Fonte: os autores (2021)

Quanto aos periódicos que estão tornando público estudos sobre este tema, na Figura 3.1 (gráfico de funil) aparecem os periódicos mais frequentes na revisão, com no mínimo três referências do total de 113 periódicos distintos recuperados (listagem completa no Apêndice C).

Figura 3.1 – Gráfico de funil dos periódicos com até três referências incluídas

Fonte: os autores (2021)

A *Revista Brasileira de Educação Médica* lidera, com 34 referências (14,4%), seguida pela *Interface: Comunicação, Saúde, Educação*, com frequência 11 (4,6%); e *Pediatria*, com 10 artigos (4,2%), e assim sucessivamente em ordem decrescente até *Tempus Actas de Saúde Coletiva*, com 3 referências.

É interessante, em termos bibliométricos, mapear as palavras-chave informadas nas publicações que compõem a revisão de escopo. Em 195 (82,3%) publicações, constavam palavras-chave atribuídas pelos autores conforme as normas estabelecidas pelas publicações científicas para atender a políticas de indexação das bases de dados (descritores de assunto autorizados pelos vocabulários controlados de referência da área), o que aumenta sua probabilidade de recuperação numa busca, agregando visibilidade e fomentando a citação das suas produções científicas (Brandau; Monteiro; Braile, 2005).

Dentro da nossa contagem, as palavras ou expressões mais citadas foram: "internato e residência"; "educação médica"; "residência médica", com 53, 45 e 26 de frequência absoluta, respectivamente. É patente o cuidado dos autores, pois as duas palavras-chave mais atribuídas são descritores de assunto autorizados pelo vocabulário controlado Descritores em Ciências da Saúde (DeCS), instrumento de referência para a pesquisa científica em saúde na América Latina e Caribe. O Gráfico 3.3 apresenta uma nuvem de palavras-chave com destaque para os descritores "Internato e Residência" e "Educação Médica".

Gráfico 3.3 – Nuvem das palavras-chave das publicações

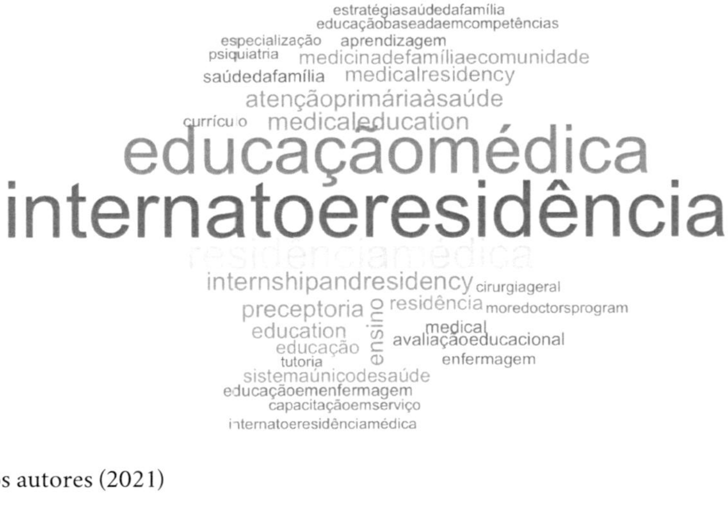

Fonte: os autores (2021)

Desse modo, identificamos que a representatividade das palavras-chave mais utilizadas busca refletir a cobertura das temáticas desenvolvidas pelas fontes de evidência acerca de residências em Saúde incluídas neste estudo, da mesma forma que informaram a calibração do protocolo de busca com o assunto-síntese da pesquisa.

3.2 Perfil metodológico dos componentes do escopo

Para caracterizar o perfil metodológico das publicações do escopo, primeiramente categorizamos o tipo de dado que as publicações utilizaram em suas análises, bem como as respectivas fontes, estruturando-os conforme a ficha de extração como "qualitativo primário", "qualitativo secundário", "quantitativo primário" e "quantitativo secundário" (cabendo múltiplas respostas). Vale reiterar a definição: dados provenientes de fontes primárias fornecem evidências diretas sobre um fenômeno de interesse e são obtidos por inquéritos, entrevistas e coleta de informações determinadas, sendo organicamente ligados aos objetivos de pesquisa específicos. Já os dados caracterizados como secundários são aqueles que foram coletados para outros fins e são obtidos de fontes existentes (repositórios abertos ou privados). Podem ser excelentes fontes de informação e auxiliar na elaboração de indicadores (Opas, 2018).

Entre as publicações incluídas no escopo, a maioria (43%) traz informações derivadas de dados quantitativos primários, seguido de qualitativos primários (31%). Para os dados secundários, obtivemos 31% do tipo qualitativo e 27% do tipo quantitativo, lembrando que há publicações que utilizam mais de uma fonte de dados, por isso a soma ultrapassa 100%, conforme ilustrado no Gráfico 3.4.

Gráfico 3.4 – *Dashboard* informativo sobre o tipo de fontes de dados das publicações

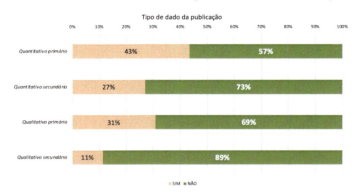

Fonte: os autores (2021)

Quando olhamos para os desenhos/delineamentos dos estudos que compõem o escopo, sua estruturação classificou-os como "teórico-reflexivo" (ensaio), "qualitativo", "quantitativo" e "multimétodos" (quali-quanti/ quanti-quali). A evolução da distribuição ao longo das décadas aparece no Gráfico 3.5. Os artigos foram divididos em décadas ("Até 1990"; "1991-2000"; "2001-2010"; "2011-2021") para melhor representação e agrupamento das informações ao longo dos tempos. Os estudos dos tipos qualitativo, quantitativo e multimétodos totalizam 194 (82%) publicações, e o restante é do tipo teórico-reflexivo.

Gráfico 3.5 – Classificação do método quanto ao desenho/delineamento do estudo por décadas

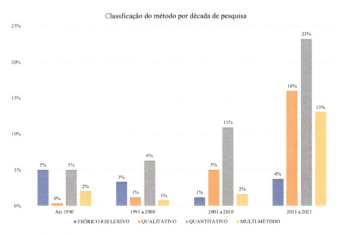

Fonte: os autores (2021)

É interessante notar como a distribuição do perfil metodológico dos componentes do escopo vai se alterando ao longo das décadas, com predomínio do tipo teórico-reflexivo (ensaios) até os anos 1990. Depois disso predominam estudos mais estruturados do ponto de vista metodológico.

Também investigamos se as publicações mencionam procedimento de amostragem ou métodos de seleção de sujeitos, obtendo que a resposta positiva equivale a 144 (60,8%), e que 21 (8,8%) não incluem tal menção (72 estudos foram classificados na resposta "não se aplica", percentualmente 30,4%). A Tabela 3.2 apresenta a distribuição temporal dos artigos que mencionam procedimento de amostragem ou seleção de sujeitos do universo pesquisado; e novamente a década final exibe maior percentual nas três categorias ("Sim"; "Não"; "Não se aplica").

Tabela 3.2 – Distribuição dos artigos que mencionam procedimento de amostragem ou seleção de sujeitos do universo pesquisado em relação às décadas

Amostragem/ Seleção de sujeitos	Década				
	Até 1990	1991 a 2000	2001 a 2010	2011 a 2021	Total
Sim	6 (4,2%)	11 (7,6%)	28 (19,4%)	99 (68,8%)	144
Não	4 (19,0%)	3 (14,3%)	4 (19,0%)	10 (47,6%)	21
Não se aplica	21 (29,2%)	14 (19,4%)	13 (18,1%)	24 (33,3%)	72

Fonte: os autores (2021)

Em termos de procedimentos metodológicos, vale notar que no escopo analisado, nas últimas décadas, os elementos dos métodos estão mais explícitos e sistematizados, o que indica um amadurecimento na forma e no conteúdo que a área apresenta em relação às pesquisas sobre a temática.

3.3 Síntese analítica das fontes de evidência

O desenho de pesquisa "Revisão de Escopo" adota características que permitem investigar objetos que extrapolam os limites do modelo biomédico, como no caso da temática das residências em Saúde no Brasil (e suas interfaces com assuntos relacionados a trabalho, educação, ciência e tecnologia). A Figura 3.2 apresenta o grafo resultante da análise de similitude da íntegra dos 214 resumos disponíveis em português (90,3% do escopo).

Figura 3.2 – Grafo de similitude dos resumos disponíveis em português (214)

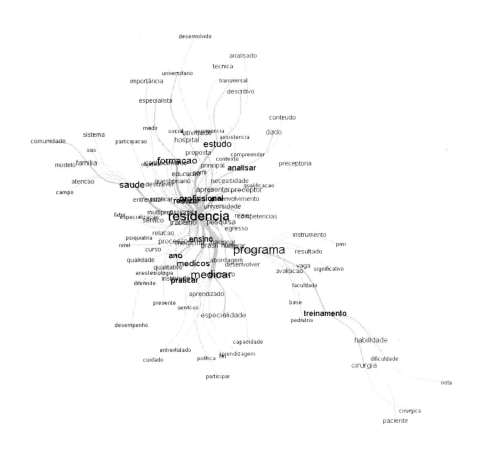

Fonte: os autores (2021)

Analisando a similitude dos resumos (em português), observamos a formação de "ramos de interesse", com destaque para a divisão em termos de "treinamento", «análise» e «formação» perpassando o eixo central "residência", que estabelece a interligação entre eles. A estrutura circunscrita pela palavra "treinamento" traz elementos sobre habilidade, dificuldade, nota, cirurgia e paciente; além disso, interliga-se ao "tronco" de "programa", com citação de resultado, vaga, programa de residência multiprofissional, ou seja, elementos de avaliação e oferta de curso, além de práticas no contexto de educação na saúde, podendo-se inferir tratar-se de um agrupamento conectivo educacional sobre esses ramos e estruturas.

Em relação à estrutura que circunscreve o tema "residência", destacam-se aspectos político-pedagógicos de regulação, programas de residência, processos e necessidades em saúde, formação, estudo e prática médica. E, por fim, mostra-se necessário reiterar que o constructo profissional, formação e estudo coexiste com o constructo prática médica, ilustrando uma associação pelo grafo com uma conectiva forte, sendo visível, no grafo conectivo (maiores fontes), que o traço entre eles é significativo em termos de largura, indicando alta relação percebida pelo modelo matemático de coocorrências. Como mencionado, o escopo é composto majoritariamente de referências provenientes de ou que enfocam a residência médica (85%), bastante mais antiga que as demais.

Na Tabela 3.3, observamos que a maioria (61,6%) dos artigos explicitou objetivos e/ou questão de pesquisa, estando concentrados na última década. Desse modo, a análise de similitude foi gerada com base nestes 211 artigos com os objetivos recuperados e transcritos na íntegra.

Tabela 3.3 – Distribuição dos artigos que explicitam objetivos e/ou questões de pesquisa por décadas

Explicita o(s) objetivo(s) e/ou questão(ões) de pesquisa	Até 1990	1991 a 2000	2001 a 2010	2011 a 2021	Total
Sim	15 (7,1%)	26 (12,3%)	40 (18,9%)	130 (61,6%)	211
Não	11 (61,1%)	1 (5,5%)	4 (22,2%)	2 (11,1%)	18
Não se aplica	5 (62,5%)	1 (12,5%)	1 (12,5%)	1 (12,5%)	8

Fonte: os autores (2022)

Na sequência, apresentamos o grafo resultante da análise de similitude dos objetivos das publicações, conforme Figura 3.3. Em termos descritivos houve 211 (80,3%) publicações que declararam o objetivo do estudo no texto, enquanto 18 (7,6%) não declararam, e ainda houve 8 (3,4%) em que não se aplica, em relação às décadas.

Figura 3.3 – Grafo de similitude dos objetivos transcritos na íntegra das publicações recuperadas

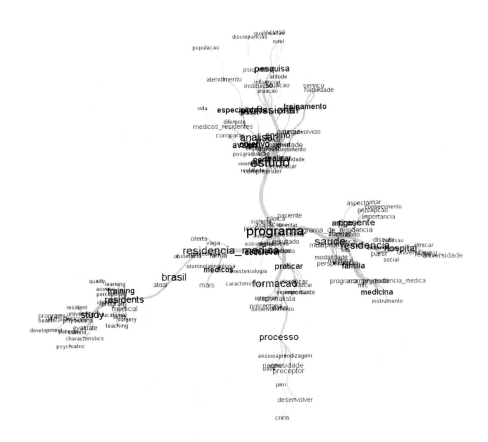

Fonte: os autores (2022)

Analisando a similitude dos objetivos, é possível verificar a formação de agrupamentos passando pelo eixo central "programa". Descrevendo no sentido anti-horário os agrupamentos, temos: o grupo à direita refere-se à interface entre saúde e residência, aportando aspectos e palavras-chave de residência médica. O agrupamento superior trabalha numa interface entre treinamento, estudo, pesquisa e profissional, basicamente atrelado aos serviços. O agrupamento à esquerda traz aspectos de qualidade dos treinamentos/habilidades dos residentes, como desenvolvimento, ensino, aprendizado e desenvolvimento. E, por fim, o grupo inferior traz elementos de processos, processo ensino/aprendizagem, preceptoria, Comissão Nacional de Residência Médica (instância de processos políticos/institucionais) e integração ensino-serviço.

Vale ressaltar que a similitude é um método matemático que traz uma simplificação da realidade e mostra as correlações evidenciadas pelo modelo matemático. Para complementar esses elementos de discussão textual, temos a análise temática das ênfases usando abordagem de análise de conteúdo, conforme discutido nos próximos capítulos com aprofundamento teórico-reflexivo e elementos de discussão das características do escopo da pesquisa. Buscamos assim enriquecer a síntese dos artigos recuperados com entrelaçamento epistemológico aplicado às residências em Saúde. Interpretações adicionais sobre as características gerais do escopo discutidas no presente capítulo são aportadas no capítulo final.

Referências

BEN-GAL, I. Bayesian networks. *In*: RUGGERI, F.; FALTIN, F.; KENETT, R. **Encyclopedia of statistics in quality & reliability**. New Jersey: Wiley & Sons, 2007. p. 1-6. Disponível em: https://wiki.eecs.yorku.ca/course_archive/2010-11/W/4403/_media/bn.pdf. Acesso em: 29 jan. 2024.

BERGE, C. **The theory of graphs**. Massachusetts: Courier Corporation, 2001.

BRANDAU, R.; MONTEIRO, R.; BRAILE, D. M. Importância do uso correto dos descritores nos artigos científicos. **Rev. Bras. Cir. Cardiovasc.**, São Paulo, v. 20, n. 1, p. VII-IX, 2005. DOI 10.1590/S0102-76382005000100004. Disponível em:https://www.scielo.br/j/rbccv/a/YjJ9Hw34dfDTJNcTKMFnKVC/?lang=pt#:~:-text=J%C3%A1%20os%20descritores%20s%C3%A3o%20organizados,reflitam%20o%20fulcro%20do%20artigo. Acesso em: 7 mar. 2022.

KNUPPEL, S.; STANG, A. DAG program: identifying minimal sufficient adjustment sets. **Epidemiology**, Cambridge, MA, v. 21, n. 1, p. 159, Jan. 2010. DOI 10.1097/EDE.0b013e3181c307ce. Disponível em: https://journals.lww.com/epidem/Fulltext/2010/01000/DAG_Program___Identifying_Minimal_Sufficient.29.aspx. Acesso em: 2 abr. 2021.

LEBART, L.; SALEM, A. **Statistique textuelle**. Paris: Dunod, 1994. Disponível em: http://lexicometrica.univ-paris3.fr/livre/st94/st94-tdm.html. Acesso em: 20 jan. 2021.

LITERATURA LATINO-AMERICANA E DO CARIBE EM CIÊNCIAS DA SAÚDE (LILACS). **Biblioteca virtual em saúde**. São Paulo: Bireme; Opas; OMS, 2021. Disponível em: https://lilacs.bvsalud.org/. Acesso em: 20 jan. 2021.

MEDLINE/PUBMED. Maryland: NCBI; NLM, 2020. Disponível em: https://pubmed.ncbi.nlm.nih.gov/. Acesso em: 20 jan. 2021.

ORGANIZAÇÃO PAN-AMERICANA DA SAÚDE (OPAS). Fontes de dados para elaborar indicadores de saúde. *In*: INDICADORES de saúde: elementos conceituais e práticos. Washington, D.C.: Opas; 2018. p. 47-64. Disponível em: https://iris.paho.org/bitstream/handle/10665.2/49057/9789275720059_por.pdf?sequence=5&isAllowed=y. Acesso em: 14 mar. 2022.

ORE, O.; WILSON, R. J. **Graphs and their uses**. Washington:, D.C.: Mathematical Association of America (MAA), 1990. (Anneli Lax New Mathematical Library, v. 34).

R CORE TEAM. **R**: a language and environment for statistical computing. Vienna: R Foundation for Statistical Computing. Versión 4.0., [2021]. Disponível em: https://www.R-project.org/. Acesso em: 20 jan. 2021.

CARACTERIZAÇÃO TEMÁTICA DO ESCOPO DE PUBLICAÇÕES SOBRE RESIDÊNCIAS EM SAÚDE NO BRASIL

Adriana Cavalcanti de Aguiar
Elaine Franco dos Santos Araújo
Irene Rocha Kalil
Sidney Marcel Domingues

Em paralelo à análise quantitativa do conteúdo geral do escopo de 237 (Apêndice A)[16] publicações sobre residências em saúde no Brasil (descrita nos capítulos precedentes), nossa equipe realizou análise qualitativa de componentes textuais relativos a seis ênfases temáticas. Isso significa que a estruturação dos dados contidos no escopo incluiu a leitura na íntegra e a transcrição de trechos dos artigos, que posteriormente foram submetidos à análise temática de conteúdo, conforme apresentamos na sequência.

Segundo Bardin (2004, p. 99), "o *tema* é a unidade de significação que se liberta naturalmente de um texto analisado, segundo certos critérios relativos à teoria que serve de guia à leitura". Em seu compromisso com uma descrição rigorosa e sistemática dos conteúdos textuais, a análise de conteúdo proporciona a possibilidade de "inferência de conhecimentos relativos às condições de produção/recepção (variáveis inferidas) destas mensagens" (Bardin, 2004, p. 37). Tais "condições de produção" mencionadas pela autora referem-se aos elementos de contexto (no caso contexto sócio-histórico e político-institucional) que viabilizaram ou permitiram que determinados insights e perguntas norteadoras se manifestem (ou não) na produção teórica que examinamos.

Na análise de conteúdo, o tema apresenta-se como fragmento de texto de comprimento variável, e proceder com uma análise temática implica buscar identificar os "núcleos de sentido" que compõem a comu-

---

[16] As referências selecionadas, analisadas e incluídas em nossa revisão de escopo constam no Apêndice A e estão indicadas em sequência alfanumérica crescente em sobrescrito a cada citação ao longo dos capítulos.

nicação (verbal ou escrita) e cuja presença ou cuja frequência de aparição podem significar alguma coisa para o objetivo analítico escolhido (Bardin, 2004, p. 99). Os principais temas que informam nossa análise são oriundos do conhecimento prévio da equipe, destacando-se temas que emergiram na pesquisa "Preceptoria em Programas de Residência: Ensino, Pesquisa e Gestão" (Aguiar, 2017), de natureza quali-quantitativa. São as seguintes as seis ênfases temáticas que informaram nossa elaboração do instrumento utilizado para coletar e estruturar dados do conteúdo do escopo (ficha de extração):

> Ênfase 1: Currículo e abordagem por competências na formação especializada no modelo residência (artigos respectivos no Apêndice D);
>
> Ênfase 2: Avaliação do desempenho dos residentes (Apêndice E);
>
> Ênfase 3: Ensino-aprendizagem de habilidades/técnicas inerentes às especialidades (Apêndice F);
>
> Ênfase 4: Estratégias educacionais mediadas por tecnologias (Apêndice G);
>
> Ênfase 5: Perspectivas de residentes, ex-residentes, preceptores e gestores sobre a oferta de programas de residência (Apêndice H);
>
> Ênfase 6: Instâncias e mecanismos de gestão e governança (Apêndice I).

A seleção das seis ênfases foi intencional, e o critério foi a centralidade temática para análise contemporânea de processos que caracterizam a oferta de residências no Brasil. Sendo assim, a ficha de extração (Apêndice B) incluiu perguntas específicas de cada ênfase. Essas perguntas da ficha foram aplicadas apenas àquelas referências do escopo que a equipe classificou (mediante leitura do material na íntegra e estabelecimento de consensos) como tendo a temática da ênfase como objeto do artigo, ou, subsidiariamente, quando tal temática aparecia de forma substancial, ainda que não caracterizando o objeto do artigo. Neste caso, a publicação foi classificada pela equipe como "afeita" à ênfase. Conforme explicado por Bardin (2004), nossa classificação temática partiu de um procedimento fechado:

> [...] pôr em funcionamento um procedimento fechado é começar-se a partir de um quadro empírico ou teórico de análise de certos estados psicológicos, ou outros, que se tenta particularizar, ou então a partir dos quais se formulam hipóteses ou se levantam questões. (Bardin, 2004, p. 93).

Em se tratando, como é o nosso caso, de pesquisadores que atuam na formação e na gestão da educação e em iniciativas de educação continuada e permanente em saúde, buscamos evitar precipitações na interpretação das temáticas que caracterizam o escopo. Ao examinarmos o material, previmos a aparição de outras temáticas não contempladas nas seis ênfases, mantendo uma atitude de abertura e adotando também "procedimentos de exploração" em relação à temática, o que viabiliza, "a partir dos próprios textos, apreender as ligações entre as diferentes variáveis, [que] funcionam segundo o processo dedutivo e facilitam a construção de novas hipóteses" (Bardin, 2004, p. 93).

Se a validade dos achados em pesquisa qualitativa presume a busca ativa de evidências que desconfirmem as premissas adotadas (Maxwell, 2013), ficamos atentos a evidências que não corroborassem as premissas que informaram o delineamento das ênfases, num esforço de garantir que elementos imprevistos e emergentes contribuíssem para ampliar/complexificar o conhecimento acerca da temática em análise. A Tabela 4.1 apresenta a distribuição temporal do material do escopo de acordo com as seis ênfases.

Tabela 4.1 – Distribuição dos artigos afeitos a seis ênfases do escopo em relação às décadas

	Até 1990	1991 a 2000	2001 a 2010	2011 a 2021	Total
Afeitos à Ênfase 1	22 14,7%	17 11,3%	24 16,0%	87 58,0%	150
Afeitos à Ênfase 2	9 9,7%	8 8,6%	20 21,5%	56 60,2%	93
Afeitos à Ênfase 3	22 13,2%	17 10,2%	29 17,4%	99 59,3%	167
Afeitos à Ênfase 4	0 0,0%	2 15,4%	2 15,4%	9 69,2%	13
Afeitos à Ênfase 5	9 7,3%	12 9,8%	21 17,1%	81 65,9%	123
Afeitos à Ênfase 6	27 19,9%	15 11,0%	29 21,3%	65 47,8%	136

Fonte: os autores (2022)

Fica evidente que, conforme a evolução no tempo, aumenta o percentual de publicações que se encaixam nas ênfases. Ou seja, a distribuição não é uniforme, ela é crescente ao longo do tempo quanto à afeição às ênfases definidas para o escopo.

A Tabela 4.2 apresenta a distribuição desses artigos afeitos às ênfases conforme o tipo de programa, se residência médica ou outras residências (incluindo aí as residências em área profissional, residências uniprofissionais que não a médica, e residências multiprofissionais).

Tabela 4.2 – Distribuição dos artigos afeitos a seis ênfases do escopo em relação ao tipo de programa

	Residência Médica	Outras Residências
Afeitos à Ênfase 1	121	29
	80,7%	19,3%
Afeitos à Ênfase 2	84	9
	90,3%	9,7%
Afeitos à Ênfase 3	139	28
	83,2%	16,8%
Afeitos à Ênfase 4	11	2
	84,6%	15,4%
Afeitos à Ênfase 5	96	27
	78,0%	22,0%
Afeitos à Ênfase 6	114	22
	83,8%	16,2%

Fonte: os autores (2022)

No que tange aos objetos de pesquisa do material do escopo, conforme mencionado, nosso estudo realizou, por aproximações sucessivas, a classificação temática dos objetos considerando as seis ênfases previamente definidas no recorte teórico. Porém também identificou estudos com objetos estranhos às ênfases, que deram origem a outras seis ramificações em termos dos objetos das publicações. Os seis novos objetos identificados foram: "Avaliação de programas", "Oferta de vagas/Provimento de especialistas", "Formação e práticas multiprofissionais/interprofissionais", "Processo de trabalho em saúde/educação permanente em saúde", "Saúde e qualidade de vida dos residentes" e "Processos seletivos/escolha da especialidade".

A lista de 12 construtos classificados como objetos das publicações do escopo é a que se segue:

Objeto-Ênfase 1: Currículo e abordagem por competências na formação especializada no modelo residência (Apêndice J);

Objeto-Ênfase 2: Avaliação do desempenho dos residentes (Apêndice K);

Objeto-Ênfase 3: Ensino-aprendizagem de habilidades/técnicas inerentes às especialidades (Apêndice L);

Objeto-Ênfase 4: Estratégias educacionais mediadas por tecnologias (Apêndice M);

Objeto-Ênfase 5: Perspectivas de residentes, ex-residentes, preceptores e gestores sobre a oferta de programas de residência (Apêndice N);

Objeto-Ênfase 6: Instâncias e mecanismos de gestão e governança (Apêndice O);

Objeto 7: Avaliação de programas (Apêndice P);

Objeto 8: Oferta de vagas/provimento de especialistas (Apêndice Q);

Objeto 9: Formação e práticas multiprofissionais/interprofissionais (Apêndice R);

Objeto 10: Processo de trabalho/educação permanente em saúde (Apêndice S);

Objeto 11: Saúde/qualidade de vida dos residentes (Apêndice T);

Objeto 12: Processos seletivos/escolha da especialidade (Apêndice U).

Sobre os objetos dos artigos que compõem o escopo, considerando as seis ênfases prévias e os seis temas que emergiram dos dados, no Gráfico 4.1 é possível visualizar sua distribuição, exibindo do maior para o menor percentual.

Gráfico 4.1 – Gráfico de funil da distribuição percentual dos objetos das publicações do escopo

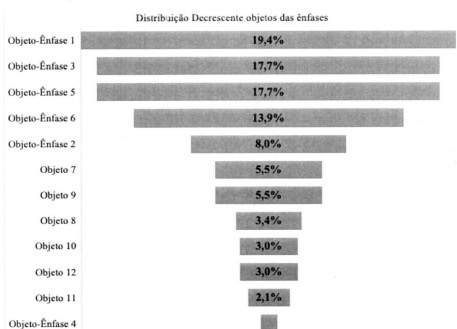

Fonte: os autores (2022)

Por sua importância intrínseca aos processos educacionais, o objeto mais prevalente foi a temática do currículo/competência, seguido do ensino-aprendizagem de habilidades e técnicas. O construto que motivou a criação da Ênfase 4, "Estratégias educacionais mediadas por tecnologias", teve pouca expressão no volume de artigos que compõem o escopo. Na sequência apresentamos a distribuição temporal das temáticas identificadas (Tabela 4.3) como objeto das 237 publicações sobre residências em saúde no Brasil.

Tabela 4.3 – Distribuição temporal dos objetos estudados

	Décadas			
	Até 1990	**1991 a 2000**	**2001 a 2010**	**2011 a 2021**
Objeto 1	12	10	8	16
	26,1%	21,7%	17,4%	34,8%
Objeto 2	1	3	3	12
	5,3%	15,8%	15,8%	63,2%
Objeto 3	0	3	8	31
	0,0%	7,1%	19,0%	73,8%
Objeto 4	0	0	0	2
	0,0%	0,0%	0,0%	100,0%
Objeto 5	4	4	6	28
	9,5%	9,5%	14,3%	66,7%
Objeto 6	12	4	6	11
	36,4%	12,1%	18,2%	33,3%
Objeto 7	2	2	2	7
	15,4%	15,4%	15,4%	53,9%
Objeto 8	0	0	2	6
	0,0%	0,0%	25,0%	75,0%
Objeto 9	0	1	7	5
	0,0%	7,7%	53,9%	38.5%
Objeto 10	0	0	0	7
	0,0%	0,0%	0,0%	100,0%
Objeto 11	0	1	2	4
	0,0%	14,3%	28,6%	57,1%
Objeto 12	0	0	2	3
	0,0%	0,0%	40,0%	60,0%

Fonte: os autores (2022)

Dos capítulos 5 ao 9, detalhamos e discutimos o material que trata das Ênfases 1, 2, 3, 4 e 6[17]. Na sequência do presente capítulo, tecemos considerações sobre os seis temas que caracterizaram objetos de estudos e que não foram previstos nas ênfases temáticas previamente estabelecidas.

---

[17] A Ênfase 5 será objeto de publicação específica.

4.1 Os seis novos objetos

Apesar de amplas e abrangentes, nossas ênfases não se propuseram a abarcar todos os possíveis recortes temáticos a serem adotados na abordagem de tema tão diverso. Nossa classificação partiu da leitura da íntegra dos artigos e de estabelecimento de consenso entre as três pesquisadoras. Dos objetos das 237 publicações analisadas, 184 foram associados a uma das ênfases (77,6% do escopo). Cinquenta e três artigos (22,4% do escopo), no entanto, versavam sobre outras questões ou recortes, levando a equipe a identificar mais 6 grupos temáticos, além dos 6 originais, num total de 12 agrupamentos de objetos.

Nesta seção dos resultados, apresentaremos esses novos grupos temáticos, que representam 22,4% do escopo[18]. Cabe salientar que esses seis novos recortes "extraênfases" também foram detectados em outros artigos que foram classificados em outros objetos. Por sua vez, aspectos privilegiados nas ênfases prévias, como currículo, ensino, avaliação e gestão/governança, também apareceram nessas 53 publicações, cujos objetos foram agrupados nesses seis construtos. Na sequência apresentamos aspectos nucleares do material cujos objetos compõem cada grupo.

4.1.1 Avaliação de programas

No primeiro objeto extraênfase (Objeto 7) (Apêndice P), denominado pela equipe de pesquisa como "Avaliação de programas", são descritas modalidades de processos avaliativos de programas de residência encontrados na revisão da literatura. Trata-se de 13 artigos publicados entre 1985 e 2020, concentrados a partir de 2013 (7 artigos). Aparecem descritas avaliações externas, estabelecidas por instâncias reguladoras (como a Comissão Nacional de Residência Médica/Ministério da Educação e Sociedades de Especialistas), com objetivo de credenciar ou fiscalizar o cumprimento dos requisitos de cada programa, ou ainda avaliações internas, promovidas pelas coordenações dos programas, a fim de aprimorar seus processos formativos.

Os programas-alvo das avaliações foram de especialidades médicas (cirurgia plástica, medicina de família e comunidade, psiquiatria, pediatria, otorrinolaringologia e de ginecologia e obstetrícia). Entre as principais variáveis analisadas nos processos avaliativos dos programas, foram mencionados o programa de ensino e o ambiente acadêmico; a infraestrutura;

---

[18] A lista de referências dos objetos é apresentada nos Apêndices P a U.

o corpo docente, tutores e preceptores; as atividades formativas (aulas e sessões clínicas); o desenvolvimento de atividades de pesquisa e produção científica; os métodos e dispositivos de avaliação de desempenho dos residentes; a avaliação do programa pelos residentes; a autoavaliação do programa e aspectos relacionados à inserção dos egressos no mercado de trabalho.

A maior parte dos artigos apresenta avaliações de programas realizadas "in loco", mas também houve avaliações realizadas conforme análise documental e utilização de protocolos de avaliação, com entrevistas e questionários aplicados a residentes, ex-residentes (egressos dos programas) e/ou tutores e preceptores. Entre as consequências das avaliações realizadas, apareceram a identificação de nós críticos, a proposição de intervenções, a qualificação de outros programas de residência e o incentivo ao aprimoramento e solução de possíveis desvios nos currículos e problemas na infraestrutura, a fim de manter a boa classificação obtida ou obter uma progressão na classificação geral do programa.

4.1.2 Oferta de vagas/provimento de especialistas

Em relação ao segundo grupo de novos objetos (Objeto 8) (Apêndice Q), que intitulamos "Oferta de vagas/provimento de especialistas", seus 13 artigos discutem diversas iniciativas de indução e políticas de provimento de especialistas em vazios assistenciais segundo estímulos à ampliação da oferta de vagas pelos programas de residência ou abertura de novos programas. Dos 13 artigos analisados, 6 foram publicados na segunda década de 2000, ou seja, após o ano de 2009, quando foram lançados o Programa Nacional de Apoio à Formação de Médicos Especialistas em Áreas Estratégicas (Pró-Residência) (Brasil, 2009a) e o Programa Nacional de Bolsas para Residências Multiprofissionais e em Área Profissional da Saúde (Brasil, 2009b).

A quase totalidade dos artigos versa sobre a residência médica (apenas um trata de residência multiprofissional). Enfocam a distribuição/(des)centralização das vagas para programas e, ainda, a correlação entre mercado de trabalho, necessidades formativas e a demanda por especialistas em diferentes regiões do país, com destaque para a região Nordeste.

Entre as especialidades estudadas, encontram-se otorrinolaringologia, reumatologia, oncologia clínica, clínica médica, neurologia infantil, ginecologia e obstetrícia, radiologia e diagnóstico por imagem, e medicina de família e comunidade. Vale destacar a discussão minuciosa presente em alguns artigos, valorizando o Sistema Único de Saúde (SUS) como ordenador da formação de recursos humanos em saúde, conforme estabelecido na Constituição federal de 1988 (Brasil, 1988, Cap. II, Art. 200, inc. III) e na Lei Orgânica da Saúde (Brasil, 1990, Art. 6º, inc. III).

Os métodos de pesquisa desses artigos incluíram consultas às bases de dados oficiais (como o site do Ministério da Educação, que abriga a página da Comissão Nacional de Residência Médica, e das Secretarias Estaduais de Saúde, por exemplo), a sumarização de dados por técnicas estatísticas descritivas e análise mediante cruzamento de informações, além de pesquisa documental utilizando editais e portarias publicadas pelo Ministério da Saúde. Alguns artigos destacam a expansão de vagas como um dos resultados positivos do Pró-Residência e do incremento das bolsas dos programas de residência multiprofissional e em área profissional de saúde.

A maioria dos artigos destaca o papel dos gestores, dos diversos níveis de governo (federal, estadual e municipal) na regulação das vagas e no credenciamento de programas, apontando a importância da indução da distribuição dos programas e dos especialistas. É problematizada a fixação dos médicos nos territórios, após a residência, associada ao local onde realizou sua formação especializada, considerando o atrativo exercido pelas regiões de maior desenvolvimento econômico e com maior acesso aos bens culturais. Assim, a distribuição dos profissionais ainda é muito heterogênea em todo o território nacional, o que valoriza as políticas de provimento de especialistas e de ordenamento da oferta de vagas para as diferentes especialidades.

Vários artigos desse grupo destacam a necessidade premente de avaliação das necessidades quantitativas e qualitativas de recursos humanos por área de formação especializada, considerando as especificidades das regiões do país, e valorizam a coordenação de iniciativas entre as instituições formadoras e a rede de atenção à saúde.

4.1.3 Formação e práticas multiprofissionais/interprofissionais

O terceiro grupo de objetos extraênfases (Objeto 9) (Apêndice R) é composto de oito artigos que tratam de práticas formativas e assistenciais com foco no trabalho multi/interprofissional. Muitos esforços vêm sendo empreendidos na direção da promoção do trabalho cooperativo em equipe interprofissional, destacando-se a regulamentação da Residência em Área Profissional de Saúde, que enfatiza explicitamente o fomento ao trabalho em equipe na formação e na assistência em saúde (Brasil, 2005).

Todos os artigos desse grupo são posteriores a 2005, ano da regulamentação das residências multiprofissionais de saúde, e cinco artigos abordam essa modalidade formativa. Três publicações analisam a temática da multiprofissionalidade partindo da perspectiva da formação médica especializada (anestesiologia, psiquiatria, medicina de família e comunidade e cardiologia). Todos dialogam com mudanças nos cenários assistenciais a partir da chegada dos residentes dos programas multiprofissionais, destacando: maior motivação das equipes, com compartilhamento de saberes, práticas e técnicas, a ênfase no cuidado integral à saúde e na atuação centrada no paciente, a busca pela inovação e pelo desenvolvimento de competências técnicas e relacionais, o fomento ao trabalho colaborativo, a adoção do projeto terapêutico singular, entre outras.

A interdependência entre formação e trabalho é estrutural na residência e merece aprofundamento. Os programas de residência multiprofissionais de saúde buscam integrar o conhecimento acadêmico e a prática assistencial, qualificando profissionais para o trabalho em equipe. Embora os residentes de programa multiprofissional atuem como elo interdisciplinar nos cuidados, o trabalho interprofissional ainda é considerado um desafio a conquistar, no contexto da educação para o trabalho em saúde.

4.1.4 Processo de trabalho em saúde/educação permanente em saúde

As políticas públicas de saúde posteriores à criação do SUS (1990) geraram muitos impactos no modelo assistencial e nos processos de trabalho em saúde, com consequências para os programas de residência. Muitos desses impactos são discutidos no quarto grupo de artigos (Objeto 10) (Apêndice S), categorizados por seus objetos extraênfases, denominado "Processo de trabalho/educação permanente em saúde", que correlaciona a presença de residentes nos cenários de prática com o processo de trabalho das equipes profissionais de saúde.

Trata-se de um grupo de sete artigos cujo objeto enfoca conceitos e variáveis voltados para a inter-relação entre os processos de trabalho e a formação em saúde. Destacam a importância da residência para ações fomentadas pela Política Nacional de Educação Permanente em Saúde (Brasil, 2004, 2007), apontando para inovações assistenciais mediante problematização dos processos de trabalho, o que envolve os atores das residências.

Os artigos desse grupo são posteriores a 2011, ratificando a contemporaneidade dessa temática, e todos utilizam abordagem qualitativa para análise e discussão dos resultados. Entre os elementos que permeiam a análise dos processos de trabalho, aparecem: o atendimento individual centrado no paciente; o atendimento domiciliar compartilhado em equipe multiprofissional; o acolhimento; a interconsulta; o apoio matricial; o projeto terapêutico singular; as dinâmicas de reunião de equipe; atividades em casas terapêuticas e escolas; participação e coordenação de trabalhos com grupos; apoio educativo entre as equipes multiprofissionais e tecnologias como o Ecomapa e o Genograma.

De maneira geral, os artigos abordam o papel dos residentes como fator catalisador de transformações das práticas profissionais, ajudando a produzir inovações em saúde. Residentes aparecem favorecendo a problematização das práticas e dos modos tradicionais de realização do trabalho, provocando reflexões e aprendizado, na direção da educação permanente em ato, em diferentes cenários de práticas. A educação permanente em saúde desponta como dispositivo para fomentar mudança dos modelos de gestão e de atenção que avancem no sentido da integralidade e da qualidade assistencial.

4.1.5 Saúde/qualidade de vida dos residentes

Um grupo de sete artigos foi classificado como organizado em torno da temática da "Saúde/qualidade de vida dos residentes" (Objeto 11) (Apêndice T). Esse tema já é clássico na educação médica e faz-se necessário também nos estudos sobre a residência: é sabido que essa fase da vida é permeada por pressões, não apenas profissionais, mas também familiares e sociais associadas a desgastes físicos e emocionais. Os artigos enfocam preditores de qualidade de vida, consequências da carga de trabalho excessiva, sintomas e patologias como estresse, ansiedade, depressão, ideação suicida, abuso de drogas e síndrome de *burnout*.

Vale salientar que seis (dos sete) artigos estão publicados na língua inglesa. O artigo em língua portuguesa aborda uma residência em Otorrinolaringologia. Seis são sobre a residência médica, e um apenas enfoca a situação na residência multiprofissional, em uma universidade federal gaúcha. Somente um artigo foi publicado antes do ano 2000 (1997) e aborda a criação de um serviço de assistência e pesquisa voltado para redução do estresse e prevenção de distúrbios emocionais em residentes médicos, por meio da oferta de atendimento psicológico e da assessoria aos preceptores.

Esse grupo de artigos aporta um importante alerta, de que é necessário buscar mecanismos de mitigação do sofrimento psíquico no período da especialização em saúde, com prevenção de problemas profissionais e pessoais. Em comum, recomendam a implementação de medidas preventivas via identificação precoce de fatores de risco, e a oferta de atendimento psicológico e outras ações que se façam necessárias.

4.1.6 Processos seletivos/escolha da especialidade

O último grupo temático (Objeto 12) (Apêndice U) identificado como objeto de artigos do escopo compreende cinco publicações que tratam de processos seletivos para ingresso nos programas e/ou motivações para escolha da especialidade pelos residentes. Enfoca, portanto, elementos inerentes à transição entre a graduação e a residência.

Publicados entre 2006 e 2020, todos os cinco tratam de residência médica (sendo três sobre as especialidades, coloproctologia, medicina intensiva e medicina de família e comunidade); um aborda o papel das ligas acadêmicas de estudantes de graduação na escolha da especialidade, e outro enfoca a proposta de unificação dos exames de acesso para os programas de residência médica no Brasil. Um dos principais fatores na escolha da especialidade, segundo essas publicações, seria a busca por qualidade de vida (associada à baixa procura pela medicina intensiva, especialidade associada a uma qualidade de vida ruim). Já a afinidade com a especialidade, a duração do programa e a disponibilidade de vagas ofertadas foram características que favoreceram a escolha pela especialidade de medicina de família e comunidade. Fatores motivadores incluem experiências ao longo da graduação, como a convivência com professores-modelo, e a oportunidade de aprofundamento em alguma especialidade considerada menos explorada.

Em relação aos arranjos institucionais para estabelecer critérios e mecanismos de ingresso na residência, há propostas inovadoras para o acesso aos programas, incluindo a unificação dos processos seletivos em âmbito nacional, a importância de seleções mais abrangentes que englobem prova prática, casos clínicos, cirurgia em animais e atendimento a paciente simulado), além da tradicional entrevista.

Sendo assim, os artigos que não se enquadraram nas ênfases previstas na Revisão de Escopo abrangem temas relevantes, como o formato e a importância da realização regular e sistemática de processos avaliativos dos programas; enfatizam a necessária organização e planejamento da oferta de vagas para o provimento de especialistas em quantidade e qualidade suficientes para as diferentes realidades loco-regionais do país; e discutem os processos de trabalho das equipes de saúde, que perpassam a formação e as práticas multiprofissionais e interprofissionais, favorecendo a educação permanente em saúde, principalmente com base na integração entre a academia e a rede de atenção à saúde. E, finalmente, foi possível ainda considerar os aspectos relativos à saúde e à qualidade de vida dos residentes e sua possível, e talvez inequívoca, correlação com os processos seletivos e os motivos da escolha da especialidade, que passam por fatores pessoais e formativos.

Os capítulos subsequentes, de 5 a 9, aprofundam a análise qualitativa de temas previstos nas ênfases selecionadas.

Referências

AGUIAR, A. C. (org.). **Preceptoria em programas de residência**: ensino, pesquisa e gestão. Rio de Janeiro: Cepesc Editora; IMS; Uerj, 2017. Disponível em: https://preceptores.icict.fiocruz.br. Acesso em: 27 set. 2022.

BARDIN, Laurence. **Análise de conteúdo**. Lisboa: Edições 70, 2004.

BRASIL. [Constituição (1988)]. **Constituição da República Federativa do Brasil**. Brasília, DF: Presidência da República, 1988. Disponível em: http://www.planalto.gov.br/ccivil_03/constituicao/constituicao.htm. Acesso em: 24 fev. 2022.

BRASIL. **Lei nº 8.080, de 19 de setembro de 1990**. Dispõe sobre as condições para a promoção, proteção e recuperação da saúde, a organização e o funcionamento dos serviços correspondentes e dá outras providências. Brasília, DF: Presidência da República, 1990. Disponível em: http://www.planalto.gov.br/ccivil_03/leis/l8080.htm. Acesso em: 19 fev. 2022.

BRASIL. **Lei nº 11.129, de 30 de junho de 2005**. Institui o Programa Nacional de Inclusão de Jovens – ProJovem; cria o Conselho Nacional da Juventude – CNJ e a Secretaria Nacional de Juventude; altera as Leis nos 10.683, de 28 de maio de 2003, e 10.429, de 24 de abril de 2002; e dá outras providências. Brasília, DF: Presidência da República, 2005. Disponível em: http://www.planalto.gov.br/ccivil_03/_Ato2004-2006/2005/Lei/L11129.htm. Acesso em: 7 jun. 2011.

BRASIL. Ministério da Saúde. Ministério da Educação. **Portaria Interministerial nº 1.001, de 22 de outubro de 2009**. Institui o Programa Nacional de Apoio à Formação de Médicos Especialistas em Áreas Estratégicas - PRÓ-RESIDÊNCIA. Brasília, DF: MS; MEC, 2009a. Disponível em: http://portal.mec.gov.br/index.php?option=com_docman&view=download&alias=1682-port-1001&Itemid=30192. Acesso em: 19 fev. 2022.

BRASIL. Ministério da Saúde. Ministério da Educação. **Portaria Interministerial nº 1.077, de 12 de novembro de 2009**. Dispõe sobre a Residência Multiprofissional em Saúde e a Residência em Área Profissional da Saúde, e institui o Programa Nacional de Bolsas para Residências Multiprofissionais e em Área Profissional da Saúde e a Comissão Nacional de Residência Multiprofissional em Saúde. Revoga a portaria Interministerial MEC/MS nº 45, de 12-01-2007 alterada pela Portaria Interministerial MEC/MS Nº 1.224, DE 03-10-2012. Brasília, DF: MS; MEC, 2009b. Disponível em: http://portal.mec.gov.br/index.php?option=com_docman&view=download&alias=15462-por-1077-12nov-2009&Itemid=30192. Acesso em: 19 fev. 2022.

BRASIL. Ministério da Saúde. **Portaria nº 1.996, de 20 de agosto de 2007**. Dispõe sobre as diretrizes para a implementação da Política Nacional de Educação Permanente em Saúde. Brasília, DF: MS, 2007. Disponível em: https://bvsms.saude.gov.br/bvs/saudelegis/gm/2007/prt1996_20_08_2007.html. Acesso em: 19 fev. 2022.

BRASIL. Ministério da Saúde. **Portaria nº 198/GM, de 13 de fevereiro de 2004**. Institui a Política Nacional de Educação Permanente em Saúde como estratégia do Sistema Único de Saúde para a formação e o desenvolvimento de trabalhadores para o setor e dá outras providências. Brasília, DF: MS, 2004. Disponível em: https://www.nescon.medicina.ufmg.br/biblioteca/imagem/1832.pdf. Acesso em: 19 fev. 2022.

MAXWELL, J. **Qualitative research design**: an interactive approach. 3th ed. Thousand Oaks: Sage Publications, 2013.

CURRÍCULO E COMPETÊNCIA NAS RESIDÊNCIAS EM SAÚDE BRASILEIRAS

Adriana Cavalcanti de Aguiar

Para aprofundar certas temáticas estratégicas para a oferta de residências, nossa pesquisa elegeu núcleos de interesse, aos quais denominamos "ênfases". Nossa Ênfase 1, denominada "Currículo e abordagem por competências na formação especializada no modelo residência" (Apêndice D), buscou responder à seguinte questão norteadora: "Qual a apropriação do conceito (noção) de currículo e de competência nas residências?"

Residentes de todas as áreas do conhecimento são expostos a aprendizagens, tecnocientíficas e também atitudinais/relacionais, interagindo intensamente com preceptores, colegas, equipes de saúde, usuários, e com o conhecimento. O aprendizado consolida-se mediante oportunidades de desenvolvimento teórico entremeado com a prática supervisionada em serviços de saúde.

Com o conhecimento e a destreza no desempenho de habilidades cognitivas e psicomotoras, o currículo fomenta a autoimagem profissional que o especializando constrói, e a percepção que adota daqueles a quem atende. Abarca os compromissos e valores aplicados no exercício profissional, ainda que elementos atitudinais não sejam necessariamente ensinados de forma explícita, e sim transmitidos pelo exemplo. Muitas vezes associado ao conjunto de conteúdo de um processo formativo, o currículo é objeto de uma área de estudos educacionais conhecida como Sociologia do Currículo (Gabriel; Rocha, 2017; Moreira, 1990; Moreira; Silva, 1994). Na acepção mais abrangente, os estudos do currículo analisam fatores que conformam o ensino-aprendizagem do ponto de vista da seleção dos conteúdos, métodos e técnicas, à luz da inserção histórico-institucional dos atores implicados nessa formulação, considerando a relação entre aparelho formador ("escola") e sociedade. Por exemplo, na saúde, a produção contínua de novas tecnologias tem implicações econômicas, e sua incorporação exerce constante pressão sobre os currículos na área da saúde.

No nosso entendimento, o currículo inclui as linhas mestras que informam as decisões de ensino e avaliação de desempenho, e extrapola a mera listagem de conteúdos ensinados. A premissa é de que o currículo expressa uma visão de mundo, no caso das residências, uma visão do que o especialista deve aprender e em que pautar-se no exercício profissional. Tais parâmetros trazem subjacentes camadas explícitas ou implícitas de percepções sobre saúde, doença, cuidado, e sobre o lugar social dos profissionais e instituições de saúde, bem como dos usuários, o que não pode ser destacado do contexto sócio-histórico e político no qual a residência se insere. Em analogia com certas acepções sobre o Estado, o currículo é percebido por certos autores como uma "arena de embates" (Souto, 2020).

Nossa análise temática identificou 46 artigos (Apêndice J) que têm o currículo como objeto. Essa classificação baseou-se na inferência, pela equipe de pesquisa, do foco da publicação como abrangendo ações de ensino inseridas numa moldura ampliada (que extrapola a descrição de conteúdos oferecidos nas residências). São publicações em que os autores avançaram na abordagem de elementos socioinstitucionais, com potenciais consequências para a formulação de novos discursos e práticas na formação especializada em saúde.

Com a incorporação da moldura de competências na educação na saúde, também buscamos identificar quando a temática do currículo e/ou da competência estava presente, de forma subsidiária, em artigos considerados "afeitos" à nossa Ênfase 1 (currículo e competência). Estes somaram 150 (Apêndice D) do total de 237 (Apêndice A)[19] publicações. Em outras palavras, 63% dos artigos que compõem o escopo perpassam a problemática do currículo e/ou da competência, sendo 121 voltados para residência médica (51% do escopo), e 29 (12% do escopo) interessados no currículo de outras residências.

A estruturação dos dados das publicações incluiu a aplicação de uma "ficha de extração" (Apêndice B) que abarcou a temática da Ênfase 1. Considerou como "indicadores" a menção a currículo e/ou projeto pedagógico (86 artigos) e investigou menção à produção de objetivos de aprendizagem, desejável consequência de uma apropriação da discussão de currículo para além da mera formalidade. A Tabela 5.1 apresenta os achados relativos à Ênfase 1 distribuídos no tempo. Como estratégia de apresentação da distribuição temporal, classificamos os artigos do escopo conforme a data de publicação.

---

[19] As referências selecionadas, analisadas e incluídas em nossa revisão de escopo constam no Apêndice A e estão indicadas em sequência alfanumérica crescente em sobrescrito a cada citação ao longo dos capítulos.

Tabela 5.1 – Distribuição dos artigos da Ênfase 1 e subtemas no tempo

	Até 1990	1991-2000	2001-2010	2011-2021	Total
Afeitos à Ênfase 1	22	17	24	87	150
Ênfase 1 como objeto	12	10	8	16	46
Menção a projeto pedagógico/currículo	15	10	11	50	86
Menção a objetivos de aprendizagem	15	11	15	43	84

Fonte: os autores (2022)

Observamos uma concentração da temática do currículo das residências (e correlatos "projeto pedagógico" e "objetivos de aprendizagem") nos anos mais recentes (última década). Também é crescente a menção à competência, que apareceu em 72 artigos (30% do escopo). As apropriações do conceito são diversas e mereceram análise de conteúdo por parte da equipe. Para isso, o preenchimento da ficha de extração incluiu a transcrição de trechos em que o termo "competência" e "competente(s)" estivessem mencionados. Foram identificadas 241 menções, submetidas à análise temática, que se ateve àqueles artigos que empregaram a palavra propriamente dita, no singular ou no plural, em português ou inglês (*competence, competency, competences*). Foi ainda incluído o grupo que utiliza o radical "compet" em português (competente/competentes)[20].

Alguns temas identificados na abordagem da competência incluem: a) o estabelecimento de competências desejáveis/mínimas (conjunto considerado indispensável de atributos/competências como requisitos mínimos para o especializando)[21]; b) a adequação (ou não) da formação a parâmetros estabelecidos (Calil; Contel, 1999)[37]; c) as competências comuns a residentes de diversas carreiras na residência multiprofissional (Bernardo *et al.*, 2020[23]; Casanova; Batista; Moreno, 2018[44]) no bojo do debate entre campo e núcleo; além de e) menção a competências em vigor em outros países (Sousa, 2004)[213].

Várias publicações mencionam componentes desejáveis da competência, e apontam iniciativas dos programas para garantir seu desenvolvimento por parte dos residentes, o que inclui menção à ética (Sousa, 2004)[213], a

---

[20] Cabe ressaltar, no entanto, que é provável que artigos que não adotam os termos mencionados tratem de elementos da competência, sem, contudo, adotar essa nomenclatura.
[21] Azevedo; Bevilacqua; Sampaio (1989)[11]; Lana-Peixoto (1989)[95]; Moura-Ribeiro; Sanches; Ciasca (2000)[132]; Oliveira; Peteet; Moreira-Almeida (2021)[145].

atenção a grupos populacionais (Anderson *et al.*, 2007)[7], e o questionamento ao escasso tempo disponível para seu desenvolvimento (Santos; Salles, 2016)[186]. A competência abarca elementos do trabalho em equipe, numa acepção ampliada da competência (Fernandes *et al.*, 2016[70]; Salvador *et al.*, 2011[181]), como a que se segue:

> Com a Residência Multiprofissional se reconhece as distorções, carências ou excessos observados na formação dos profissionais de saúde, tanto no que concerne as competências e responsabilidades de cada profissão, como a solidariedade e o trabalho em equipe. Sendo assim, se afirma a importância de qualificar todos os profissionais de saúde para trabalhar em equipes multiprofissionais no horizonte da interdisciplinaridade, afirmada e justificada pelo objeto complexo que caracteriza a prevenção de agravos, a promoção e a atenção a saúde de indivíduos e coletividades, no intuito de abranger o conjunto das necessidades de saúde, humanizar a assistência e promover a integralidade da atenção. (Mioto *et al.*, 2007, p. 20 *apud* Salvador *et al.*, 2011, p. 336)[181].

O uso intercambiável do conceito de competência e de habilidades é frequente no escopo[22], mas também identificamos a desejável problematização das distinções entre esses dois conceitos em Romão e Sá (2019a)[176], como na formação em Ginecologia e Obstetrícia:

> O conceito de competência é mais amplo e contempla a integração de conhecimentos, habilidades e atitudes. Portanto, competência médica é um termo de natureza multidimensional e compreende um conjunto de domínios cognitivos, técnicos, integrativos, de relacionamento interpessoal, afetivo-morais e hábitos mentais. [...] Mickleborough argumenta que a competência profissional é mais do que a habilidade de resolver problemas clínicos utilizando atalhos e conhecimento factual, mas se estende para a capacidade de lidar com situações incertas, desafiadoras e tomar decisões a partir de um conjunto limitado de informações. (Romão; Sá, 2019a, p. 146-147)[176].

Atributos mencionados incluem aspectos com consequências de longo prazo para a prática adequada de especialidades, como: "hábitos mentais que promovam a atenção, a curiosidade investigativa, a autoconsciência e a

---

[22] Andrade *et al.* (2020)[8]; Araújo *et al.* (2017)[9]; Barreto *et al.* (2019b)[18]; Bernardo *et al.* (2020)[23]; Birolini (1982)[27]; Botti; Rego (2011)[31]; Millan; Carvalho (2013)[128]; Nascimento; Oliveira (2006)[132]; Ramos; Rennó (2018)[166]; Souza; Lima (2016)[214].

iniciativa em reconhecer e corrigir seus próprios erros" (Romão; Sá, 2019a, p. 148)[176]. Cabe destacar a menção, nas publicações do escopo, da relação entre competência e contexto:

> [...] a competência é contexto-dependente e envolve as habilidades pessoais do profissional, as características da paciente, a atividade a ser realizada, o ambiente de trabalho e o sistema de saúde no qual a atividade está inserida. (Romão; Sá, 2019a, p. 148)[176].

A apropriação do conceito de contexto abrange o contexto de prática da Atenção Primária à Saúde (Storti; Oliveira; Xavier, 2017)[217], demandando atenção no ensino:

> [...] as ações desenvolvidas no campo de atuação devem ser condizentes com os contextos de ensino e trabalho, o que pressupõe iniciativas adequadas à realidade contextual, possibilitando o desenvolvimento das competências desejadas e promovendo constante atualização para o bom desempenho profissional. (Machado et al., 2018b, p. 5)[110].

Toda essa reflexão sobre consequências da adoção do conceito de competência para a formação é necessária, pelas distintas e até mesmo conflitantes apropriações do conceito na educação. Em publicação sobre a formação em Enfermagem para a Atenção Primária à Saúde, os atores reconhecem as diferentes acepções do conceito de competência, como "A concepção comportamental do termo, voltada para o tecnicismo e iniciada no seio do fordismo" (Ramos; Rennó, 2018, p. 2)[166], e adotam definição contextual de competência como "a capacidade de mobilização e articulação dos saberes e valores para que o profissional integre os conhecimentos no processo cotidiano de saber agir, conferindo maiores resultados às ações" (Ramos; Rennó, 2018, p. 2)[166].

No escopo estudado, o tema dos componentes da competência abrange atitudes e valores (Bernardo et al., 2020)[23], profissionalismo[23], competências pedagógicas (Berger et al., 2020[22]; Feijó et al., 2019[68]) e de gestão (Berger et al., 2020[22]; Simas et al., 2018[209]), sendo identificadas também menções mais tradicionais à competência como um conjunto de conhecimentos, habilidades e atitudes, sem maior problematização[24], bem

---

[23] Baptista et al. (2020)[12]; Barcelos; Abrão; Romão (2020)[15]; Boéchat et al. (2007)[28]; Botti; Rego (2010)[31]; Crespi-Flores et al. (2012)[54]; Fernandes et al. (2016)[69]; Ferreira; Varga; Silva (2009)[73]; Millan; Carvalho (2013)[128]; Romão et al. (2019)[175]; Ventura et al. (2012)[227].

[24] Crespo (2013)[55]; Lemos et al. (2018)[96]; Oliveira; Peteet; Moreira-Almeida (2021)[145].

como menções aos atributos do profissional competente (Crespi-Flores *et al.*, 2012[54]; Fernandes *et al.*, 2016)[69], e do exercício profissional competente (Boéchat *et al.*, 2007)[28].

Por outro lado, a capacidade reflexiva foi descrita como "metacognição" por Botti e Rego (2010, p. 138)[31], entendendo o desenvolvimento da competência como um processo contínuo que deve ser autorregulado conforme a auto-observação da prática. A comunicação, em suas várias acepções, apareceu muitas vezes no material analisado, e merecerá uma análise mais minuciosa no capítulo 8.

A mencionada competência para o ensino aplicar-se-ia aos preceptores e aos próprios residentes. A competência como requisito da preceptoria[25] abrangeria capacidades sofisticadas:

> [...] a realização regular de observação e análise de atividades do residente, avaliando e oferecendo feedbacks constantes sobre suas competências na prática. [...] conhecimento de teorias de aprendizado e de estilos de aprendizagem, assim como especificidades do aprendizado do adulto [...]. [Bem como] determinar o status do processo de ensino-aprendizagem em que o residente se encontra, traçando metas para a sua formação [...]. (Barreiros *et al.*, 2020, p. 2)[16].

O somatório de atributos é complexo, pois

> [...] não basta saber o conteúdo ou ter habilidades práticas. É preciso que os conhecimentos de domínio do preceptor [...] o direcionem a compreensão do todo e da complexidade que está intrinsecamente relacionada ao CPC [Conhecimento Pedagógico do Conteúdo] no processo ensino-aprendizagem. (Ribeiro *et al.*, 2020, p. 7)[169].

As percepções de preceptores também foram investigadas, como no artigo que se debruça sobre a "concepção de competência que orienta a prática pedagógica de preceptores de um programa de RMSF [Residência Multiprofissional em Saúde da Família]" (Nascimento; Oliveira, 2010, p. 816)[133]. Os residentes também aparecem como protagonistas do ensino, cabendo questionar sua preparação para tal:

> Apesar de o processo de ensino-aprendizagem durante a residência médica ainda ser pouco estudado, dados da literatura norte-americana estimam que os residentes chegam

---

[25] Berger *et al.* (2020)[22]; Piccinato *et al.* (2017)[161]; Sousa (2004)[213]; Sousa; Koch (2003)[212]; Souza; Ferreira (2019)[216].

> a exercer a função docente em até um quarto do período total de tempo dos seus programas de residência. (Feijó *et al.*, 2019, p. 342)[68].

Uma vertente da apropriação do conceito de competência aponta para o necessário estabelecimento de consensos sobre boas práticas e seus determinantes, o que vem gerando debates em âmbito nacional e internacional, com instâncias dedicadas a estabelecer e acompanhar os processos formativos. A menção a instâncias de definição da competência no escopo inclui debates estabelecidos pelas especialidades em outros países (Barbosa, 1984[13]; Crespi-Flores *et al.*, 2012[54]) e no Brasil[26], incluindo a cooperação entre entidades profissionais e a Comissão Nacional de Residência Médica, por exemplo, quanto à formação de endocrinologistas (Torricelli *et al.*, 2011)[222]. As Diretrizes Curriculares Nacionais para os cursos de graduação em saúde são mencionadas[27].

A adoção do currículo por competências reconhecidamente demanda muitas adaptações:

> A formação orientada por competências pressupõe uma mudança de paradigmas, norteando a formação pelas competências esperadas a cada etapa do treinamento, valorizando o papel dos supervisores e preceptores, formalizando e estruturando os processos de avaliação, implementando a avaliação formativa longitudinal e o feedback estruturado. (Romão; Sá, 2019b, p. 224)[178]

Consequências curriculares[28] do estabelecimento do projeto pedagógico conforme as competências incluem a implementação de currículo por competência em uma Residência em Medicina de Família e Comunidade (Machado *et al.*, 2018a)[108], que demandou priorização de competências, considerando os níveis de atenção à saúde, escolha de métodos de ensino-aprendizagem, estabelecimento de parcerias e cuidados com a logística em diferentes cenários, insumos e reserva de tempo necessários para os treinamentos, além de avaliação coerente.

Ainda assim, os benefícios do currículo por competência são reconhecidos por ensejar atenção às dimensões da prática:

---

[26] Barcelos; Abrão; Romão (2020)[15]; Boéchat *et al.* (2007)[28]; Calil; Contel (1999)[37]; Moura-Ribeiro; Sanches; Ciasca (2000)[131].

[27] Nascimento; Oliveira (2006)[132]; Oliveira *et al.* (2019a)[143]; Valente; Caldato (2019)[225].

[28] Beker; Feliciano; Machado (2016)[21]; Machado *et al.* (2018b)[109]; Ramos; Rennó (2018)[166].

> Por apresentar uma maior preocupação com o processo de aprendizagem, o modelo pautado em competências é uma alternativa atual ao modelo tradicional biomédico. No contexto médico, competência profissional significa o uso habitual e sensato de conhecimentos, habilidades técnicas, comunicação, raciocínio clínico, emoções, valores e reflexões sobre a prática diária para o benefício do indivíduo e da comunidade que está sendo assistida; e, para tal, é necessário o desenvolvimento de diversas dimensões. (Sales; Barros Filho; Oliveira, 2021, p. 2)[180].

Destacamos alguns pontos para debate: o conceito de currículo, nas suas diversas acepções, veio aparecendo no escopo ao longo do tempo, e também o conceito de competência, que ainda guarda elementos de ambiguidade. Um olhar mais atento já identifica um cuidado, por muitos autores, em discriminar elementos da competência que informam o ensino e avaliação. A concentração de publicações sobre currículo e que mencionam a competência na última década analisada (incluindo o projeto pedagógico e objetivos de aprendizagem) indica a potência dessa discussão na formação em saúde (inclusive na graduação). Aparecem concepções variadas, mas em vários casos bastante abrangentes, estabelecendo as pontes entre conteúdos técnicos e valores da ordem sociocultural e ética.

A competência supõe a capacidade de mobilizar recursos (conhecimentos, habilidades e atitudes) de forma pertinente (Perrenould, 1999) na prática profissional, e as diversas formas adequadas do "fazer" sofrem influência do contexto histórico e sociocultural e dos meios efetivos para o desempenho do trabalho. Para acionar recursos teóricos e práticos que ensejem boas práticas, o especialista precisa saber interpretar e avaliar o(s) contexto(s) onde a prática profissional ocorre, de modo a adequar sua conduta às necessidades concretas da situação.

Os elementos de currículo e competência retratados no escopo indicam uma percepção no geral mais ampliada do que esperávamos. Vários contextos comunitários e socioculturais apareceram mencionados como elementos das boas práticas, o que mereceu certa problematização, que incluiu debate sobre benefícios agregados à aprendizagem pela adoção do ensino por competências. Que os autores do campo se debrucem sobre a problemática do currículo e do perfil adequado de competências dos egressos da residência indica o fortalecimento da capacidade de lideranças brasileiras em participar de decisões sobre rol desejável de conteúdos (o que inclui conhecimentos, habilidades e atitudes) para compor o currículo das especialidades, o que demanda reavaliações regulares. O efetivo desenvolvimento e implementação de currículos por competência, no entanto, demanda uma apropriação coletiva, pelos programas brasileiros, de elementos de competência político-pedagógica que precisam ser estimulados, sob risco de uma apropriação meramente formal (sem consequências efetivas para ensino-aprendizagem e avaliação).

Cabe apontar algumas lacunas de conhecimento, ou elementos que merecem investimento da comunidade de estudiosos dos currículos de residência, por exemplo: apesar das menções à educação interprofissional, potencializadas pela regulação das residências em área profissional da saúde, e da temática da equipe multiprofissional (e benéficos de um trabalho mais integrado), as publicações raramente aprofundam o debate sobre os determinantes das disputas corporativas ou a divisão técnica e social do trabalho (Peduzzi, 2001). Além disso, seria desejável avançar para maior explicitação de conteúdos transversais de interesse para as diversas carreiras e debater exemplos concretos de decisões curriculares e oferta de oportunidades práticas conjuntas.

De forma análoga, as consequências curriculares das peculiaridades da interface entre instituições acadêmicas e redes de serviços de saúde na oferta de residências não chegam a ser adequadamente problematizadas. O tema remonta à história da chamada Integração Docente-Assistencial, desde que as instituições acadêmicas ocuparam espaço considerável nos serviços públicos de saúde para treinamento, conforme estudado por Marsiglia (1995) e avançou em décadas posteriores para a noção de parceria ensino-serviços (Kisil; Chaves 1994). Já no século XXI, a Educação Permanente em Saúde adquiriu estatuto de política nacional (Brasil, 2004), mas esta aparece de forma tangencial, sem o devido aprofundamento da contribuição das residências (potencial ou efetivo) para a inovação em saúde.

Temáticas relativas à cultura em geral (incluindo crenças, valores, motivações) e inserção dos residentes por classe/raça/gênero são pouco abordadas, destacando-se a importância do gênero, observada nos estudos da força de trabalho em saúde (Boniol *et al.*, 2019). Mesmo estudos de qualidade de vida dos residentes não enfatizam as consequências dos papéis reprodutivos e pouco abordam a distribuição dos gêneros quanto às especialidades, e também são escassas as menções aos determinantes de gênero no processo saúde-doença-cuidado.

As implicações éticas do trabalho em saúde são objeto de debate nas últimas décadas e certamente interessam à formação especializada, aparecendo mencionadas no escopo. São escassas, no entanto, as referências específicas ao ensino-aprendizagem de dilemas éticos, que permeiam a prática em serviços de saúde. Dilemas produzem-se no cotidiano do trabalho, quando as opções de conduta diante de uma dada situação (frequentemente por insuficiência de meios e recursos) não atendem inteiramente aos anseios do tomador de decisão (Arruda et al., 2018)[10]. Trata-se de optar pelo que seja menos prejudicial ou problemático, o que impõe a capacidade de leitura do contexto social dos envolvidos e de prospecção das consequências futuras das decisões (além de manejo da própria frustração). Entendemos que a descrição e análise de trabalho com dilemas éticos é um canal interessante de desenvolvimento do campo da educação na saúde, e aparece no escopo num artigo sobre atenção a mulheres em processo de abortamento (Machin et al., 2019)[110]; também em um sobre dilemas da formação (Volich, 2001)[239].

A adoção do currículo por competências reconhecidamente demanda muitas adaptações:

> A formação orientada por competências pressupõe uma mudança de paradigmas, norteando a formação pelas competências esperadas a cada etapa do treinamento, valorizando o papel dos supervisores e preceptores, formalizando e estruturando os processos de avaliação, implementando a avaliação formativa longitudinal e o feedback estruturado. (Romão; Sá, 2019b, p. 224)[178]

Cabe resgatar ainda a importância de relação entre formação especializada e mercado de trabalho em saúde, observando restrita menção aos determinantes dos rumos da residência decorrentes da oferta de postos de trabalho, o que historicamente cursa com uma pressão na direção da hiperespecialização, com prováveis consequências para as expectativas de inserção profissional de residentes e egressos. Por outro lado, políticas voltadas para o provimento de especialistas deverão ser avaliadas no médio e longo prazo por suas consequências para a escolha de especialidade.

Da mesma forma, as consequências da relação entre a residência e a formação de graduação merecem maior destaque, no sentido de avançar para um construto que informa as residências espanholas (Aguiar et al., 2017, p. 122): a noção de "continuum educacional", abrangendo desde a graduação, passando pela residência e chegando à educação continuada, da força de trabalho já engajada na prestação de serviços, discutindo, entre outras coisas, como a dinâmica do ensino-aprendizagem da pós-graduação influencia a graduação e vice-versa.

Por fim, destacamos a publicação de diversas resoluções, pela Comissão Nacional de Residência Médica (Brasil, 2023), dos perfis de competência de especialistas, produzidos no debate com as sociedades médicas respectivas, que deverá informar os caminhos da formação e pode apoiar o estabelecimento de consensos para avaliação da oferta formativa. Nossa análise da literatura disponível até abril de 2021 indica a necessidade de apoio e fomento aos programas para garantir a qualidade desejada.

Referências

AGUIAR, A. C. (org.). **Preceptoria em programas de residência**: ensino, pesquisa e gestão. Rio de Janeiro: Cepesc Editora; IMS; Uerj, 2017. Disponível em: https://preceptores.icict.fiocruz.br. Acesso em: 27 set. 2022.

AGUIAR, A. C. *et al*. Gestão e preceptoria na Residência de Medicina de Família e Comunidade em uma comunidade autônoma da Espanha. *In*: AGUIAR, A. C. (org.). **Preceptoria em programas de residência**: ensino, pesquisa e gestão. Rio de Janeiro: Cepesc Editora; IMS; Uerj, 2017. p. 116-143. Disponível em: https://preceptores.icict.fiocruz.br. Acesso em: 27 set. 2022.

BONIOL, M. *et al*. **Gender equity in the health workforce**: analysis of 104 countries. Working paper 1. Geneva: World Health Organization, 2019. Disponível em: https://apps.who.int/iris/handle/10665/311314. Acesso em: 17 mar. 2022.

BRASIL. Ministério da Educação. **Resolução residência médica**. Brasília, DF: MEC, 23 out. 2023. Disponível em: https://www.gov.br/mec/pt-br/areas-de-atuacao/es/resolucaoresidenciamedica. Acesso em: 6 nov. 2023.

BRASIL. Ministério da Saúde. **Portaria nº 198/GM, de 13 de fevereiro de 2004**. Institui a Política Nacional de Educação Permanente em Saúde como estratégia do Sistema Único de Saúde para a formação e o desenvolvimento de trabalhadores para o setor e dá outras providências. Brasília, DF: MEC, 2004. Disponível em: https://www.nescon.medicina.ufmg.br/biblioteca/imagem/1832.pdf. Acesso em: 19 fev. 2022.

GABRIEL, C. T.; ROCHA, A. A. Seleção do conhecimento como operação antagônica. **ETD – Educação Temática Digital**, Campinas, v. 19, n. 3, p. 844-863, jul./

set. 2017. DOI 10.20396/etd.v19i3.8645893. Disponível em: https://periodicos.sbu.unicamp.br/ojs/index.php/etd/article/view/8645893. Acesso em: 20 set. 2023.

KISIL, M.; CHAVES, M. **Programa UNI**: uma nova iniciativa na educação dos profissionais da saúde. Barueri: Fundação W.K. Kellogg, 1994.

MARSIGLIA, R. G. **Relação ensino/serviços**: dez anos de integração docente assistencial (IDA) no Brasil. São Paulo: Hucitec, 1995. (Saúde em Debate, 90).

MOREIRA, A. C. B. Sociologia do currículo: origens, desenvolvimento e contribuições. **Em Aberto**, Brasília. DF, v. 9, n. 46. abr./jun. 1990. Disponível em: http://rbep.inep.gov.br/ojs3/index.php/emaberto/article/view/2097/1836. Acesso em: 20 jan. 2021.

MOREIRA, A. F. B.; SILVA, T. T. Sociologia e teoria crítica do currículo: uma introdução. *In*: MOREIRA, A. F. B.; SILVA, T. T. **Currículo, cultura e sociedade**. São Paulo: Cortez, 1994. p. 7-31.

PEDUZZI, M. Equipe multiprofissional de saúde: conceito e tipologia. **Rev. Saúde Públ.**, São Paulo, v. 35, n. 1 p. 103-109, 2001. Disponível em: https://www.scielo.br/j/rsp/a/PM8YPvMJLQ4y49Vxj6M7yzt/?lang=pt. Acesso em: 22 out. 2021.

PERRENOULD, P. **Construir as competências desde a escola**. Artmed: Porto Alegre, 1999.

SOUTO, V. A. G. **O currículo como arena de embates discursivos**: uma análise de concepções sobre o ensino de literaturas na BNCC. 2020. Dissertação (Mestrado em Linguística Aplicada) – Faculdade de Letras, Universidade Federal do Rio de Janeiro, Rio de Janeiro, 2020. Disponível em: https://drive.google.com/file/d/1qnDHvo6PB39WMqhQLOg93AnhJEiX-kZP/view. Acesso em: 19 fev. 2020.

6

AVALIAÇÃO DO DESEMPENHO DOS RESIDENTES

Elaine Franco dos Santos Araújo
Adriana Cavalcanti de Aguiar

O desenvolvimento de competências no trabalho em saúde envolve a aquisição de conhecimentos e a aprendizagem prática em situações reais de trabalho, o que atualmente inclui uma diversidade de contextos de prática (Carneiro; Teixeira; Pedrosa, 2021). Aferir e acompanhar o desenvolvimento de competências demanda mais do que a aplicação de provas teóricas, cabendo inferir, por meio de uma variedade de métodos, as capacidades dos residentes ao longo da formação.

Se a aquisição de certos conhecimentos se presta bem à aferição teórica, a avaliação do desempenho de habilidades e atitudes profissionais, por sua vez, demanda observação pelo avaliador, recursos e logística adequados. Técnicas de simulação vêm sendo empregadas no ensino e na avaliação, podendo incluir modelos e pacientes simulados, o que avança potencialmente na criação de elementos de contexto que mimetizem o que a prática enseja.

De toda forma, avaliações planejadas e fidedignas são essenciais, colocando desafios para coordenadores, tutores e preceptores, pois vários métodos são necessários, em diferentes cenários e contextos. As instituições ofertantes são chamadas a desenvolver expressiva expertise na avaliação educacional, mas os recursos para tal nem sempre estão disponíveis, por exemplo, para capacitação dos responsáveis pelo desenvolvimento e aplicação de métodos e técnicas avaliativos.

Por ocasião da presente revisão de escopo, na residência médica, a avaliação de desempenho dos residentes, como estabelecida pela Comissão Nacional de Residência Médica (CNRM), estava definida nos termos da Resolução CNRM 2/2006, que estabelece a utilização de "modalidades de prova escrita, oral, prática ou de desempenho por escala de atitudes" para a avaliação periódica (minimamente trimestral), definindo "atributos tais como: comportamento ético, relacionamento com a equipe de saúde e com o paciente, interesse pelas atividades e outros a critério da COREME [Comissão de Residência Médica] da Instituição" (Brasil, 2006, Art. 13). O mesmo artigo desobrigava a apresentação de "monografia e/ou apresentação ou publicação de artigo científico ao final do treinamento" (sua realização ficava a critério da instituição). Também demandava que os residentes fossem informados dos "critérios e os resultados de cada avaliação". Quanto à certificação, o Art. 14 estabelecia como critérios também para a promoção para o ano subsequente o "cumprimento integral da carga horária do Programa" e a "aprovação obtida por meio do valor médio dos resultados das avaliações realizadas durante o ano, com nota mínima" estabelecida pela Coreme respectiva (Brasil, 2006, Art. 14)[29].

Já nas residências em Área Profissional da Saúde, nas modalidades multiprofissional e uniprofissional, a Resolução 5/2014, da Comissão Nacional de Residência Multiprofissional em Saúde, estabelece as balizas para a avaliação dos residentes. Embora não preconize instrumentos específicos nem discrimine estratégias de avaliação, a resolução avança ao estabelecer a frequência da avaliação (semestral) e a obrigatoriedade de trabalho de conclusão de curso, o qual pode (ou não) basear-se em trabalho de pesquisa, desde que conte com a devida orientação:

> Art. 3º A avaliação do desempenho do residente deverá ter caráter formativo e somativo, com utilização de instrumentos que contemplem os atributos cognitivos, atitudinais e psicomotores estabelecidos pela Comissão de Residência Multiprofissional (COREMU) da instituição.
> § 1º A sistematização do processo de avaliação deverá ser semestral.
> § 2º Ao final do programa, o Profissional de Saúde Residente deverá apresentar, individualmente trabalho de conclusão de residência, consonante com a realidade do serviço em que se oferta o programa, sob orientação do corpo docente assistencial, coerente como perfil de competências estabelecido pela COREMU. (Brasil, 2014).

No escopo analisado, a avaliação da aprendizagem aparece agregando reconhecimento como componente inerente ao processo educacional, implicando uma variedade de decisões e ações, merecendo um olhar analítico atento. Por este motivo, a Ênfase 2 da nossa revisão de literatura adotou

---

[29] Em 2023, a nova Resolução MEC/Sesu/CNRM 4, de 1º de novembro, alterou o estabelecido para avaliação dos residentes médicos. Ela estabelece: a obrigatoriedade de elaboração de Trabalho de Conclusão de Curso (TCC); a implantação de um sistema de avaliação periódica, com frequência mínima quadrimestral, composto de avaliações somativas e formativas, cuidando de articular teoria e prática de forma contextualizada, e contemplando os domínios cognitivo, psicomotor e afetivo-profissional (Brasil, 2023).

como objeto a avaliação do desempenho de residentes, sendo encontrados 93 artigos afeitos ao tema (Apêndice E), entre os 237 (Apêndice A)[30] que compõem o escopo (39,2%). Destes, 19[31] artigos (8% do escopo) (Apêndice K) têm a avaliação dos residentes como objeto central (Tabela 6.1).

Tabela 6.1 – Frequência de publicações sobre avaliação de desempenho dos residentes (Ênfase 2)

		N	%
Conteúdo afeito à Ênfase 2	Sim	93	39,24
	Não	144	60,76
Avaliação do desempenho como objeto da publicação	Sim	19	8,02
	Não	218	91,98
	Total	**237**	**100**

Fonte: as autoras (2023)

Os 93 artigos afeitos ao tema da avaliação de residentes (ou seja, aqueles em que a temática tem importância, ainda que não se debrucem sobre a avaliação como objeto) passaram por extração de dados qualitativos e quantitativos. Do total de 93 identificados, 75[32] (80,6%) mencionam alguma norma, regra e/ou parâmetro de avaliação.

---

[30] As referências selecionadas, analisadas e incluídas em nossa revisão de escopo constam no Apêndice A e estão indicadas em sequência alfanumérica crescente em sobrescrito a cada citação ao longo dos capítulos.

[31] Amorim et al. (2017)[6]; Andrade (2020)[8]; Barreto et al. (2019b)[18]; Barreto Junior et al. (2010)[19]; Costa et al. (1990)[52]; Domingues; Crema; Yamene (2000)[64]; Fernandes et al. (2016)[69]; Giglio et al. (2017)[81]; Leone; Jacob (1997)[97]; Mauro et al. (2020)[125]; Moreira et al. (2007)[129]; Oliveira Filho; Vieira (2007)[148]; Paiva (2020)[151]; Romão; Fernandes; Sá (2019)[177]; Santos; Salles (2016)[186]; Santos; Salles (2015)[187]; Toso; Souza; Ribeiro (2019)[223]; Vaena; Alves (2019)[224]; Yamamoto et al. (1995)[234].

[32] Amorim et al. (2017)[6]; Andrade et al. (2020)[8]; Araújo et al. (2017)[9]; Barbosa (1969)[14]; Barcelos; Abrão; Romão (2020)[15]; Barreiros et al. (2020)[16]; Barreto et al. (2019b)[18]; Barreto Junior (2010)[19]; Bezerra et al. (1996)[26]; Boéchat et al. (2007)[28]; Botti; Rego (2011)[32]; Calil (1999)[35]; Calil; Contel (1999)[37]; Casanova; Batista; Moreno (2018)[44]; Castro et al. (2014)[46]; Castro; Nóbrega-Therrien (2009)[47]; Costa; Costa; Pereira (2021)[51]; Costa et al. (1990)[52]; Costi et al. (2012)[53]; Crespi-Flores et al. (2012)[54]; Crespo (2013)[55]; Cutait et al. (2006)[56]; Del Ciampo (2003)[60]; Domingues; Crema; Yamane (2000)[64]; Duarte et al. (2005)[65]; Feijó et al. (2019)[68]; Fernandes et al. (2016)[69]; Fernandes et al. (2012)[70]; Gasperin; Zanirati; Cavazzola (2018)[80]; Giglio et al. (2017)[81]; Gomes et al. (2001)[82]; Goncalves; Malik (1982)[83]; Gouveia et al. (2017)[84]; Guido et al. (2012)[85]; Izecksohn et al. (2017)[87]; Lemos et al. (2018)[95]; Leone, Jacob et al. (1997)[97]; Lopes; Oliveira; Cunha (2006)[103]; Machado et al. (2018a)[108]; Machado et al. (2018b)[109]; Malavazzi et al. (2019)[112]; Maluf et al. (2015)[113]; Manissadjian, Okay (1983a)[114]; Manissadjian, Okay (1983b)[115]; Mattei et al. (2010)[124]; Mauro et al. (2020)[125]; Moreira et al. (2007)[129]; Oliveira; Peteet; Moreira-Almeida (2021)[145]; Oliveira; Marroni (2003)[147]; Olivieri (1976)[150]; Paiva et al. (2020)[151]; Rodríguez et al. (2020)[173]; Rodríguez; Cassias; Kolling (2008)[174]; Romão et al. (2019)[175]; Romão; Fernandes; Sá (2019)[177]; Romão; Sá (2019b)[178]; Rosa (1981)[179]; Sales; Barros Filho; Oliveira (2021)[180]; Salvador et al. (2011)[181]; Sanchez; Rodrigues (2020)[183]; Santos; Salles (2016)[186]; Santos; Salles (2015)[187]; Santos; Snell; Nunes (2016)[192]; Setubal et al. (2018)[196]; Setubal et al. (2017)[197]; Silva; Jogaib; José (1981)[198]; Silva et al. (2016b)[203]; Silva et al. (2017)[205]; Siqueira et al. (2015)[210]; Sousa (2004)[213]; Teixeira et al. (2019)[218]; Vaena; Alves (2019)[224]; Ventura et al. (2012)[227]; Yamamoto et al. (1995)[234]; Zoppe et al. (2009)[237].

A certificação é tematizada, demandando esforços de integração dos diversos componentes avaliativos:

> Na conclusão do curso, o residente receberá uma avaliação final que considere suas atividades educativas, instrutivas, assistenciais, éticas e de pesquisa, integrando as avaliações periódicas, parciais e finais como um todo, não um somatório, mas como um resultado integral e progressivo [Residência em Medicina de Família e Comunidade]. (Rodríguez; Cassias; Kolling, 2008, p. 45)[174].

O esforço de abranger diferentes tipos de aprendizagem aparece ensejando a necessidade de um sistema complexo, que inclui informação aos residentes dos critérios e padrões estabelecidos, como no caso da formação em Anestesiologia:

> O sistema de avaliação [...] foi organizado utilizando-se vários instrumentos: teste cognitivo, instrumento de avaliação por observação direta de habilidades procedurais (Dops[33]), e feedback de múltiplas fontes (MSF[34]). O teste cognitivo é realizado a cada três meses, com questões objetivas e subjetivas, baseando-se em casos clínicos para avaliar o manejo perioperatório. A correção é realizada em uma reunião aberta entre os residentes e preceptores, o que proporciona feedback imediato através da discussão das respostas esperadas. Feedbacks individuais são também fornecidos. (Fernandes *et al.*, 2012, p. 133)[70].

Buscamos descrições de tipos de testes e atividades avaliativas (a serem) realizadas, bem como menção à definição de instrumentos, adoção de escalas e critérios de valor sobre o aprendizado dos residentes. Embora muitas publicações se restrinjam a citar o que está preconizado na regulação, apresentando descrições gerais, do universo de 93 publicações afeitas à Ênfase 2, 52[35] artigos (55,9%) mencionam métodos e/ou técnicas de avaliação

---

[33] Dops, sigla em inglês que significa: *Direct Observation of Procedural Skills*. Em português, poderia ser traduzido para Observação Direta de Habilidades Procedurais.

[34] MSF, sigla em inglês que significa: *Multiple Source Feedback*. Em português, poderia ser traduzido como Feedback de Múltiplas Fontes.

[35] Andrade *et al.* (2020)[8]; Barreiros *et al.* (2020)[10]; Barreto (2019b)[18]; Berger *et al.* (2020)[22]; Calil (1999)[35]; Calil (2000)[36]; Castro *et al.* (2014)[46]; Castro; Nóbrega-Therrien (2009)[47]; Cicarelli *et al.* (2005)[49]; Costa; Costa; Pereira (2021)[51]; Costi *et al.* (2012)[53]; Crespo (2013)[55]; Cutait *et al.* (2006)[56]; Del Ciampo (2003)[60]; Domingues; Crema; Yamane (2000)[64]; Feijó *et al.* (2019)[68]; Fernandes *et al.* (2016)[69]; Fernandes *et al.* (2012)[70]; Gasperin; Zanirati; Cavazzola (2018)[80]; Giglio *et al.* (2017)[81]; Guido *et al.* (2012)[85]; Lemos *et al.* (2018)[95]; Leone, Jacob *et al.* (1997)[97]; Lopes; Oliveira; Cunha (2006)[103]; Malavazzi *et al.* (2019)[112]; Maluf *et al.* (2015)[113]; Manissadjian; Okay (1983a)[114]; Manissadjian; Okay (1983b)[115]; Mauro *et al.* (2020)[125]; Moreira *et al.* (2007)[129]; Nascimento; Oliveira (2010)[133]; Oliveira; Peteet; Moreira-Almeida (2021)[145]; Oliveira; Marroni (2003)[147]; Paiva *et al.* (2020)[151]; Rodríguez *et al.* (2020)[173]; Romão; Fernandes; Sá (2019)[177]; Rosa (1981)[179]; Salvador *et al.* (2011)[181]; Sanchez; Rodrigues (2020)[183]; Santos; Salles (2016)[186]; Santos; Salles (2015)[187]; Setubal *et al.* (2018)[196]; Setubal *et al.* (2017)[197]; Silva; Jogaib; José (1981)[198]; Silva *et al.* (2016b)[203]; Silva *et al.* (2017)[205]; Siqueira *et al.* (2015)[210]; Sousa (2004)[213]; Teixeira *et al.* (2019)[218]; Vaena; Alves (2019)[224]; Ventura *et al.* (2012)[227]; Zoppe *et al.* (2009)[237].

adotadas. As publicações limitam-se, geralmente, a caracterizar o formato da avaliação: provas escritas, orais e práticas; sua natureza: avaliações objetivas e subjetivas; e a sua frequência: trimestrais, semestrais e anuais, como no caso da Residência em Radiologia: "Os testes de múltipla escolha incluíram 9 subespecialidades [...] Cada exame teve 180 questões por ano, 20 por subespecialidade, com análise separada de questões de interpretação de imagens" (Moreira *et al.*, 2007, p. 692, tradução nossa)[129].

Apareceram menções a regras e periodicidade para aplicação de provas escritas e orais, como no trecho sobre formação em Psiquiatria:

> As avaliações são diárias, trimestrais, anuais e quanti-qualitativa, em que se consideram a aquisição de habilidades, o raciocínio clínico, a qualidade nos atendimentos, o profissionalismo e a comunicação com a equipe, os pacientes e os familiares. (Rodriguez *et al.*, 2020, p. 2, tradução nossa)[173].

Ainda que descrições apareçam, é difícil identificar a incorporação de elementos dos diversos contextos de prática como sendo considerados na elaboração de provas.

> Antes e depois do treinamento, os residentes responderam a um teste de 24 questões com um total de 50 itens. O teste completo incluiu 20 questões teóricas com 40 itens e quatro questões com 10 itens relativos à interpretação de imagens (8 videoclipes e 2 imagens estáticas) [Residência Multiprofissional em Saúde]. (Siqueira *et al.*, 2015, p. 1.456, tradução nossa)[210].

Artigos que avançam no detalhamento de métodos e técnicas indicam iniciativas variadas, como as simulações (em laboratórios de habilidades ou não); as videogravações; o portfólio reflexivo, e avaliações multimétodos, como num programa de Cirurgia Geral:

> Na busca de elementos fundamentais para o sucesso do programa de simulação, o PRMCG-UFT [Programa de Residência Médica em Cirurgia Geral da Fundação Universidade Federal do Tocantins] passou a adotar o método dos Seis Passos. [...] Passo 01: avaliar os alunos de acordo com conhecimento prévio e experiência; Passo 02: o tutor demonstra o procedimento no simulador; Passo 03: o tutor repete o procedimento explicando para o aluno; Passo 04: o estudante instrui o tutor enquanto este repete o procedimento; Passo 05: o aluno assume o simulador e demonstra o procedimento e explica ao tutor; e Passo 06: o tutor avalia a desempenho do aluno. (Lemos *et al.*, 2018, p. 2-3)[95].

A adoção de simulações para avaliar desempenho em procedimentos foi considerada recomendável em treinamentos de técnicas invasivas, conforme descrito por um grupo da Anestesiologia:

> Os simuladores de anestesia podem promover o desenvolvimento e manutenção de habilidades e permitir respostas rápidas a incidentes raros, porém graves numa anestesia. A partir dessas características, seu uso pode ser parte essencial no treinamento e na avaliação do desempenho individual e de equipes durante situações críticas. [Residência Médica em Anestesiologia]. (Cicarelli *et al.*, 2005, p. 152)[49].

A introdução de simuladores e a qualidade que isso aporta ao processo de aprendizagem abrangem variáveis importantes de incorporação tecnológica e tipos de utilização, o que provavelmente se tornará mais prevalente nas publicações vindouras sobre ensino e avaliação de habilidades. A incorporação tecnológica atual estende-se também para a utilização de registros fotográficos em processos de avaliação de residentes de Neurocirurgia, como relatado a seguir:

> Durante cada etapa dos procedimentos foi realizada uma extensa documentação fotográfica. Os resultados da dissecção anatômica e dos exames de imagem foram comparados com prontuários pessoais e com a literatura médica atual. Foram delineadas conclusões sobre a curva de aprendizado e os fatores que foram percebidos como influenciadores da melhora da acurácia, bem como recomendações práticas. (Mattei *et al.*, 2010, p. 82, tradução nossa)[125].

Também apareceu a realização de videogravações como componente de avaliações de residentes, conforme se pode observar no trecho a seguir, que discute a estratégia Spikes[36] adotada num experimento educacional controlado.

> O estudo envolveu encontros simulados (SEs) nos quais os residentes transmitiam más notícias a uma paciente padronizada (SP) treinada para atuar como mãe; residentes obstétricos comunicariam um natimorto; [...] Por último, os residentes assistiram aos seus próprios vídeos no SE1 usando o SPIKES como uma ferramenta para ajudá-los a entender melhor suas ações, escolhas de palavras, linguagem corporal e nuances de suas reações e da 'mãe'. Residência Médica em Perinatologia. (Setubal *et al.*, 2017, p. 554, tradução nossa)[197].

---

[36] O protocolo *Spikes* (*Setting, Perception, Invitation, Knowledge, Emotion, Summary*) é uma ferramenta composta por seis etapas para abordar más notícias com doentes com câncer, e que objetiva recolher e transmitir informações, proporcionar apoio e fomentar a colaboração dos pacientes no desenvolvimento da terapêutica.

Material registrado no treinamento de técnicas de videocirurgia foi utilizado em revisões e avaliações de residentes de cirurgia pediátrica. Na experiência mencionada a seguir, ao assistir a seus próprios vídeos, os residentes tiveram a oportunidade de identificar fragilidades e necessidades de revisão/reforço de conteúdos.

> Sete exercícios foram desenvolvidos pelo grupo de residentes para simular manobras representativas das habilidades básicas da videocirurgia, utilizando materiais simples disponíveis no hospital. [...] Após 3 semanas de treinamento individual, eles realizaram os mesmos sete exercícios autoaplicados de novo e preencheram o mesmo questionário sobre sua opinião sobre os exercícios propostos, o tempo de execução do exercício e o grau de dificuldade [Residência Médica em Cirurgia Pediátrica]. (Teixeira et al., 2019, p. 1.363, tradução nossa)[218].

O portfólio reflexivo também apareceu citado como método de avaliação, muito valorizado, ao permitir uma análise longitudinal do percurso formativo do residente e estimular a reflexão:

> As listas de conferência (*checklists*) de cada avaliação são registradas e encadernadas. Assim, ao longo dos três anos, o residente compõe um portfólio de avaliação longitudinal em ambiente de prática clínica, [...]. A revisão do portfólio em reuniões semanais entre os preceptores e os residentes promove o desenvolvimento da reflexão crítica sobre os atos anestésicos realizados, verificando as complicações e identificando os pontos que demandam melhorias. Neste momento, os processos são revistos, e as falhas identificadas, propiciando adequação das rotinas em busca da promoção de segurança e, ao mesmo tempo, disseminando a cultura, entre os anestesiologistas em formação, da reflexão e análise da prática como instrumentos de aprendizagem baseados na própria experiência [Residência Médica em Anestesiologia]. (Fernandes et al., 2012, p. 133-134)[70].

O estabelecimento de consensos sobre boas práticas vem sendo utilizado em contexto nacional e internacional, para minimizar a subjetividade de critérios e aumentar a confiabilidade interavaliador (Bollela; Borges; Troncon 2018, p. 77). Esse esforço de consenso foi reportado em publicação da Cirurgia Geral:

> O melhor desempenho foi definido levando em consideração dez parâmetros de proficiência pré-estabelecidos que foram avaliados em conjunto: sangramento não cauteri-

zado, complicações graves com possíveis danos às estruturas vitais [...], eficácia de cauterização, número de clipes perdidos, uso seguro do cautério, tempo de cauterização sem contato apropriado com aderências, [...] tempo total de procedimento e o número total de clipes usados. Cada parâmetro supracitado representou 10% da nota final de cada procedimento, a qual variava de 0 a 100, definindo a proficiência apresentada naquela tentativa. Os três primeiros parâmetros foram definidos nessa ordem como critério de desempate a fim de definir qual a melhor e a pior tentativa quando duas tiveram a mesma proficiência. (Gasperin; Zanirati; Cavazzola, 2018, p. 2)[81].

No esforço de sistematizar os principais achados disponíveis na literatura, nossa ficha de extração buscou identificar componentes da competência sob avaliação, registrando menções a: conhecimento(s); habilidade(s); atitudes; análise/interpretação do contexto de prática, e a opção "outro" (com espaço aberto para registro). No universo de 93 publicações que abordam a temática da avaliação, 81 (87%) artigos mencionam ao menos um dos clássicos componentes da competência, sumarizado na Tabela 6.1.

Tabela 6.2 – Frequência de artigos que mencionaram componentes da competência na avaliação de residentes

Componentes da competência na avaliação de residentes mencionados nas publicações	N	%
Habilidades	70	75,3%
Conhecimento	67	72%
Atitudes	40	43%
Análise/interpretação do contexto de prática	20	21,5%
Não se aplica	12	12,9%
Outro	02	2,2%
Conhecimentos e habilidades	23	24,7%
Conhecimentos, habilidades e atitudes	20	21,5%
Conhecimentos, habilidades, atitudes e análise/interpretação do contexto de prática	15	16,2%
Habilidades e atitudes	03	3,2%

Fonte: as autoras (2022)

Todos os componentes "clássicos" da competência foram considerados pelas publicações, sendo os mais encontrados as habilidades e o conhecimento, como era esperável. Ao consolidar menções concomitantes, os componentes mais citados conjuntamente foram conhecimentos e habilidades (24,7%). A frequência de publicações que mencionam concomitantemente os quatro componentes de avaliação considerados na ficha de extração (conhecimentos, habilidades, atitudes e também análise/interpretação do contexto de prática) corresponde a 16,2%. Ainda que a menção explícita à influência do contexto na competência profissional seja numericamente restrita, é bom sinal que esteja emergindo como baliza para a aplicação de recursos da ordem das habilidades e dos conhecimentos.

No que tange à avaliação de atitudes, tradicionalmente pouco abordada, foi possível identificar uma publicação da residência em Anestesiologia que reporta especial reflexão dos autores acerca do tema:

> Atitudes a serem observadas e desenvolvidas durante o programa: responsabilização, empatia, assertividade, proatividade, visão integral do paciente, comprometimento, resiliência, respeito às normas e rotinas institucionais, organização, respeito aos níveis hierárquicos, compaixão, confiabilidade, calma em situações de crise, honestidade, disciplina, bom senso, reconhecimento de erros, pontualidade, estabilidade emocional, determinação, estabelecimento de prioridades, boa comunicação, consistência, trabalho em equipe, meticulosidade, criatividade, bom relacionamento, adaptabilidade, curiosidade científica, receptividade, sinceridade, eficiência, educação, autoestima elevada, espontaneidade, senso de humor, discrição, confidencialidade, altruísmo, solidariedade [Residência Médica em Anestesiologia] (Fernandes et al., 2012, p. 132)[71].

Pesquisamos quais as dificuldades enfrentadas nas avaliações dos residentes, citadas em 32,3% do grupo da Ênfase 2 (30 artigos[37]). Os resultados estão sumarizados na Tabela 6.2.

---

[37] Arruda et al. (2018)[10]; Barcelos; Abrão; Romão (2020)[15]; Barreto et al. (2019b)[18]; Bezerra et al. (1996)[26]; Botti; Rego (2011)[32]; Calil (1999)[35]; Calil (2000)[36]; Castro; Nóbrega-Therrien (2009)[47]; Cicarelli et al. (2005)[49]; Domingues; Crema; Yamane (2000)[64]; Ferreira; Figueira (1978)[72]; Guido et al. (2012)[85]; Herbela et al. (2011)[86]; Justino; Oliver; Melo (2016)[88]; Leone; Jacob (1997)[97]; Machado et al. (2018a)[108]; Mauro et al. (2020)[125]; Oliveira (1992)[146]; Olivieri (1976)[150]; Paiz (2017)[152]; Sales (2021)[180]; Salvador et al. (2011)[181]; Santos; Salles (2016)[186]; Santos; Salles (2015)[187]; Setubal et al. (2018)[196]; Silva et al. (2017)[205]; Toso (2019)[223]; Velho (2012)[226]; Yamamoto et al. (1995)[234]; Yamamoto et al. (1998)[235].

Tabela 6.3 – Dificuldades identificadas no processo de avaliação dos residentes

Dificuldades mencionadas pelas publicações no que diz respeito à avaliação dos residentes	N	%
Despreparo/indisponibilidade de responsáveis pela aplicação	11	11,8%
Indisponibilidade de cenários/espaço físico	11	11,8%
Elaboração dos instrumentos	10	10,8%
Falta de tempo	06	6,5%
Falta de critérios de correção explícitos	05	5,4%
Custos	03	3,2%
Inexistência ou inadequação de instrumentos de avaliação	03	3,2%
Recusa/resistência dos pacientes/usuários	02	2,2%
Falta de oportunidades para debater as avaliações realizadas	01	1,1%
Outros	16	17,2%
Não se aplica/não mencionaram	61	65,6%

Fonte: as autoras (2022)

Destacam-se o despreparo ou indisponibilidade de responsáveis pela aplicação das avaliações, as dificuldades relativas aos cenários de prática/espaço físico, e problemas relativos à elaboração dos instrumentos de avaliação.

O momento em que a avaliação de residentes ocorre vai influenciar seu potencial de contribuição para a aprendizagem: se realizadas de forma precoce no percurso formativo, as avaliações podem informar mudanças de percurso, favorecendo iniciativas de fortalecimento de determinadas aprendizagens identificadas como insuficientes. Com essa premissa, a literatura educacional atual discute o conceito de avaliação formativa, em contraste com a avaliação mais tradicional, de natureza certificativa, e tipicamente realizada no fim da trajetória de formação, conhecida como avaliação somativa, que "verifica as competências do estudante ao final de momentos específicos, e o alcance de objetivos previamente estabelecidos" (Souza, 2012 apud Belém et al., 2018, p. 853; Farias, 2015).

De acordo com Santos (2016), a avaliação somativa em geral prescinde da participação do avaliando como corresponsável. Considera padrões de êxito do desempenho referenciados às normas relativas ao desempenho de grupo (ou a um padrão estabelecido), sendo essencialmente retrospectiva, ou seja, tipicamente se interessa em sumarizar, a posteriori, o que o aluno aprendeu (ou não) e sabe (ou não), mapeando o que é (ou não) capaz de fazer ao fim de um ciclo de aprendizagem (Sadler, 1989). Sua natureza prospectiva decorre das decisões que embasa sobre a sequência do percurso formativo do avaliando (aprovado, reprovado, prova final etc.), permitindo hierarquizar, selecionar, orientar e certificar (Harlen; James, 1997).

A avaliação formativa, por sua vez, busca engajar o aluno no processo avaliativo, podendo valorizar suas peculiaridades, tais como dificuldades específicas, o esforço e evolução que apresenta, e acontece de forma interativa, desenvolvendo-se no quotidiano do ensino, proporcionando a reflexão. O propósito formativo da avaliação seria fornecer evidência fundamentada, agindo para apoiar o aluno na sua aprendizagem (Santos, 2016).

Ao investigarmos a presença do conceito de avaliação formativa no escopo, encontramos 16[38] artigos que mencionam a expressão (17,2% dos artigos que tratam da avaliação). Dois artigos apresentam iniciativas de avaliação formativa com a participação de outros atores além do residente e do preceptor, o que amplia a avaliação ao convidar diferentes pontos de vista sobre o aprendizado do residente.

> De modo a estabelecer uma avaliação formativa dos residentes, trimestralmente é realizado feedback no qual, além do residente e de seu preceptor de referência, estão presentes pelo menos um representante da supervisão do programa da instituição correspondente e outro preceptor. [...] o FAT (Feedback Avaliativo Trimestral) trata de uma avaliação global do residente durante o último trimestre. [...] Durante o FAT são feitas as devolutivas sobre o Portfólio Reflexivo e sugestões de ajustes no seu percurso formativo, [...]. [Residência em Medicina de Família e Comunidade]. (Izecksohn et al., 2017, p. 741)[88].

A simulação também aparece como elemento de avaliação formativa:

> Os treinamentos com simuladores para videocirurgia têm sido propostos como ferramentas de ensino, permitindo avaliação formativa de alunos em condições mais controladas e seguras [...]. Os seguintes materiais foram usados no laboratório de habilidades: simuladores de cavidade abdominal,

---

[38] Araújo et al. (2017)[9]; Arruda et al. (2018)[10]; Barreiros et al. (2020)[16]; Barreto et al. (2019b)[18]; Calil (1999)[35]; Calil (2000)[36]; Casanova; Batista; Moreno (2018)[44]; Duarte et al. (2005)[65]; Fernandes et al. (2012)[70]; Izecksohn et al. (2017)[87]; Machado et al. (2018a)[108]; Oliveira; Peteet; Moreira-Almeida (2021)[145]; Romão; Sá (2019b)[178]; Sanchez; Rodrigues (2020)[183]; Setubal et al. (2017)[197]; Toso (2019)[223].

instrumental cirúrgico, fios, peças de borracha e outros materiais [Residência Médica em Cirurgia Geral]. (Barreto *et al.*, 2019b, p. 106, 108)[18].

O artigo citado *supra* também analisou a receptividade dos residentes e preceptores às iniciativas de avaliação formativa propostas, identificando que "a maioria considerou o treinamento satisfatório, o que foi concordante com o desempenho observado pelos avaliadores ao longo dos sete meses de treinamento", e destacando a "elevada satisfação com os facilitadores e com o ambiente de trabalho, sem estresse e sem pressão psicológica" (Barreto *et al.*, 2019b, p. 111)[18].

O interesse de engajar o avaliando traduz-se também no estímulo à autoavaliação:

> Na avaliação formativa, utiliza se a auto-avaliação realizada pelas pessoas envolvidas nas atividades de ensino-aprendizagem e a avaliação realizada pelos demais membros do grupo ou equipe de trabalho sobre o desempenho de cada um [Residência Multiprofissional em Saúde da Família]. (Duarte *et al.*, 2005, p. 17)[66].

A avaliação ocorrer em tempo hábil foi mencionado como desejável no currículo por competência, diferenciando essa atividade do feedback oferecido no cotidiano:

> A formação orientada por competências pressupõe uma mudança de paradigmas, norteando a formação pelas competências esperadas a cada etapa do treinamento, valorizando o papel dos supervisores e preceptores, formalizando e estruturando os processos de avaliação, implementando a avaliação formativa longitudinal e o feedback estruturado [Residência Médica em Ginecologia e Obstetrícia]. (Romão; Sá, 2019b, p. 224)[178].

Entre as competências desejáveis para um especialista, no contexto atual da produção de conhecimento, destaca-se a capacidade de busca ativa de bibliografia de boa qualidade, além de outros elementos do método científico, aplicados à problematização das práticas em serviços de saúde. Nossa coleta de dados investigou o tema da elaboração de trabalho(s) de conclusão de curso e/ou monografia(s), com a premissa de que constituem oportunidades de aprendizado sobre metodologia de pesquisa científica, quando adequadamente supervisionados. Obtivemos 11,8% de resultados afirmativos dentro das publicações sobre avaliação (11 artigos).

Os programas que mencionaram a elaboração de TCCs foram dez[39] de residência médica (especialidades Acupuntura; Anestesiologia; Cancerologia Clínica; Cardiologia; Cirurgia Geral; Clínica Médica; Dermatologia; Endocrinologia; Gastroenterologia; Geriatria; Medicina de Família e Comunidade; Nefrologia; Neurologia; Obstetrícia e Ginecologia; Oftalmologia; Ortopedia e Traumatologia; Otorrinolaringologia; Pediatria; Pneumologia; Psiquiatria; Radiologia e Diagnóstico por imagem e Urologia). Cabe salientar que, na residência médica, a elaboração de TCC ainda ficava a critério de cada programa (Brasil, 2006). Além destes, houve uma menção ao TCC em publicação sobre residência em Odontologia (Silva; Jogaib; José, 1981)[198]. Apesar da obrigatoriedade de elaboração de monografia ou similar nos programas de área profissional da saúde, não identificamos menções do assunto em artigos que tratam da residência multiprofissional.

Finalmente, destacamos duas iniciativas de avaliação mencionadas no escopo por sua importância qualitativa, podendo indicar inovações interessantes: a) realização de um "conselho de classe" mediante reuniões regulares de preceptores de diferentes áreas, para avaliar conjuntamente o desempenho de cada residente segundo escala de atitudes (Calil, 2000)[36]; b) definição de um indicador de incidência de complicações cirúrgicas em Oftalmologia, com pré e pós-teste (relativo a treinamento específico ministrado) (Domingues; Crema; Yamane, 2000)[6].

Em resumo, o escopo analisado inclui frequente menção a aspectos normativos da avaliação de desempenho de residentes, sendo mais escassa a descrição e o detalhamento das práticas avaliativas no que tange aos métodos e às técnicas empregadas, a seus desafios e dificuldades. Em contrapartida, foi possível identificar algumas inovações, principalmente, relacionadas ao uso de simulação realística, registros fotográficos e videogravações, e do portfólio; embora ainda pouco enfatizados, aparecem também relatos da utilização de critérios de boas práticas no processo de avaliação de residentes.

Mesmo assim, foi possível observar uma complexificação da produção sobre avaliação, com sofisticação de iniciativas e reflexões que apontam para aspectos mais formativos. Parece crescente a clareza, entre os estudiosos, da necessidade de investimento em mecanismos de avaliação mais precisos, incluindo oportunidades adequadas de feedback no cotidiano do trabalho, avaliações formativas (estruturadas e planejadas) e avaliações somativas (certificativas) que abranjam conhecimentos, habilidades e atitudes. Sobre os méto-

---

[39] Calil (2000)[36]; Castro et al. (2014)[46]; Costi et al. (2012)[53]; Lopes; Oliveira (2003)[103]; Oliveira; Marroni (2003)[147]; Silva et al. (2016b)[203]; Sousa; Koch (2003)[212]; Sousa (2004)[213]; Toso (2019)[223]; Velho et al. (2012)[226].

dos avaliativos da aquisição de conhecimento mediante aplicação de provas teóricas, não apareceu a inclusão de elementos de contexto nessas aferições. A aplicação de uma prova de forma descontextualizada pode comprometer a validade do resultado da avaliação por não informar sobre a efetiva capacidade de os residentes adotarem condutas adequadas, especialmente pela variedade de situações práticas implicadas na formação especializada (Silva; Gomes, 2018). Tal deficiência pode vir a ser minimizada pela inclusão nas avaliações teóricas de situações-problema com informação sobre elementos de contexto.

O estabelecimento de parâmetros e consensos sobre boas práticas e a inclusão de multimétodos de avaliação também emergiram como inovações na avaliação dos residentes, principalmente, destacando-se especialidades em que a segurança do paciente é preocupação constante, como na Cirurgia Geral e na Anestesiologia. O portfólio reflexivo é outro componente que vem sendo incorporado nas avaliações dos residentes, prestando-se como instrumento de acompanhamento longitudinal do desenvolvimento de competência no decorrer da formação, informando a identificação de pontos que demandam aprimoramentos (Izecksohn et al., 2017)[88].

Quanto às iniciativas de avaliação formativa, aparecem várias menções na literatura analisada. Esse tipo de avaliação aparece como incorporada na rotina de diversos programas, entretanto sua discussão ainda é tímida, indicando uma mescla de conceitos como feedback e avaliações verbais informais, cabendo salientar a oferta de avaliações formativas estruturadas. Sem caráter certificativo nem punitivo, as avaliações formativas demandam planejamento e desenvolvimento de instrumentos, oferecendo ao especializando informações organizadas sobre sua performance (Rodríguez; Cassias; Kolling, 2008)[174].

É sabido que tanto o ensino quanto a avaliação de habilidades demandam demonstrações, preparo adequado de avaliadores e condições de tempo e espaço propícias. As publicações analisadas pouco informam sobre a avaliação de habilidades profissionais mediante observação direta do desempenho. Apesar de poucas publicações discutirem as dificuldades na realização das avaliações, foi mencionada falta de espaço e falta de pessoal. Tratando-se de aspecto tão estratégico da formação especializada, fica evidente a necessidade de investimento no desenvolvimento pedagógico dos responsáveis pelo planejamento e realização de avaliações, além dos recursos inerentes.

A avaliação de desempenho na educação é tema bastante sofisticado e nas residências merece aprofundamento na direção de agregar legitimidade e qualidade técnica para as avaliações, com ênfase na validade das medidas e na confiabilidade interavaliador. O escasso protagonismo das instituições acadêmicas em relação às questões afeitas à avaliação em serviços coloca um desafio na área da saúde.

Ainda assim, vários programas de residência buscam sofisticar seus instrumentos e práticas de avaliação, até mesmo associando avaliações formativas e somativas, de modo a criar espaços e oportunidades de avaliar os residentes sob diversos enfoques. Cabe avançar, no entanto, em avaliações participativas e com critérios conhecidos, que demandam desenvolvimento profissional dos avaliadores, cabendo equacionar as dificuldades inerentes à multiplicidade de cenários em que os residentes atuam.

Referências

BELÉM, J. M. *et al*. Avaliação da aprendizagem no estágio supervisionado de enfermagem em saúde coletiva. **Trab. Educ. Saúde**, Rio de Janeiro, v. 6, n. 3, p. 849-868, set./dez. 2018. DOI 10DOI10.1590/1981-7746-sol00161. Disponível em: https://www.scielo.br/j/tes/a/rTvdc6bk5zMJ6rwpTvFCQMR/?format=html&lang=pt. Acesso em: 17 mar. 2022.

BOLLELA, V. R.; BORGES, M. C.; TRONCON, L. E. A. Avaliação somativa de habilidades cognitivas: experiência envolvendo boas práticas para a elaboração de testes de múltipla escolha e a composição de exames. **Rev. Bras. Educ. Med**., Brasília, DF, v. 42, n. 4, p. 74-85, out./dez. 2018. DOI 10DOI10.1590/198152712015v42n4RB20160065. Disponível em: https://www.scielo.br/j/rbem/a/9dnZCHRwdQKjFt7vH4DcR6n/abstract/?lang=pt. Acesso em: 18 ago. 2021.

BRASIL. Ministério da Educação. **Resolução CNRM nº 02, de 17 maio de 2006**. Dispõe sobre requisitos mínimos dos Programas de Residência Médica e dá outras providências. Brasília, DF: MEC, 2006. Disponível em: http://portal.mec.gov.br/index.php?option=com_docman&view=download&alias=512-resolucao-cnrm--02-17052006&Itemid=30192. Acesso em: 22 out. 2021.

BRASIL. Ministério da Educação. **Resolução CNRMS nº 5, de 7 de novembro de 2014**. Dispõe sobre a duração e a carga horária dos programas de Residência em Área Profissional da Saúde nas modalidades multiprofissional e uniprofissional e sobre a avaliação e a frequência dos profissionais da saúde residentes. Brasília, DF: MEC, 2014. Disponível em: https://pesquisa.in.gov.br/imprensa/jsp/visualiza/index.jsp?jornal=1&pagina=19&data=10/04/2015. Acesso em: 22 out. 2021.

BRASIL. Ministério da Educação. **Resolução Sesu/CNRM n.º 04, de 1º de novembro de 2023**. Dispõe sobre os procedimentos de avaliação dos Médicos Residentes e dá outras providências. Brasília, DF: MEC, 2023. Disponível em: https://www.gov.br/mec/pt-br/residencia-medica/pdf/RESOLUON4DE1DENOVEMBRODE2023RESOLUON-4DE1DENOVEMBRODE2023DOUImprensaNacional.pdf. Acesso em: 8 nov. 2023.

CARNEIRO, E. M.; TEIXEIRA, L. M. S.; PEDROSA, J. I. S. A residência multiprofissional em saúde: expectativas de ingressantes e percepções de egressos. **Physis**, Rio de Janeiro, v. 31, n. 3, p. 1-19, 2021. DOI 10DOI10.1590/S0103-73312021310314. Disponível em: https://www.scielo.br/j/physis/a/PT96npfTcfqT7xWPZZkyGpt/#. Acesso em: 18 ago. 2021.

FARIAS, L. M. R. **Manual do estágio curricular do curso de graduação em Enfermagem**. Brasília, DF: Fundação de Ensino e Pesquisa em Ciências da Saúde; Escola Superior de Ciências da Saúde, 2015.

HARLEN, W.; JAMES, M. Assessment and learning: differences and relationship between formative and summative assessment. **Assessment in Education**: Principles, Policy & Practice, London, v. 4, n. 3, p. 365-379, 1997. DOI 10.1080/0969594970040304. Disponível em: https://www.tandfonline.com/doi/abs/10.1080/0969594970040304. Acesso em: 18 ago. 2023.

SADLER, D. R. Formative assessment and the design of instructional systems. **Instructional Science**, London, v. 18, n. 2, p. 119-144, June 1989. DOI 10.1007/BF00117714. Disponível em: https://link.springer.com/article/10.1007/BF00117714. Acesso em: 18 ago. 2021.

SANTOS, L. A articulação entre a avaliação somativa e a formativa, na prática pedagógica: uma impossibilidade ou um desafio? **Ensaio**: Aval. Pol. Públ. Educ., Rio de Janeiro, v. 24, n. 92, p. 637-669, jul./set. 2016. DOI 10.1590/S0104-40362016000300006. Disponível em: https://www.scielo.br/j/ensaio/a/ZyzxQhwSHR8FQTSxy8JNczk/abstract/?lang=pt. Acesso em: 18 ago. 2021.

SILVA, A. L.; GOMES, A. M. Avaliação educacional: concepções e embates teóricos. **Estud. Aval. Educ.**, São Paulo, v. 29, n. 71, p. 350-384, maio/ago. 2018. DOI 10.18222/eae.v29i71.5048. Disponível em: http://publicacoes.fcc.org.br/index.php/eae/article/view/5048/3636. Acesso em: 17 mar. 2022.

SOUZA, R. G. S. Atributos fundamentais dos procedimentos de avaliação. *In*: TIBÉRIO, I. F. L. C. *et al.* **Avaliação prática de habilidades em medicina**. São Paulo: Atheneu, 2012. p. 2-11.

ENSINO-APRENDIZAGEM DE HABILIDADES/ TÉCNICAS INERENTES ÀS ESPECIALIDADES

Irene Rocha Kalil
Adriana Cavalcanti de Aguiar

Oportunidades de treinamento supervisionado de habilidades, técnica e socialmente essenciais para a prática dos especialistas, são intrínsecas à boa formação dos residentes. Tal treinamento deve proporcionar ao profissional em formação a maestria necessária para indicar e realizar técnicas de forma adequada e com segurança, minimizando riscos aos pacientes, interpretando resultados. Apesar de indispensável, a aprendizagem de habilidades é afetada pelas condições da oferta de serviços, pela disponibilidade de insumos e qualidade da supervisão. Na sequência, abordaremos as decisões sobre as estratégias educacionais utilizadas e as dificuldades enfrentadas conforme se apresentam na literatura especializada.

Com o constante desenvolvimento de tecnologias diagnósticas e terapêuticas inerentes às especialidades, e da incorporação de tecnologias transversais, como as Tecnologias de Informação e Comunicação (TICs), novas habilidades passam a fazer parte do rol de treinamentos necessários a serem oferecidos nas residências. Há também capacidades desejáveis à atuação de qualquer profissional de saúde, as quais conceituamos como relacionais, que perpassam o ensino e problematização de atitudes e comportamentos profissionais, com importantes consequências na relação com pacientes, famílias, equipes e comunidades.

Tudo isso perfaz um conjunto de atributos desejáveis sumarizados na literatura especializada como "profissionalismo". Analisando a prática médica, Campos (2011) preconiza que, nesse "novo profissionalismo", médicos observem três princípios norteadores: o bem-estar e a autonomia do paciente, e a justiça social. Como desdobramento, o autor defende que profissionais de saúde compartilham um conjunto de responsabilidades e compromissos, que incluem:

[...] mantener la competência profesional; ofrecer una información honesta y veraz; respetar la confidencialidad; evitar relaciones de ventaja o inapropiadas; mejorar el accesoa, y la calidadde, los cuidados; contribuir a una justa distribución de recursos que sonfinitos; impulsar el conocimiento científico; declarar y resolver losconflictos de interés; y auto-organizarse de un modo que se promuevanlos principios y responsabilidades anteriores. (Campos, 2011, p. 2.726).

Apesar da ampliação do debate sobre a competência, e um alto grau de consenso na comunidade de estudiosos sobre seus componentes abrangerem conhecimentos, habilidades e atitudes, uma lista desejável de habilidades e técnicas que devem compor o currículo de cada especialidade demanda revisão constante. Mesmo as habilidades típicas de cada especialidade sofrem o impacto do ensino-aprendizagem na interface entre ensino e prestação de serviços, o que impacta, positiva ou negativamente, a quantidade e a qualidade do treinamento realizado.

7.1 Resultados

No escopo das 237 (Apêndice A)[40] publicações que analisamos, 42 (17,7%) (Apêndice L) adotaram o ensino de habilidades/técnicas como seu objeto. Cento e sessenta e sete artigos (70,5% do total) (Apêndice F) foram considerados afeitos a ela (Ênfase 3), abordando, em maior ou menor grau, aspectos relativos ao ensino-aprendizagem de habilidades e técnicas na residência, com destaque para noventa e cinco (40,1% do escopo) que mencionam a preceptoria/supervisão da residência, e oitenta e um (34,2% do escopo) referentes a dificuldades enfrentadas no treinamento de habilidades/técnicas.

São muitas e bastante variadas as técnicas abordadas no escopo. No que se refere à pergunta "Quais habilidades/técnicas inerentes à(s) especialidade(s) são mencionadas na publicação?", listamos 33 temas que apareceram nos 167 artigos considerados pela equipe de pesquisa afeitos à Ênfase 3 (Apêndice F). Tais temas foram agrupados em quatro categorias mais gerais: Capacidade técnica/assistencial; Capacidade relacional; Capacidade gerencial; e Capacidade de docência e pesquisa (ver Quadro 7.1).

---

[40] As referências selecionadas, analisadas e incluídas em nossa revisão de escopo constam no Apêndice A e estão indicadas em sequência alfanumérica crescente em sobrescrito a cada citação ao longo dos capítulos.

7.1.1 Capacidade técnica/assistencial

Essa categoria compreende a grande maioria das habilidades e técnicas que apareceram na análise, e consideramos separá-las em dois grandes grupos: o das habilidades de interpretação da situação clínica/cirúrgica e o das capacidades afeitas a condutas. O primeiro grupo inclui 14 temas afeitos ao diagnóstico: habilidades de raciocínio clínico, anamnese, exame físico, de diagnóstico; o atendimento clínico supervisionado; a semiologia/propedêutica; relação profissional de saúde-paciente; gestão de riscos; atividades de promoção à saúde e prevenção de doenças; aplicação de escalas e protocolos; utilização de tecnologias diagnósticas e terapêuticas; ensino/treinamento de temáticas, técnicas e procedimentos intrínsecos a outras especialidades; e cenários de prática.

Nesse primeiro grupo, encontra-se a maior parte das habilidades compreendidas como necessárias à atuação do profissional de saúde, sendo bastante comum sua menção nos artigos da residência médica. Chamamos atenção do leitor para o artigo de Botti (2010)[31], sobre residência médica, que aprofunda os pressupostos do ensino-aprendizagem do raciocínio clínico, entre outras habilidades. Já os artigos de Coêlho, Zanetti e Lotufo Neto (2005)[51] e Oliveira, Peteet e Moreira-Almeida (2021)[145] destacam a necessidade do atendimento clínico supervisionado na Residência em Psiquiatria. O artigo de Machin *et al.* (2019)[111], de residência médica em Ginecologia e Obstetrícia, é interessante, porque aborda a relação médico-paciente e a comunicação ao discutir a formação médica e assistência à mulher em processo de abortamento, apontando as relações de gênero envolvidas. A gestão de risco é abordada, por exemplo, em dois artigos da anestesiologia: Fernandes *et al.* (2012)[71] e Nascimento, Tramontini e Garanhani (2011)[135], enfatizando sua importância no cuidado ao paciente. As atividades de promoção à saúde e prevenção de doenças são tratadas no artigo sobre residência multiprofissional, que defende que o processo de trabalho multiprofissional está centrado na "construção do saber interdisciplinar e na prática intersetorial, por meio das estratégias de promoção da saúde [...] em nível individual, familiar e coletivo" (Bernardo *et al.*, 2020, p. 3)[23]. A aplicação de escalas e protocolos é assunto do artigo de Arruda *et al.* (2018)[10], que trata do desenvolvimento da colaboração interprofissional na residência multiprofissional em saúde da família. O artigo de Velho *et al.* (2012, p. 354)[226], ao apresentar a visão dos residentes de uma residência médica em hospital universitário, afirma que o treinamento em serviço promove o refinamento do olhar clínico, ao qual devem ser acrescidas "as ferramentas de comunicação e as tecnologias diagnósticas e terapêuticas, fatores fundamentais para a adequada compreensão dos seres humanos".

Dois temas destacam-se pelo caráter de novidade: o primeiro é o Ensino/treinamento de temáticas, técnicas e procedimentos intrínsecos a outras especialidades, como no artigo sobre residência em Pneumologia, que sugere que "sejam oferecidos estágios opcionais em Medicina Preventiva e Social, voltados para atividades de interesse da especialidade, Hemodinâmica, Otorrinolaringologia e outros" (Sousa, 2004, p. 254)[213], e no artigo de residência em Cirurgia Plástica, que propõe aprofundar a habilidade de registro fotográfico dos procedimentos (Denadai et al., 2018)[64].

O segundo tema refere-se à diversificação de cenários de prática e os treinamentos de habilidades em diferentes contextos. No escopo, encontramos menções a treinamentos em ambulatórios, enfermarias, unidade de internação, unidade de terapia intensiva, pronto-socorro, sala de parto, centro cirúrgico, em interconsultas, em sessões clínicas, visitas domiciliares e de campo. Temos, por exemplo, um artigo que trata de desafios da formação em um programa de residência multiprofissional, destacando a importância de "trabalhar o conhecimento em cenários reais e plurais da práxis, de modo a proporcionar novas reflexões e ações" (Maroja; Almeida Júnior; Noronha, 2020, p. 5)[119].

Quanto a capacidades afeitas às condutas, portanto implicadas na tomada de decisões, tratamentos, e também na negociação de sentidos com os doentes/usuários e famílias, identificamos dez temas: habilidades terapêutica, cirúrgica, de encaminhamento e de tomada de decisões; procedimento cirúrgico supervisionado; atenção à urgência e emergência; atividades de reabilitação; manuseio de materiais e equipamentos; prescrição de medicamentos/terapia medicamentosa; e registros clínicos. Tratam de elementos do aprendizado de condutas profissionais, estabelecidas conforme o diagnóstico da situação, envolvendo os encaminhamentos para especialistas, terapêuticas clínicas e intervenções cirúrgicas e atividades de reabilitação, entre outras.

Um tema necessário e ainda pouco abordado é o dos registros clínicos, que aparece por exemplo no artigo sobre residência em Otorrinolaringologia, no qual os autores analisaram prontuários, e concluem que metade dos casos operados no serviço não continha informações minimamente adequadas no prontuário, o que foi associado com precariedade dos arquivos médicos e com a necessidade de investir em mecanismos de controle de qualidade (Bezerra *et al.*, 1996)[26]. É interessante destacar o artigo de Sales, Barros Filho e Oliveira (2021)[180], que versa sobre a utilização do Registro Médico Orientado por Problemas (RMOP), idealizado por Lawrence Weed (1968[41], 1969[42] *apud* Sales; Barros Filho; Oliveira, 2021)[180], como ferramenta para o desenvolvimento de competências em medicina. Como informa o artigo,

> [...] o RMOP consiste na elaboração da "lista de problemas" do paciente, que deve ser colocada na frente do prontuário como um índice, contendo diagnósticos bem estabelecidos, anormalidades no exame físico ou sintomas. (Sales; Barros Filho; Oliveira, 2021, p. 2)[180].

Entre as capacidades afeitas a condutas, também identificamos atitudes profissionais ante pacientes/usuários, e à própria prática, com reflexos para a identidade profissional. Associamos tais atitudes com as habilidades da categoria Capacidade técnica/assistencial, influenciando tanto a interpretação da situação clínica/cirúrgica quanto o estabelecimento e negociação de condutas adequadas. Listamos como atitudes mencionadas: acolhimento; empatia; escuta; vínculo; habilidades relacionais/de interação/ relações interprofissionais (reconhecimento da necessidade de interconsulta); demonstração de autoconfiança/segurança diante do paciente; liderança; prática reflexiva, adaptação ao contexto; autoavaliação; disciplina; e atualização permanente[43].

7.1.2 Capacidade relacional

A capacidade relacional abrangeria dois temas: a Colaboração interprofissional/trabalho em equipe; e a Comunicação. Ambos são transversais às diversas formações em saúde, e, no escopo analisado, a interprofissionalidade é estruturante de alguns artigos que abordam programas de

---

[41] Ver em: WEED, L. Medical records that guide and teach. **New Eng J Med.**, Massachusetts, v. 278, n. 11, p. 593-600.

[42] Ver em: WEED, L. **Medical records, medical education, and patient care**: the problem oriented medical record as a basic tool. Cleveland, OH: Press of Case Western University, 1969.

[43] Alguns exemplos interessantes são encontrados no artigo de Sales, Barros Filho e Oliveira (2021)[180], sobre residência médica; menciona, entre as competências a serem desenvolvidas pelos residentes, o que nomeia de "hábitos da mente", que compreendem "capacidade de se autoconhecer, se autoavaliar, refletir sobre sua prática e buscar melhorar"; e, novamente, no artigo de Fernandes *et al.* (2012)[70], que trata de um currículo baseado em competências na residência médica em Anestesiologia, que indica que, "quando desenvolvida [a relação anestesiologista-paciente], esta competência permite o acolhimento do paciente cirúrgico tendo como princípios básicos a responsabilização e criação de vínculo" (Fernandes *et al.*, 2012, p. 131)[70].

residência multiprofissional em Saúde. De dez artigos[44] que mencionam o tema Colaboração interprofissional/trabalho em equipe, apenas dois fogem à regra, sendo provenientes de residência em Enfermagem (Rodrigues et al., 2019)[171] e residência médica em Ginecologia e Obstetrícia (Romão; Sá, 2019a)[176]. Um artigo interessante trata da educação interprofissional em programas de residência multiprofissional, enfatizando a colaboração dos residentes com membros das equipes assistenciais na melhora da qualidade do cuidado (Casanova; Batista; Moreno, 2018)[44].

Com relação ao tema Comunicação, dos 237 (Apêndice A)[45] artigos que compuseram o escopo do estudo, 72, aproximadamente 30% do escopo, mencionam o tema (ver Quadro 8.1 do capítulo 8). Ela é abordada tanto numa acepção mais instrumental quanto como capacidade mais complexa, aparecendo na figura de elementos de linguagem verbal e não verbal, ferramentas de comunicação, comunicação com paciente, comunicação de más notícias, entraves de comunicação, relacionamentos interpessoais e estabelecimento do diálogo. O capítulo 8 aprofundará a temática da Comunicação no escopo analisado.

7.1.3 Capacidade gerencial

Classificamos como componentes da categoria Capacidade gerencial aqueles temas implicados diretamente na gestão do cuidado/assistência e/ou dos serviços de saúde, incluindo habilidades de: gestão de crise; gestão e/ou avaliação de serviços; gestão de pessoas/relacionamentos interpessoais; utilização de indicadores em saúde; e desenvolvimento, adaptação e implementação de políticas. Ao todo, 15 artigos mencionam capacidades dessa natureza, com gestão e/ou avaliação de serviços mencionada com maior frequência (10), nas Medicina de Família e Comunidade (Anderson et al., 2007)[7]; residência médica em Administração Hospitalar (Kisil; García Bates; Tayar, 1984)[89]; residência em[90]; Gerência dos Serviços de Enfermagem (Magnabosco et al., 2015)[112]; Radiologia (Oliveira; Lederman; Batista, 2014)[142]; e algumas residências multiprofissionais[46]. A gestão de pessoas aparece

---

[44] Beker, Feliciano; Machado (2016)[21]; Casanova; Batista; Moreno (2018)[44]; Christofoletti (2015)[48]; Ferreira; Varga; Silva, (2009)[74]; Melo; Oliveira; Perseguino (2020)[126]; Nascimento; Oliveira, (2010)[133]; Neves; Oliveira, (2015)[137]; Rodrigues et al. (2019)[171]; Romão; Sá (2019)[176]; Salvador et al. (2011)[181].

[45] As referências selecionadas, analisadas e incluídas em nossa revisão de escopo constam no Apêndice A e estão indicadas em sequência alfanumérica crescente em sobrescrito a cada citação ao longo dos capítulos.

[46] Bernardo et al. (2020)[23]; Christofoletti (2015)[48]; Ferreira; Varga; Silva (2009)[73]; Lessa (2000)[98]; Nascimento; Oliveira (2010)[133].

em três artigos[47], e a gestão de crises aparece em outros três artigos[48]. Já a utilização de indicadores e o desenvolvimento, adaptação e implementação de políticas são mencionados em apenas um artigo cada[49], respectivamente.

Um artigo ilustrativo dessa categoria é o "Contributions of residents from multiple specializations in managing the Covid-19 pandemic in the largest public hospital Brazil", que aponta aprendizagens dos residentes no contexto da pandemia, entre elas "policy development, adaptation, and implementation; organization of medical service" (Baptista *et al.*, 2020, p 2)[12].

A capacidade do profissional de saúde como gestor de equipes aparece também no artigo de Oliveira, Lederman e Batista (2014)[142] sobre residência em Radiologia, em que os autores valorizam a preparação para liderar equipes com autonomia e consciência do papel de cada integrante em serviços de imagem.

7.1.4 Capacidade de docência e pesquisa

Embora a residência tenha como objetivo principal a formação profissional em uma especialidade, e, portanto, priorize conhecimentos, habilidades e atitudes voltados à prática da especialidade, parece aumentar a compreensão, por parte de algumas instituições formadoras, de que a especialização se beneficia de preparação para a docência e compreensão das principais características do método científico. Organizamos esse grupo de 16 publicações[50] em dois temas: Atividades de pesquisa/produção e uso de evidências; e Habilidades docentes do residente. Em dois desses artigos, aparecem ambos os temas.

Com relação às Atividades de pesquisa/produção e uso de evidências/manejo de evidências, identificamos 13 artigos[51], agregando sete subtemas: Discussão de artigos; Elaboração de artigos; Participação em eventos científicos; Elaboração de Trabalho de Conclusão de Residência (TCR);

---

[47] Demogalski *et al.* (2021)[61]; Feijó *et al.* (2019)[68]; Sales; Barros Filho; Oliveira (2021)[180].

[48] Fernandes *et al.* (2012)[70]; Kisil; García Bates; Taya (1984)[89]; Nascimento; Oliveira (2010)[133].

[49] Baptista *et al.* (2020)[12]; Lessa (2000)[98].

[50] Arruda *et al.* (2018)[10]; Baptista *et al.* (2020)[12]; Barcelos; Abrão; Romão (2020)[15]; Calil; Contel (1999)[37]; Castro *et al.* (2014)[46], Christofoletti *et al.* (2015)[48]; Coêlho; Zanetti; Lotufo Neto (2005)[50]; Feijó *et al.* (2019)[68]; Kisil; García Bates; Tayar (1984)[89]; Leone *et al.* (1995)[96]; Magnabosco *et al.* (2015)[111]; Martinez-Silveira; Oddone (2008)[119]; Piazzolla; Scoralick; Sousa (2012)[160]; Savi; Silva (2011)[195]; Silva; Jogaib; José (1981)[198]; Sousa (2004)[213].

[51] Arruda *et al.* (2018)[10]; Baptista *et al.* (2020)[12]; Castro *et al.* (2014)[46]; Christofoletti *et al.* (2015)[48]; Coêlho; Zanetti; Lotufo Neto (2005)[50]; Kisil; García Bates; Tayar (1984)[89]; Leone *et al.* (1995)[96]; Magnabosco *et al.* (2015)[111]; Martinez-Silveira; Oddone (2008)[119]; Piazzolla; Scoralick; Sousa (2012)[160]; Savi; Silva (2011)[195]; Silva; Jogaib; José (1981)[198]; Sousa (2004)[213].

Participação em projetos de pesquisa; Avaliação e/ou julgamento crítico da informação; e Investigação epidemiológica. Dos artigos, nove são de residências médicas[52], dois são de residência multiprofissional (Arruda *et al.*, 2018)[10]; Christofoletti *et al.*, 2015)[49], um de Enfermagem (Magnabosco *et al.*, 2015)[112], e um de Odontologia (Silva; Jogaib; José, 1981)[198].

É importante salientar que o ensino dos métodos de pesquisa e utilização de evidências ainda é pouquíssimo tematizado na literatura sobre residências, havendo somente dois artigos do escopo que mencionam explicitamente iniciativas de ensino da informação científica, que é o artigo de Savi e Silva (2011)[195], intitulado "O uso da informação e a prática clínica de médicos residentes", e o "Information-seeking behavior of medical residents in Clinical Practice in Bahia, Brazil", de Martinez-Silveira e Oddone (2008)[120].

A menção às Habilidades docentes do residente foi encontrada em cinco artigos (quatro de residência médica e um de residência multiprofissional). O artigo de Barcelos, Abrão e Romão (2020)[15], intitulado "O residente como instrutor", por exemplo, é um que se dedica especificamente a esse aspecto formativo da residência médica, no caso em Ginecologia e Obstetrícia. Seus autores observam que

> [...] a Federação Brasileira das Associações de Ginecologia e Obstetrícia (Febrasgo), em sua matriz de competências para a residência médica em Ginecologia e Obstetrícia, apontou, no Eixo de Profissionalismo (Eixo 16), as habilidades docentes como parte das competências a serem desenvolvidas durante a residência na especialidade. (Barcelos; Abrão; Romão, 2020, p. 665)[15].

---

[52] Baptista *et al.* (2020)[12]; Castro *et al* (2014)[46]; Coêlho; Zanetti; Lotufo Neto (2005)[50]; Kisil; García Bates; Taya (1984)[89]; Leone *et al.* (1995)[96]; Martinez-Silveira; Odeon (2008)[119]; Paiva *et al.* (2020)[151]; Piazzolla; Scoralick; Sousa (2012)[160]; Savi; Silva (2011)[195].

Quadro 7.1 – Categorias de análise das Habilidades e Técnicas

Tema	Categoria
Habilidade de raciocínio clínico	**Capacidade técnica/assistencial** *Habilidades de interpretação da situação clínica/cirúrgica* *Capacidades afeitas a condutas* Também identificamos atitudes desejáveis que compõem condutas compatíveis com o chamado "novo profissionalismo" 　Acolhimento 　Escuta 　Empatia 　Vínculo 　Habilidades relacionais/de interação/relações interprofissionais (reconhecimento da necessidade de interconsulta) 　Demonstração de autoconfiança/segurança 　Liderança 　Prática reflexiva 　Adaptação ao contexto 　Autoavaliação 　Disciplina 　Atualização permanente
Habilidade de anamnese	
Habilidade de exame físico	
Habilidades clínicas	
Habilidades de diagnóstico	
Habilidade de exame físico	
Atendimento clínico supervisionado	
Semiologia ou propedêutica	
Relação profissional de saúde-paciente	
Gestão de riscos: Avaliação clínica do paciente pré-operatório	
Ensino/treinamento de temáticas, técnicas e procedimentos intrínsecos a outras especialidades	
Atividades de promoção e prevenção	
Aplicação de escalas e protocolos	
Utilização de tecnologias diagnósticas e terapêuticas	
Cenários de prática/aprendizagem: Ambulatórios Enfermarias Visitas domiciliares Pronto-socorro Atendimentos Interconsultas Discussão de casos — clínicos e cirúrgicos Unidade de internação Unidade de terapia intensiva Visitas de campo	

Tema	Categoria
Habilidades terapêuticas	**Capacidade técnica/assistencial**
Habilidades cirúrgicas	*Habilidades de interpretação da situação clínica/cirúrgica*
Procedimento cirúrgico supervisionado	*Capacidades afeitas a condutas*
Habilidade de encaminhamento	Também identificamos atitudes desejáveis que compõem condutas compatíveis com o chamado "novo profissionalismo"
Habilidade de tomada de decisões	
Atividades de reabilitação:	Acolhimento
Reabilitação psicossocial	Escuta
Atenção a urgência e emergência	Empatia
Manuseio de materiais/equipamentos	Vínculo
Prescrição de medicamentos/terapia medicamentosa	Habilidades relacionais/de interação/relações interprofissionais (reconhecimento da necessidade de interconsulta)
	Demonstração de autoconfiança/segurança
Registros clínicos:	Liderança
Documentação fotográfica	Prática reflexiva
Anotação em prontuário	Adaptação ao contexto
	Autoavaliação
	Disciplina
	Atualização permanente
Habilidades docentes do residente	
Atividades de pesquisa/produção de evidências/manejo de evidências:	
Discussão de artigos	
Elaboração de TCR	
Participação em projetos de pesquisa	**Capacidade de docência e pesquisa**
Investigação epidemiológica	
Avaliação e/ou julgamento crítico da informação	
Elaboração de artigos científicos	
Participação em eventos científicos	

Tema	Categoria
Utilização de indicadores em saúde	Capacidade gerencial
Gestão de crise	
Gestão e/ou avaliação de serviços	
Gestão de pessoas/relacionamentos interpessoais: Mediação de conflitos	
Desenvolvimento, adaptação e implementação de políticas	
Colaboração interprofissional/trabalho em equipe	Capacidade relacional
Comunicação: Elementos de linguagem verbal e não verbal	
Ferramentas de comunicação	
Comunicação com paciente	
Comunicação de más notícias	
Entraves de comunicação	
Relações interpessoais	
Estabelecimento do diálogo	

Fonte: as autoras (2022)

7.2 Supervisão de residentes

A atividade de supervisão de residentes é central na análise do ensino-aprendizagem de habilidades e técnicas inerentes às especialidades, afinal treinamentos precisam ser planejados, orientados, observados e avaliados para fins de certificação de especialistas. O trabalho da preceptoria sabidamente envolve múltiplas atribuições, sendo insuficientes as oportunidades de formação pedagógica.

Nossa análise incluiu dados sobre preceptoria, organizados em 27 temas, agrupados em cinco categorias: Principais papéis da preceptoria, experiências e percepções; Necessidades de apoio ao bom exercício da preceptoria; Relações institucionais e interpessoais de preceptores, tutores, residentes e membros das equipes; Questões do ensino e avaliação; e Residência e inovações na prestação de serviços. Permaneceram como temas isolados Tutoria (que aparece em 17 artigos), Residente como docente e Preceptoria e pesquisa, com frequência menor de aparições (ver Quadro 7.2). Apresentamos, na sequência, as cinco categorias.

7.2.1 Principais papéis da preceptoria, experiências e percepções

Essa categoria, com um total de 34 menções, engloba cinco temas: Preceptor como mediador do processo ensino-aprendizagem; Preceptor como gestor do processo ensino-aprendizagem; Preceptor como modelo; Atribuições/atributos/papéis do preceptor; e Identidade profissional do preceptor. Trata das múltiplas atribuições e papéis que o preceptor e a preceptoria assumem no âmbito da residência, de acordo com os próprios atores envolvidos no processo ensino-aprendizagem, os próprios preceptores, residentes e outros, valendo-se de suas experiências e percepções. Como é sabido, o preceptor atua mediando o processo ensino-aprendizagem, mas também servindo como um modelo de atitudes e comportamentos desejáveis ao futuro especialista.

Alguns exemplos interessantes são encontrados no artigo de Sant'Ana e Pereira (2016, p. 205)[184], sobre ensino de emergência e urgência em um hospital de ensino, que destaca "a importância de entender o exercício da preceptoria, reconhecendo o papel do preceptor como mediador do processo ensino-aprendizagem e as inter-relações entre estudantes, docentes, usuários, gestores e equipe multiprofissional", reunindo alguns dos papéis do preceptor na residência; e no artigo sobre residência em Medicina de Família e Comunidade, que ressalta que o papel dos preceptores abarca "auxiliar no aprendizado de conceitos teóricos direcionados à prática, supervisionar a prática do residente, ser modelo de valores, atitudes e ética profissional" (Garcia et al., 2018, p. 5)[80].

7.2.2 Necessidades de apoio ao bom exercício da preceptoria

Essa categoria, com 29 menções, inclui seis temas considerando tanto aspectos problemáticos da preceptoria, que demandam aperfeiçoamento, quanto elementos positivos, incentivos à atividade da preceptoria, percepção de residentes, preceptores, gestores e autores. Nela são relatados: Dificuldades/desincentivos (sobrecarga de trabalho assistencial, desenho da unidade de saúde, precarização do ambiente de trabalho, desconforto com papel de professor, entre outras); Necessidades formativas; Escassez de especialistas para preceptoria; Formação pedagógica do preceptor ou Preceptor como educador; Incentivos (gratificação, políticas de valorização); e Preceptoria insuficiente, com considerações, sobretudo sobre a insuficiência da supervisão ou desinteresse do preceptor na percepção de residentes.

A Necessidade de formação pedagógica do preceptor (ou Preceptor como educador) aparece claramente em nove publicações, traduzindo percepção de que o exercício da preceptoria não é intuitivo, sendo necessária a formação específica para o ensino-aprendizagem de adultos. O artigo de Sanchez e Rodrigues (2020)[183] aborda a Ginecologia e Obstetrícia e preconiza que o preceptor disponha "dos saberes pedagógicos necessários para exercer adequadamente as tarefas de supervisão, correção, ensino e avaliação do médico residente". O artigo sobre preceptoria na residência multiprofissional defende uma formação ampliada que capacite o preceptor a "atender aos desafios da formação para o trabalho em saúde e de adentrar aos princípios do processo de ensino/aprendizagem problematizador" (Souza; Ferreira, 2019, p. 18)[216].

7.2.3 Relações institucionais e interpessoais de preceptores, tutores, residentes e membros das equipes

Com um total de 16 menções, a categoria abarca as relações profissionais que o preceptor e/ou tutor estabelece ou media, agregando quatro temas: Relação preceptor-residente; Relação tutor-residente; Preceptor como mediador da relação residente-equipe; Subjetividade e vínculo preceptor-residente. Nessa categoria, emergem formas como os atributos relacionais e comunicacionais do preceptor interferem na formação do residente e em sua inserção na equipe de saúde, e na mediação entre a teoria e a prática.

Os temas preponderantes enfatizam a interação do preceptor com os residentes. A Relação preceptor-residente tem seis menções, e Subjetividade e vínculo preceptor-residente, cinco. Alguns exemplos ilustrativos desse último tema podem ser encontrados em artigo sobre aprendizagem da correção cirúrgica do estrabismo (Oftalmologia), que aborda diferentes necessidades de residentes de acordo com seu desenvolvimento acadêmico: "The supervisor is also important when he gives positive reinforcement for a first year insecure resident or a second year resident, who is much more confident but nevertheless needs orientation" (Crespi-Flores *et al.*, 2012, p. 190)[54].

Analogamente, artigo sobre preceptoria em Medicina de Família e Comunidade inclui questões atitudinais entre as atribuições do preceptor, "compartilhar experiências acerca da profissão e formas de lidar com as inseguranças e frustrações" (Garcia *et al.*, 2018, p. 5)[80]. Voltaremos ao tema da preceptoria adiante, ao tratar das dificuldades para treinamentos de habilidades.

7.2.4 Questões do ensino e avaliação

Nessa categoria foram reunidos sete temas, relativos ao processo ensino-aprendizagem orientado pelo preceptor, destacando nuances da residência. São eles: Ensino-aprendizagem de atitudes/aspectos relacionais e psicossociais; Relação teoria e prática; Supervisão de residente exercida por residente; Protagonismo/autonomia do residente ou Ensino centrado no residente; Cenários de aprendizagem; Feedback/avaliação; e Preceptoria como construção coletiva. Também apresentam metodologias ativas de ensino-aprendizagem que estimulam a compreensão do aprendiz como sujeito da aprendizagem, além da importância do feedback imediato e da diversificação de métodos de avaliação, que devem ser pactuados, e do conhecimento de todos os envolvidos.

Emergiu como problemática a prática de incumbir residentes mais experientes da supervisão dos menos experientes, atuando como preceptores informais, sem alocação de supervisão capacitada. Por outro lado, o estabelecimento, mediante pactuação entre os interessados, de objetivos de aprendizagem, abrangendo nuances decorrentes dos diferentes graus de autonomia e necessidades de supervisão (como verificamos ocorrer, em pesquisa anterior, em programas espanhóis), não aparece documentado no escopo.

O tema do Feedback/avaliação foi o segundo mais citado em todo o escopo no que se refere ao assunto da Preceptoria e Supervisão (ficando atrás somente de Tutoria, comentado a seguir), com 15 menções em diferentes artigos[53]. Um exemplo pode ser conferido em artigo de Machado *et al.* (2018a)[109], sobre o currículo de competências de um programa de Medicina de Família e Comunidade, que utiliza a ferramenta denominada "notas de campo", tipo de feedback de formato curto, registrado por escrito em formulário específico e que enfoca alguma situação ou aspecto selecionado pelos supervisores responsáveis por discutir os casos com os residentes. Estes

---

[53] Tema tratado de forma detalhada no capítulo 6.

> [...] organizam estes feedbacks em base online e a cada 4 meses ocorre reunião com seus supervisores para um feedback mais longo, para rever seu progresso e criar um plano conjunto de metas. (Machado *et al.*, 2018a)[109].

Outro exemplo aponta que muitos programas não contam com um processo avaliativo contínuo, planejado e conhecido por todos os atores envolvidos:

> [...] em um dos serviços, os preceptores desconhecem a forma como ocorre e se a avaliação objetiva é realizada. Mencionam não avaliar o residente e relatam a inexistência de roteiro ou instrumento formal de avaliação. (Toso; Souza; Ribeiro, 2019, p. 4)[223].

7.2.5 Residência e inovações na prestação de serviços

Reunimos nessa categoria os temas da Educação permanente em saúde; e o da Inovação em serviço, com três e duas menções, respectivamente. Identificamos a relação entre a residência e as inovações no cuidado como uma lacuna, pois, a despeito dos benefícios aportados pelo ensino em serviço em oxigenar as práticas correntes e promover reflexões sobre os modelos de atenção à saúde, ela é sub-representada na literatura indexada sobre residências em saúde no Brasil.

Artigo que trata da multiprofissionalidade e interprofissionalidade em uma residência hospitalar refere um estudo sobre as fragilidades, reconhecidas por preceptores, da sua formação acadêmica no que se refere à interprofissionalidade, mencionando mecanismos de apoio colocado em prática, conforme Araújo *et al.* (2017)[9]. Outro artigo, que aborda o perfil de competências de preceptores para a Atenção primária em saúde, corrobora achados de outros autores sobre dificuldades para a preceptoria, incluindo despreparo das unidades de saúde para receber residentes e precariedades do ambiente de trabalho, bem como o "desconforto do preceptor com o papel de professor, curta experiência na função de preceptoria, déficit na educação permanente dos profissionais" (Dantas *et al.*, 2019, p. 161)[59]. Por último, o artigo de Pereira e Tavares (2016)[156], que discute o significado da modalidade de preceptoria no âmbito da residência multiprofissional em saúde, constata que, na percepção dos preceptores, a preceptoria é uma possibilidade de interlocução ensino-assistência e o processo ensino-aprendizagem ocorre "no sentido de acompanhar esses residentes no cotidiano do serviço transmitindo-lhes a própria experiência e também aprendendo, dando continuidade à sua educação permanente" (Pereira; Tavares, 2016, p. 133)[156].

No que se refere ao tema da Inovação em serviço, o artigo de Lessa (2000)[99], sobre residência multiprofissional, valoriza como, além dos docentes e supervisores, a residência que aborda conta com a

> [...] participação de consultores das distintas categorias profissionais, que colaboram para o estímulo dos discentes na busca de alternativas aos problemas identificados nos territórios, famílias e instituições em que atuam nas suas atividades práticas. (Lessa, 2000, p. 108)[99].

Uma publicação sobre avaliação de programa identifica potencial transformador, inovador e reflexivo da residência multiprofissional, que se apresentaria como uma "ferramenta para a construção de saberes significativos. Dessa forma, pode ser considerada uma tecnologia educativa em saúde, capaz de orientar a formação de profissionais de saúde para o SUS" (Paiz; Dallegrave, 2017, p. 19)[152].

7.2.6 Tutoria

O termo "Tutoria" teve 17 menções nos 167 artigos sobre ensino de habilidades, mas, em geral, as publicações utilizam o termo "tutor" como sinônimo de preceptor, sem discriminar as atribuições específicas, como apontado por Botti e Rego (2011)[32] que tratam do papel do preceptor na residência médica. Quando os preceptores entrevistados foram solicitados a definir sua função em apenas uma palavra, apareceu uma variação de significados, como "orientador (quatro preceptores), exemplo (três preceptores), supervisor, tutor, guia, pai (dois preceptores), amigo, professor, moderador, facilitador, parceiro e educador (um preceptor)" (Botti; Rego, 2011, p. 70)[32], o que demonstra a indistinção, por parte dos próprios preceptores, entre a tutoria e a preceptoria.

Do ponto de vista normativo, tutores e preceptores atuam na residência em Área Profissional da Saúde, pois a Resolução CNRMS 2, de 13 de abril 2012, distingue as atribuições e os papéis de tutores e preceptores (Brasil, 2012). Araújo *et al.* (2017, p. 41)[9] observaram que, enquanto a tutoria é caracterizada "pela orientação acadêmica de preceptores e residentes, devendo ser exercida por profissional com título de mestre e experiência profissional de, no mínimo, três anos", a preceptoria consiste na

> [...]supervisão direta das atividades práticas realizadas pelos residentes nos serviços de saúde onde se desenvolve o programa, a ser exercida por profissional vinculado à instituição formadora ou executora, com formação mínima de especialista. (Araújo *et al.*, 2017, p. 42)[9].

Nesse sentido, o tema da Tutoria merece aprofundamento futuro, que dê conta de suas especificidades, por exemplo, na promoção de melhor integração entre teoria e prática.

Um dos poucos artigos em que as funções de preceptor e tutor aparecem como claramente distintas trata da organização de uma residência de Enfermagem na Atenção Básica/Saúde da Família. Isto fica claro no trecho que segue:

> O tutor, como descrito no Projeto Pedagógico, está vinculado à Secretaria Municipal de Saúde do município sede da Residência e tem como um dos papéis a supervisão das atividades dos residentes e preceptores/enfermeiros do serviço. (Ramos; Rennó, 2018, p. 6)[166].

O artigo menciona a relação 1:6 entre tutor e residentes e detalha como atribuição daquele "ter encontros presenciais semanais com residentes e preceptores", destacando, ainda, que "preceptores e tutores são gratificados por essas atividades pela Prefeitura Municipal local" (Ramos; Rennó, 2018, p. 6)[166].

7.2.7 Residente como docente

Com apenas uma menção, no artigo intitulado "Internato e residência: o papel do treinamento graduado na racionalização da assistência médica", a ideia do residente como docente remete ao que os autores chamam de "participação do residente na tarefa de ensinar" (Paula; Davidovich, 1971, p. 29)[153]. Embora reconheçam a importância do treinamento docente para o residente, até mesmo como forma de estimular a vocação de futuros professores, eles recomendam cautela, defendendo que "ao residente não sejam atribuídas funções próprias dos auxiliares e assistentes de ensino. Ou, em outras palavras, o residente não pode ser 'sugado' – na função docente" (Paula; Davidovich, 1971, p. 29)[153], para que não seja sobrecarregado pelas atividades de ensino e negligencie o cerne da sua formação.

7.2.8 Preceptoria e pesquisa

Mencionada em apenas dois artigos, um sobre residência em Medicina de Família e Comunidade e outro sobre residência médica em hospital universitário, a relação entre preceptoria e pesquisa pode ser considerada um tema emergente na literatura sobre residências em saúde no Brasil. No primeiro, a pesquisa aparece pontuada como uma das atribuições do preceptor, a quem caberia, além de estimular a apoiar projetos de pesquisa dos residentes,

> [...] garantir a estrutura e supervisão de formação específica em pesquisa científica na forma de estágio ou workshops para prover o conhecimento necessário e o suporte aos diferentes trabalhos de pesquisa que realizem os médicos residentes durante seu período de formação. (Garcia *et al.*, 2018, p. 5)[80].

No segundo, a questão emerge nas insatisfações de residentes quanto à participação em atividades de cunho científico, o que, segundo os autores,

> [...] demonstra a necessidade de rever alguns programas, procurando realizar as atividades teóricas propostas, incentivar a pesquisa e manter a exigência de um trabalho de conclusão de curso. (Velho *et al.*, 2012, p. 355)[226].

De ambas as menções, depreende-se a necessidade de pensar e planejar o papel da pesquisa e do ensino do método científico nos currículos das residências no país.

Quadro 7.2 – Categorias de análise da Supervisão/preceptoria de residentes

Tema	Frequência	Categoria
Preceptor como mediador do processo ensino-aprendizagem	8	**Principais papéis da preceptoria, experiências e percepções**
Preceptor como gestor do processo ensino-aprendizagem	11	
Preceptor como modelo	4	
Atribuições/atributos/papéis do preceptor	10	
Identidade profissional do preceptor	1	

Tema	Frequência	Categoria
Relação preceptor-residente	6	Relações institucionais e interpessoais de preceptores, tutores, residentes e membros das equipes
Relação tutor-residente	1	
Preceptor como mediador da relação residente-equipe	4	
Subjetividade e vínculo preceptor-residente	5	
Dificuldades/desincentivos Falta de insumos, falta de capacitação, falta de incentivo financeiro, sobrecarga de trabalho assistencial, desenho da unidade, precarização do ambiente de trabalho, desconforto com papel de professor, curta experiência na preceptoria, déficit na educação permanente em saúde, prejuízos na produtividade	6	Necessidades de apoio ao bom exercício da preceptoria
Necessidades formativas	4	
Escassez de especialistas para preceptoria	1	
Formação pedagógica do preceptor ou Preceptor como educador	9	
Incentivos Gratificação, políticas de valorização	2	
Preceptoria deficiente	7	
Ensino-aprendizagem de atitudes/aspectos relacionais e psicossociais	3	Questões do ensino e avaliação
Relação teoria e prática	5	
Supervisão de residente exercida por residente	4	
Protagonismo/autonomia do residente ou Ensino centrado no residente	8	
Cenários de aprendizagem	7	
Feedback/avaliação	15	
Preceptoria como construção coletiva	1	

Tema	Frequência	Categoria
Educação permanente em saúde	3	Residência e inovações na prestação de serviços
Inovação em serviço	2	
Tutoria	17	
Residente como docente	1	
Preceptoria e pesquisa	2	

Fonte: as autoras (2022)

7.3 Dificuldades no treinamento dos residentes

Mais de um terço dos 237 (Apêndice A) artigos que compuseram o escopo da pesquisa, 81 artigos (34,2%), mencionou dificuldades enfrentadas no treinamento de habilidades/técnicas nas residências, concernentes a recursos humanos, materiais e estruturais. Caso mantidas, a persistência de obstáculos acaba por limitar e/ou prejudicar a qualidade da formação dos especialistas, gerando, potencialmente, riscos aos pacientes.

Na análise identificamos 22 temas, sendo as dificuldades mais prevalentes: Falta ou insuficiência de treinamento (pouco tempo, poucos procedimentos) e Supervisão inadequada/insuficiente. Os 22 temas foram agrupados em quatro categorias: Dificuldades relacionadas ao treinamento em si; Dificuldades relacionadas aos serviços; Dificuldades relacionadas à supervisão; e Dificuldades relacionadas aos educandos (ver Quadro 7.3).

7.3.1 Dificuldades relacionadas ao treinamento em si

Com 26 menções, essa categoria analítica reúne seis temas relativos às dificuldades relacionadas ao próprio treinamento: Falta de planejamento sistemático de treinamento; Falta ou insuficiência de treinamento adequado (o tema mais recorrente, apontado em 14 artigos); Falta ou inadequação dos insumos; Dificuldades de adoção de novas técnicas; Desafios da mudança curricular; e Dificuldades provenientes da metodologia/natureza do treinamento.

Como exemplo da falta ou insuficiência de treinamento adequado, o artigo sobre ensino da Cirurgia Pediátrica afirma que a simulação em videocirurgia "seems to be insufficient or even absent in most pediatric surgery residency programs in Brazil" (Teixeira et al., 2019, p. 1.362-1.363)[218], o que se deve, em geral, ao custo dos materiais necessários a esse tipo de simulação.

Com relação às dificuldades provenientes dos métodos/natureza do treinamento, segundo tema mais citado na categoria, encontramos cinco menções, relacionadas a especificidades da simulação; barreira do idioma (inglês) em treinamento com simuladores de ultrassom computadorizado; manutenção da base de conhecimento cadastrada atualizada (em uma proposta para o ensino de informática em saúde); desafios da multiprofissionalidade — em face de algumas técnicas que ainda focam o processo de aprendizagem individualizado —; e dificuldades na aquisição e manutenção de equipamentos, bem como dispendiosa capacitação de profissionais (para treinamento de histerectomia vaginal por laparoscopia).

7.3.2 Dificuldades relacionadas aos serviços

Essa categoria compreende 11 temas que abordam os obstáculos inerentes aos serviços de saúde, sejam eles infraestruturais, sejam eles dos processos de trabalho, ou relacionais (interprofissionais e interpessoais), tendo aparecido em 18 artigos do escopo. Os temas componentes são: Variabilidade das práticas de saúde; Fragilidade das relações interprofissionais; Falta de integração ensino-serviço; Inexistência de protocolos clínicos; Falta ou dificuldade da população de acesso à saúde — exames e medicamentos —; Dificuldades proveniente de características da população atendida; Dificuldade de arregimentar pacientes para treinamento; Dificuldades provenientes da natureza ou orientação do serviço; Dificuldades logísticas; e pandemia da doença do novo coronavírus (Covid-19) e suas consequências para especialidades.

É perceptível que as relações entre a equipe de saúde, os residentes e as instituições de ensino são um foco potencial de dificuldades para o processo ensino-aprendizagem na residência, como na preceptoria médica em serviço de urgência e emergência: "Na maioria das unidades de saúde, a estrutura física é inadequada às atividades de ensino e ainda há atitudes indiferentes em relação à presença dos estudantes" (Sant'Ana; Pereira, 2016, p. 205)[184]. Entre as dificuldades logísticas, são mencionadas as distâncias, a necessidade de transporte, a fragmentação do trabalho e os problemas de infraestrutura no serviço, como no artigo sobre a residência médica em um hospital universitário na visão dos residentes, que relata "sucateamento do hospital universitário, sua deficiência em material, área física inadequada e, por vezes, insalubre" (Velho et al., 2012, p. 355)[226].

Com relação a dificuldades provenientes da organização dos serviços, podemos destacar, como retratados pelo artigo de Paiz e Dallegrave (2017)[152], os obstáculos à prática do acolhimento em um programa de residência multiprofissional: além dos problemas de espaço físico, também a resistência dos usuários em participar de treinamentos, sobrecarga de trabalho, dificuldade de conciliar atividades, despreparo dos profissionais e problemas de comunicação.

Destaca-se o impacto da pandemia de SARS-CoV-2, cujo início no Brasil ocorreu em março de 2020, nos serviços e, consequentemente, nos ambientes de ensino-aprendizagem das residências em saúde. Tal temática surgiu em apenas dois artigos do escopo (e, provavelmente, crescerá em importância em futuras buscas nas bases bibliográficas), mas indica dificuldades de planejamento com falta e/ou inadequação de insumos e equipamentos de proteção individual necessários à execução das atividades. A pandemia também produziu sobrecarga do trabalho assistencial de residentes, resultando, ao que tudo indica, em perdas para o ensino, mas também em potenciais ganhos, o que ainda não foi possível avaliar[54].

Tal tema foi mencionado em Baptista *et al.* (2020)[12], que aborda contribuições de residentes de múltiplas especialidades no manejo da pandemia em hospital público de grande porte; e no artigo de Brito *et al.* (2020)[33], que trata do impacto da pandemia em residências de Obstetrícia e Ginecologia. Dentre as consequências negativas para os residentes, destacam-se a suspensão de procedimentos eletivos, a realocação dos residentes para atendimento à pandemia, a realização de curso virtual sem treinamento de habilidades cirúrgicas domiciliares e a falta de acesso, pelos estudantes, a ambientes virtuais de apoio, todos alterando/comprometendo o treinamento de residentes de diversas especialidades.

7.3.3 Dificuldades relacionadas à supervisão

Com relação à Preceptoria/tutoria insuficiente, citada em 12 dos 80 artigos que mencionam dificuldades no treinamento (15%), destacam-se: a necessidade de formação/educação permanente (abordando o trabalho interprofissional, o ensino por competências, a formação docente); a escassez de tempo/sobrecarga de trabalho (sem acréscimo na remuneração);

---

[54] Como mencionado no capítulo 2, nossa busca bibliográfica ocorreu em 13/04/2021, e a pandemia continuou a pressionar os serviços de saúde muitos meses depois.

a pouca integração entre tutores e preceptores; a falta de profissionais com perfil e disponibilidade para supervisão; a discrepância da supervisão com a realidade do serviço; a ausência de feedback aos residentes por parte dos supervisores; e a insegurança dos residentes com relação à capacidade do preceptor de dar respostas aos problemas que surgem no contexto da residência.

Exemplos aparecem em artigo que aponta escassez de preceptores com formação para atuar no ensino por competências, constituindo "um ponto crítico que merece um olhar diferenciado" (Fernandes et al., 2012, p. 133)[71]; e em artigo que identifica como o despreparo do preceptor "pode levá-lo a realizá-la de forma intuitiva, fundamentados no aqui e agora, pois sem o conhecimento pedagógico adequado, o preceptor pode agir por instinto, de acordo com o que já vivenciou anteriormente ou acredita ser correto" (Ribeiro et al., 2020, p. 6)[169].

7.3.4 Dificuldades relacionadas aos educandos

Com seis menções no total, essa categoria reúne três temas: Dificuldades na retenção do treinamento; Ansiedade como prejudicial ao desempenho; e Indisponibilidade dos residentes para treinamento (por sobrecarga de trabalho, desinteresse ou "dificuldade de olhar para si mesmo"). As dificuldades na retenção do treinamento aparecem no artigo de Crespi-Flores et al. (2012)[55] sobre ensino da Oftalmologia, que avaliou dificuldades da maioria dos treinandos em recordar elementos da prática cirúrgica (materiais usados, sequência do procedimento, manuseio do instrumental, entre outros). Sobre a Ansiedade como prejudicial ao desempenho, ponto abordado no artigo sobre a performance de residentes em Anestesiologia, destaca que "Academic performance-related anxiety can be na inhibiting factor in learning by impairing performance in cognitive functions such as attention, memory, concept formation, and problem solving" (Oliveira Filho; Vieira, 2007, p. 1.471)[148].

Com relação à indisponibilidade dos residentes para treinamento, artigo[230] que trata dos dilemas da formação documenta como, numa residência de Clínica Médica, encontros reflexivos de residentes com tutores foram prejudicados: "para alguns residentes ou para todo um grupo é algumas vezes difícil compreender e aceitar a existência de um espaço específico legitimado pela instituição para olhar para si mesmo" (Volich, 2001, p. 62)[230].

Quadro 7.3 – Categorias de análise das Dificuldades no Treinamento

Tema	Frequência	Categoria
Variabilidade das práticas de saúde	1	
Fragilidade das relações interprofissionais	3	
Falta de integração ensino-serviço	1	
Inexistência de protocolos clínicos	1	
Falta ou dificuldades da população de acesso à saúde — exames e medicamentos	1	
Dificuldades proveniente de características da população atendida	1	
Dificuldades de arregimentar pacientes para treinamento	1	
Dificuldades provenientes da organização dos serviços Falta de domínio do manuseio de aparelho de facoemulsificação pela equipe de enfermagem; Serviço público de cirurgia plásticas voltado a cirurgias reparadoras; Instituição católica não ensinava residentes a atenderem mulheres em processo de abortamento; Dificuldade com a prática do acolhimento (resistência dos usuários, sobrecarga de trabalho, dificuldade de conciliar atividades, despreparo dos profissionais, falta de comunicação)	4	Dificuldades relacionadas ao serviço
Dificuldades logísticas Transporte; Distâncias; Fragmentação do trabalho; Problemas de infraestrutura	3	

Tema	Frequência	Categoria
Pandemia de Covid-19 e suas consequências para especialidades Suspensão de procedimentos eletivos; Realocação de residentes para atendimento à Covid-19; Falta de acesso a ambiente virtual de apoio; Curso virtual sem treinamento de habilidades cirúrgicas domiciliares; Não recebimento de salários; Falta de Equipamento de Proteção Individual (EPI); Falta de treinamento para uso de EPI; Falta de treinamento para atendimento a casos de Covid-19; Falta de disponibilidade de testes de Covid-19 para equipes	2	**Dificuldades relacionadas ao serviço**
Falta de planejamento sistemático de treinamento	1	**Dificuldades relacionadas ao treinamento em si**
Falta ou insuficiência de treinamento adequado	14	
Falta ou inadequação dos insumos	4	
Dificuldades de adoção de novas técnicas	1	
Desafio da mudança curricular	1	
Dificuldades provenientes da metodologia/natureza do treinamento Especificidades da simulação; Barreira do idioma; Manutenção da base de conhecimento cadastrada atualizada; Multiprofissionalidade (hegemonia de processo de aprendizagem individualizado); Histerectomia vaginal por laparoscopia (dificuldade na aquisição e manutenção de equipamentos e dispendiosa capacitação de profissionais)	5	

Tema	Frequência	Categoria
Preceptoria/Tutoria insuficiente; Necessidade de formação/educação permanente (trabalho interprofissional, ensino por competências, formação docente); Escassez de tempo/sobrecarga de trabalho; Sobrecarga de trabalho sem aumento na remuneração; Insuficiente integração entre tutores e preceptores; Falta de profissionais com perfil e disponibilidade; Discrepância da supervisão com a realidade do serviço; Ausência de feedback aos residentes por parte dos supervisores; Insegurança dos residentes com relação à capacidade do preceptor	12	**Dificuldades relacionadas à supervisão**
Dificuldades na retenção do treinamento	1	**Dificuldades relacionadas aos educandos**
Ansiedade como fator prejudicial ao desempenho acadêmico	1	
Indisponibilidade dos residentes para treinamento; Sobrecarga de trabalho assistencial; Sobrecarga de atividades; Desinteresse; Dificuldade de olhar para si mesmo	4	

Fonte: as autoras (2022)

7.4. Estratégias educacionais mediadas por tecnologias

Apresentamos o material obtido na Ênfase 4 da presente revisão de escopo, destacando que inovações no ensino da saúde incluem a reformulação dos currículos e adoção de metodologias ativas de ensino-aprendizagem, com incorporação de novas tecnologias. O incremento das tecnologias de comunicação instantâneas e de ambientes virtuais de aprendizagem (AVA) nas residências em saúde parece, portanto, uma tendência também no Brasil.

Tomando isso em consideração, investigamos "como vem se dando a incorporação do ensino-aprendizagem mediado por tecnologias de informação e comunicação (TICs)?" Nossa pesquisa anterior (Aguiar *et al.*, 2017) indicava a incorporação de TICs no ensino e gestão das residências, inclusive na adoção de estratégias de educação a distância no componente teórico da formação especializada.

A Ênfase 4 (Apêndice G) foi a que obteve menos registros, por isso optamos por incorporá-la como assunto deste capítulo. Direcionamos nosso olhar para estratégias educacionais realizadas remotamente por meio da internet; não foram abordadas, assim, tecnologias como simulações e videogravações, que já vêm sendo utilizadas presencialmente na formação em saúde. Dos 237 (Apêndice A) artigos que compõem o escopo da pesquisa, 13 (5,5% do total) (Apêndice G) foram considerados afeitos à Ênfase 4 e apenas 2 (0,84% do total) (Apêndice M) tinham essa ênfase como seu objeto, ambos da Residência Médica. O artigo intitulado "Integração das residências de Medicina de Família e Comunidade do estado de Pernambuco utilizando videoconferência", de 2014, descreve a integração de programas de residência, buscando superar a barreira comunicacional entre eles por meio da utilização da videoconferência, compreendendo-a como "uma forma dinâmica de conectar pessoas distantes geograficamente e promover encontros em vias do aperfeiçoamento clínico e profissional" (Carneiro *et al.*, 2014, p. 236)[39].

Já o artigo "Experience with an internet-based course for Ophthalmology residents", publicado em 2012, descreve a primeira experiência com uma disciplina a distância para médicos residentes de Oftalmologia da Faculdade de Ciências Médicas da Universidade Estadual de Campinas (Unicamp). Os autores destacam que, a despeito das muitas vantagens da internet, os residentes em Medicina ainda relutam bastante em utilizá-la e, nesse sentido, "Considering the context of information and communication technologies, there is a pressing need to reformulate continuing medical education in order to meet the demand of this new developing world" (Carvalho *et al.*, 2012, p. 63)[41].

Com relação à pergunta "A publicação menciona atividades de ensino mediadas por Tecnologias de Informação e Comunicação (TICs)?", que consta em nossa ficha de extração (Apêndice B), em apenas nove artigos havia menções, correspondendo a 3,8% do escopo. Entre as atividades mencionadas, encontramos: acesso à internet, processo de busca de informação em bases de dados e publicações eletrônicas, telemedicina, videoconferência, cursos e treinamentos a distância por meio de plataformas de Ensino a Distância (EaD). O artigo de Machado et al. (2018b)[110] defende os ganhos possibilitados pela EaD, até mesmo no que tange às trocas e aos diálogos entre diversos atores do processo formativo. Os autores afirmam, com base em entrevistas com residentes, que

> [...] as atividades realizadas a distância em uma plataforma virtual possuem potencial educativo, e quando são organizadas a contento têm capacidade de envolver os diversos atores [e apontam, ainda], a necessidade de estruturação dessas atividades e a sua condução horizontal, permitindo discussões e troca de saberes. (Machado et al., 2018b, p. 3)[110].

Nossa ficha de extração também abordou se "A publicação menciona utilização de ambiente virtual de aprendizagem (AVA)?", e somente três artigos aparecem mencionados positivamente (1,3% do escopo), sendo dois de Residência Médica, intitulados "Experience with an internet-based course for Ophthalmology residents", de Carvalho et al. (2012)[41]; e "Uma proposta para o ensino de informática em saúde na residência médica", de Motta (1999)[131]; e um de Residência Multiprofissional, de Machado et al. (2018b)[110], intitulado "Representações de profissionais residentes acerca das estratégias pedagógicas utilizadas no processo formativo da residência multiprofissional". As funcionalidades apontadas foram: comunicação, compartilhamento de informações e de atividades-saberes (Machado et al., 2018b)[110]; oferta de curso de Oftalmologia pela internet usando modelo TelEduc (Carvalho et al., 2012)[41]; e avaliações e simulações (Motta, 1999)[131]. Apenas um artigo, o de Carvalho et al. (2012)[41], mencionou o ente responsável pelo desenvolvimento do AVA, no caso, o Núcleo de Informática Aplicada à Educação, da Unicamp.

O escopo menciona estratégias de ensino a distância, permitindo alcançar muitas pessoas, potencializando a capacidade de formação profissional e prestando-se a iniciativas de educação continuada e permanente, voltadas para o aprimoramento da força de trabalho em saúde. Em pesquisa anterior (Aguiar et al., 2017), estudamos a iniciativa espanhola da Consejería de Sanidad de Andalusia (equivalente à Secretaria Estadual de Saúde) no desenvolvimento, treinamento e utilização de uma plataforma eletrônica para gestão da residência, educação de residentes (até mesmo com cursos comuns para várias especialidades), e desenvolvimento profissional de tutores (preceptores). A iniciativa aponta um caminho interessante que se beneficiará da convergência de interessados na formatação de uma solução tecnológica conjunta, que dê conta de desafios comuns enfrentados por programas diversos.

Com o isolamento preconizado pelas autoridades sanitárias no enfrentamento da pandemia de SARS-CoV-2, esperávamos uma maior presença, no escopo, de iniciativas de ensino remoto. Nossa busca bibliográfica nas bases, provavelmente, foi precoce, considerando os tempos que decorrem entre a produção de material publicável e sua indexação. Nas residências, em se tratando de prestação de serviços de saúde, é esperado que os programas, em geral, tenham mantido pelo menos parte de suas atividades práticas. Nesse sentido, acreditamos que, com o devido tempo para produção, submissão e publicação de descrições e análises sobre o ensino no período pandêmico, será possível identificar, em busca futura, mais relatos de inovações no componente teórico do ensino relacionadas a tecnologias educacionais mediadas pela internet.

Mas é preciso pontuar algumas lacunas ou raridades na abordagem do treinamento de habilidades e técnicas. O ensino dos métodos de pesquisa e utilização de evidências, por exemplo, é assunto raro na literatura sobre residências. Registramos somente dois artigos do escopo que mencionam explicitamente iniciativas de ensino da informação científica, o que nos parece insuficiente, considerando que os egressos das residências terão décadas de prática profissional nas quais necessitarão de atualização constante.

O componente menos estudado, entre as competências, refere-se a atitudes, capacidades afeitas a condutas desejáveis que podem ser consideradas elementos da competência compatíveis com o chamado "novo profissionalismo" (Campos, 2011), englobando atitudes profissionais perante os pacientes/usuários e perante a própria prática, com reflexos para a identidade profissional. Tal componente, no entanto, é de extrema relevância na formação dos especialistas em saúde.

Outro aspecto que não aparece explicitamente no escopo, mas que consideramos importante ressaltar, é a ocorrência de situações de abuso de poder em serviços de saúde e em instituições de ensino superior, envolvendo as relações de supervisão. Nossa pesquisa anterior (Aguiar et al., 2017) documentou um exemplo de residente sendo coagida por seu preceptor a documentar uma intervenção cirúrgica da qual ela não havia participado, bem como as sanções que o cirurgião lhe impôs por se recusar a fazê-lo.

A falta de ingerência administrativa da coordenação de programas sobre o corpo funcional dos serviços onde a residência ocorre não respalda ações mais enérgicas para coibir atitudes indesejadas, implicando desgastes nas relações entre preceptores, residentes e profissionais de saúde. Por outro lado, favorecimentos e relações de compadrio podem ocorrer sem que cheguem a se tornar foco de investigação. Temas de interesse coletivo para a gestão das residências, como assédio moral e violência psicológica, que têm efeitos expressos em um "currículo oculto" de desrespeito que se transmite por gerações, merecem ser mais bem estudados.

Uma inovação que merece nota aparece em 26 artigos (11% do escopo) que mencionam a utilização de simulação(ões) no ensino da residência. A Cirurgia Geral e as demais especialidades cirúrgicas são as que mais relatam a utilização de simulação no ensino-aprendizagem de habilidades e técnicas[55].

O capítulo a seguir (capítulo 8) destaca elementos da Comunicação, também coletados como componente do tema do ensino-aprendizagem abordado na Ênfase 3.

Referências

AGUIAR, A. C. (org.). **Preceptoria em programas de residência**: ensino, pesquisa e gestão. Rio de Janeiro: Cepesc Editora; IMS; Uerj, 2017. Disponível em: https://preceptores.icict.fiocruz.br. Acesso em: 27 set. 2022.

ARAÚJO, E. F. S. *et al.* Referências político-institucionais e normativas da oferta de programas de residência no Brasil. *In*: AGUIAR, A. C. (org.). **Preceptoria em programas de residência**: ensino, pesquisa e gestão. Rio de Janeiro: Cepesc Editora; IMS; Uerj, 2017. Disponível em: https://preceptores.icict.fiocruz.br. Acesso em: 27 set. 2022.

BRASIL. Ministério da Educação. **Resolução CNRMS nº 2, de 13 de abril de 2012**. Dispõe sobre Diretrizes Gerais para os Programas de Residência Multiprofissional e em Profissional de Saúde. Brasília, DF: MEC, 2012. Disponível em: http://portal.mec.gov.br/index.php?option=com_docman&view=download&alias=15448-resol-cnrms-n2-13abril-2012&Itemid=30192. Acesso em: 9 out. 2023.

---

[55] Um artigo, por exemplo, da área de cirurgia geral aborda a utilização da "colecistectomia laparoscópica em simulador de realidade virtual por residentes de primeiro ano" (Gasperin; Zanirati; Cavazzola, 2018, p. 2)[80], comparando seus resultados com os obtidos por residentes do segundo ano, "cuja maior parte do treinamento de colecistectomia laparoscópica ocorreu em bloco cirúrgico". Mas também encontramos, como no artigo de Cicarelli *et al.* (2005, p. 152)[49], relato do uso de simuladores de anestesia no treinamento de eventos adversos durante a anestesia, podendo "promover o desenvolvimento e manutenção de habilidades e permitir respostas rápidas a incidentes raros, porém graves numa anestesia".

CAMPOS, A. I. Nuevo profesionalismo, educación médica y sistemas de salud. **Ciênc. Saúde Coletiva**, Rio de Janeiro, v. 16, n. 6, p. 2.725-2.732, 2011. DOI 10.1590/S1413-81232011000600011. Disponível em: https://www.scielo.br/j/csc/a/3sbkkmXdPW7BfwJtLDFHJdC/?lang=es#:~:text=Nuevo%20profesionalismo%20y%20educaci%C3%B3n%20m%C3%A9dica&text=El%20%22nuevo%20profesionalism1860%22%20parte%20de,paciente%2C%20autonom%C3%ADa%20y%20justicia%20social. Acesso em: 3 mar. 2022.

8

A COMUNICAÇÃO COMO TEMÁTICA NA LITERATURA SOBRE RESIDÊNCIAS EM SAÚDE NO BRASIL

Adriana Cavalcanti de Aguiar
Irene Rocha Kalil

Em nossa análise da literatura sobre residências em saúde no Brasil, a comunicação foi incluída na categoria Capacidade relacional, que abrange comportamentos e atitudes profissionais manifestos nas interações com pacientes, famílias, equipes e comunidades (capítulo 7)[56]. A capacidade relacional abarcaria um conjunto de atributos desejáveis que vem sendo abordado como "profissionalismo" ou "novo profissionalismo" (Campos, 2011). Destacamos a comunicação no presente capítulo específico pois, dos 237 artigos que compuseram o escopo estudado (Apêndice A)[57], cerca de 30% (72 artigos) mencionam a temática.

Nossa premissa é de que a comunicação é uma competência (e não apenas uma habilidade) de crucial importância na formação especializada em saúde, portanto envolve o aprendizado de componentes conceituais, procedimentais e atitudinais. No sentido do fortalecimento do Sistema Único de Saúde (SUS), a comunicação pode considerar a cultura e a linguagem dos usuários, influenciando o estabelecimento de relações menos hierarquizadas nos serviços de saúde.

Entre os 72 artigos que mencionam a comunicação, somente 8 foram publicados antes da homologação de Diretrizes Curriculares Nacionais (DCN) para cursos de graduação em saúde (a partir de 2001), que reconhecem a comunicação como uma das "Competências Gerais" (Brasil, 2001)[58]. Ao abordarem as necessidades de formar profissionais aptos a atuar na atenção

---

[56] A capacidade relacional inclui ainda a Colaboração interprofissional/trabalho em equipe.

[57] As referências selecionadas, analisadas e incluídas em nossa revisão de escopo constam no Apêndice A e estão indicadas em sequência alfanumérica crescente em sobrescrito a cada citação ao longo dos capítulos.

[58] Em 2014, novas DCN para cursos de Medicina foram homologadas pelo Conselho Nacional de Educação (Brasil, 2014).

às necessidades de saúde, Aguiar *et al.* (2017, p. 117) destacaram como "as práticas comunicativas estabelecidas nos diversos contextos que se verificam em serviços de saúde no Brasil contribuem ou dificultam a desejada mudança no modelo de atenção à saúde e influenciam no êxito do cuidado".

Tradicionalmente, a comunicação na prática assistencial está associada à obtenção de informações na anamnese, e ao partilhamento de condutas e orientações ao paciente/usuário. Mais recentemente, a comunicação tem sido reconhecida como via de mão dupla, "permitindo, no momento em que o indivíduo busca atendimento de saúde, o encontro de duas visões de mundo diferentes" (Oliveira, 2002, p. 65).

Entendemos a comunicação efetiva como um processo de negociação de sentidos, que se estabelece nas interações, e seu papel na saúde extrapola o âmbito da técnica: a boa comunicação implica uma interpretação de elementos dos contextos de prática (e de vida), beneficiando-se de conhecimentos das ciências humanas e sociais. Em nosso escopo, a comunicação aparece tanto numa acepção mais instrumental quanto como capacidade mais complexa (Araújo; Cardoso, 2007). Os artigos abordam a comunicação de diversas formas e em relação a diferentes atores e contextos das residências. O Quadro 8.1 sumariza os aspectos da comunicação abordados nos artigos analisados, organizados por ordem alfabética e tomando como referência o sobrenome do/a primeiro/a autor/a.

Quadro 8.1 – Artigos que mencionam a comunicação

Autor/ano	Sentidos sobre Comunicação
Anderson *et al.* (2007)[7]	Destaca a necessidade de desenvolver habilidades[59] de comunicação e educação em saúde na formação de médicos de família e comunidade.
Araújo *et al.* (2017)[9]	Menciona a comunicação entre profissionais e as habilidades interpessoais no contexto da multiprofissionalidade.
Arruda *et al.* (2018)[10]	Menciona o uso do WhatsApp para gestão, comunicação e planejamento no trabalho em saúde.
Barreiros *et al.* (2020)[16]	Menciona desenvolvimento de habilidade de comunicação (*communication observation tool*) como componente da formação de preceptores.

---

[59] A literatura em geral trata a comunicação como habilidade, de modo que acataremos a nomeação dada pelos autores, destacando, no entanto, nosso entendimento da comunicação na saúde como capacidade complexa, mais bem compreendida como competência profissional.

Autor/ano	Sentidos sobre Comunicação
Beker, Feliciano e Machado (2016)[21]	Menciona a comunicação horizontal no processo de trabalho e formação na residência multiprofissional.
Berger et al. (2020)[22]	Enfatiza a importância do ensino de habilidades de comunicação na formação do preceptor.
Boéchat et al. (2007)[28]	Entende comunicação e relacionamento interpessoal como componentes de um conjunto de competências essenciais.
Botti e Rego (2010)[31]	Menciona a comunicação como habilidade no contexto da discussão sobre o processo de ensino-aprendizagem/currículo da residência.
Carneiro et al. (2014)[39]	Aborda comunicação a distância, facilitação da comunicação, e superação da barreira comunicacional, enfatizando processos de troca mediados por tecnologias.
Carvalho et al. (2012)[41]	Trata de curso a distância, discutindo o papel da internet nas transformações na forma de as pessoas se comunicarem.
Casanova, Batista e Moreno (2018)[44]	Aborda comunicação eficaz e comunicação entre profissionais.
Castells, Campos e Romano (2016)[45]	Tratando de atributos de preceptores na Medicina de Família e Comunidade, enfoca a abordagem dos pacientes e a preceptoria.
Christofoletti et al. (2015)[49]	No contexto de residência multiprofissional, destaca a informação e o conhecimento da realidade no planejamento de intervenções, e o papel da interação/comunicação na equipe multiprofissional.
Costa, Costa e Pereira (2021)[52]	Cita a comunicação dos professores como fator do ambiente educacional.
Cutait et al. (2006)[57]	Aponta a capacidade de comunicação como atributo a ser avaliado no processo seletivo para ingresso na residência.
Dantas et al. (2019)[59]	Capacidade de comunicação apontada como uma das competências dos preceptores.
De Marco et al. (2011)[60]	Abordando os fatores da "dificuldade de ajudar", cita os processos de comunicação e diagnóstico como questões a serem trabalhadas com os residentes.
Demogalski et al. (2021)[62]	Artigo sobre qualificação da residência multiprofissional na opinião de preceptores, a comunicação é citada nas relações interpessoais, observando entraves à comunicação, cabendo esclarecer problemas, resolver conflitos e expressar sentimentos.

Autor/ano	Sentidos sobre Comunicação
Duarte et al. (2005)[66]	Cita comunicação, currículo, supervisão, avaliação, entre outros elementos da gestão de um programa de residência multiprofissional.
Esper et al. (2013)[67]	Menciona consequências da comunicação na relação paciente-equipe de saúde e usuário-família-comunidade, no contexto do Programa Saúde da Família.
Feijó et al. (2019)[69]	Menciona a comunicação de más notícias e destaca a capacitação em comunicação no aprimoramento do cuidado e como conteúdo de programa de treinamento em docência na residência.
Fernandes et al. (2016)[70]	Menciona a necessidade de desenvolvimento de habilidades interpessoais e de comunicação na formação em cirurgia.
Fernandes et al. (2015)[72]	Aborda fatores de melhora nos processos de comunicação.
Ferreira, Varga e Silva (2009)[74]	Aborda a comunicação no âmbito da "mediação simbólica da linguagem".
Garcia et al. (2018)[80]	Menciona a comunicação no bojo de atribuições da preceptoria, tratando de relações dialógicas, interpessoais e horizontais.
Gouveia et al. (2017)[85]	Cita a comunicação como *social skill*.
Izecksohn et al. (2017)[88]	Aborda a formação do preceptor, que deve exercer papel de interlocução e escuta.
Justino, Oliver e Melo (2016)[89]	Menciona o uso das TICs, exemplificando-o com o uso de blog como mecanismo de comunicação. Trata a comunicação como ferramenta.
Lemos et al. (2018)[96]	Menciona a melhora da comunicação interna da equipe.
Lessa (2000)[99]	Cita a importância da comunicação no currículo, a comunicação com a comunidade, e a comunicação social em saúde.
Lima, Araújo e Lima (1985)[103]	Associa conhecimento clínico do psiquiatra e capacidade de comunicação com outras especialidades.
Machado et al. (2018a)[109]	A comunicação é apontada como desafio/fragilidade no processo formativo (representações dos residentes).
Machado et al. (2018b)[110]	Num currículo baseado em competências, destaca a comunicação como nuclear e adota a gravação de consultas na avaliação da comunicação dos residentes.

Autor/ano	Sentidos sobre Comunicação
Machin et al. (2019)[111]	Menciona a influência do gênero do profissional na relação médico-paciente em processo de abortamento, e a adoção de comunicação não violenta.
Magnabosco et al. (2015)[112]	Menciona a percepção de egressos da necessidade de habilidade de comunicação em residência em Gerência de Serviços de Enfermagem.
Manissadjian e Okay (1983a)[115]	Destaca a necessidade de o pediatra estabelecer comunicação adequada com a família do paciente.
Manissadjian e Okay (1983b)[116]	Sobre as habilidades e competências a serem desenvolvidas pelo residente em pediatria, cita a comunicação e destaca que cabe ao programa orientar no diálogo com a família do paciente.
Motta (1999)[131]	Em proposta de ensino de informática na residência médica, menciona as redes de comunicação como facilidade de comunicação com outros profissionais.
Nascimento e Oliveira (2010)[134]	Enfoca o "agir comunicativo" e da importância da comunicação no cuidado, trazendo conceitos como diálogo, escuta e acolhimento, no contexto da formação em saúde da família e comunidade.
Nascimento, Tramontini e Garanhani (2011)[135]	Na discussão do cuidado em suas várias vertentes, menciona a importância da adequação da linguagem médica e a comunicação efetiva entre médico e paciente.
Neves e Oliveira (2015)[137]	Menciona cartilhas como recurso educacional em ações de saúde dos residentes, o que consideramos estar na interface comunicação/educação em saúde.
Nowinski (1983)[139]	Destaca a biblioteca hospitalar na formação especializada o potencial do Centro Latino-Americano de Informação em Saúde (Bireme) em melhorar a comunicação entre produtores e utilizadores de informação biomédica.
Oliveira, Lederman e Batista (2014)[142]	Cita a comunicação como competência.
Olivieri (1976)[150]	Acerca dos princípios e critérios para organização e planejamento de ensino, menciona a comunicação (em geral) e a comunicação interpessoal.
Paiva et al. (2020)[151]	Enfoca a comunicação como elo entre médico e paciente, como elemento de vínculo, no âmbito dos cuidados paliativos.

Autor/ano	Sentidos sobre Comunicação
Paiz e Dallegrave (2017)[152]	No contexto de avaliação de uma residência multiprofissional, defende a comunicação constante entre os diferentes pilares da formação em saúde.
Pereira e Tavares (2016)[156]	Comunicação dialógica entre preceptor e residente é apontada como elemento da preceptoria em residência multiprofissional.
Petta (2013)[159]	Numa análise do Pró-Residência, a comunicação a distância (Telessaúde) na interlocução e segunda opinião formativa.
Piazzolla, Scoralick e Sousa (2012)[160]	Enfocando atividade de Clube de Revista no aprendizado, destaca a interação e comunicação entre profissionais e o desenvolvimento da habilidade de apresentação oral.
Pontes e Torreão (2019)[165]	Sobre a escolha da especialidade, menciona a participação dos graduandos em ligas acadêmicas, associando, às capacidades de gestão e liderança, a de comunicação.
Ramos e Rennó (2018)[166]	Comunicação e liderança aparecem entre as competências sociais e relacionais.
Rodrigues et al. (2019)[171]	Aporta discussão sobre educação e comunicação e cita a comunicação como habilidade.
Rodríguez, Cassias e Kolling (2008)[174]	Como componente de uma proposta curricular para residência em Medicina de Família e Comunidade, menciona o desenvolvimento da comunicação oral.
Rodriguez et al. (2020)[173]	No relato de um curso de neurologia para residentes em Psiquiatria, menciona a necessidade de comunicação com a equipe, pacientes e familiares (*"communication skills"*).
Romão et al. (2019)[175]	Tratando do profissionalismo na residência médica, menciona a comunicação entre os atributos do médico.
Romão e Sá (2019a)[176]	Aborda a formação orientada por competências, citando as habilidades de comunicação e relacionamento interpessoal.
Sales, Barros Filho e Oliveira (2021)[180]	Focado na percepção de residentes e preceptores sobre o uso do registro clínico baseado em problemas, cita a comunicação como competência relacional e destaca a facilitação da comunicação.
Salvador et al. (2011)[181]	Sobre o funcionamento e processos de trabalho de uma residência multiprofissional, menciona a função de mediação simbólica da linguagem.

Autor/ano	Sentidos sobre Comunicação
Sanchez e Rodrigues (2020)[183]	Comunicação é citada na avaliação de um programa de residência médica em Ginecologia e Obstetrícia por egressos.
Setubal et al. (2018)[196]	Aborda a comunicação de más notícias e cita a comunicação como habilidade.
Setubal et al. (2017)[197]	Analisa percepções dos residentes sobre um programa de treinamento em comunicação de más notícias ("*Health communication. Communication skills*").
Silva, Koch e Sousa (2007)[201]	Na avaliação do perfil do médico residente ou especializando em Radiologia menciona dificuldades e necessidade de desenvolver a competência para comunicação verbal e não verbal.
Silva et al. (2015)[202]	Aborda a comunicação como competência, entre outros elementos, como trabalho em equipe, cuidado integral, construção coletiva do conhecimento, vínculo com pacientes e familiares.
Sória et al. (2007)[211]	Avaliando o ensino e a prática da histerectomia no Brasil, aponta precariedade da comunicação em serviços de saúde.
Souza e Lima (2016)[214]	Tratando do ensino da psicoterapia de grupo na formação do residente em Psiquiatria, cita a comunicação e os diferentes saberes.
Souza e Ferreira (2019)[216]	Na percepção de residentes e preceptores sobre a preceptoria na residência multiprofissional, a comunicação aparece como atributo necessário.
Torres e Fischer (2019)[221]	Menciona dificuldades na comunicação de más notícias pelos residentes.
Toso, Souza e Ribeiro (2019)[223]	Sobre a avaliação do médico residente menciona, entre os fatores a serem avaliados, a conversa com familiares (o que falar, como falar e para quem falar) e a capacidade de comunicação.
Valente e Caldato (2019)[225]	As habilidades de comunicação entram compondo requisitos para elaboração de matriz de competências para residência em Endocrinologia e Metabologia.
Velho (2012)[226]	Na visão dos residentes sobre o funcionamento da residência médica, as "ferramentas de comunicação" são citadas como parte do processo formativo.
Volich (2001)[230]	Trata de dilemas da formação médica e inclui a comunicação interpessoal e institucional, destacando o papel do tutor como mediador nas discussões com os residentes.

Autor/ano	Sentidos sobre Comunicação
Wuillaume e Batista (2000)[231]	A capacidade de comunicação é mencionada entre os atributos do preceptor na residência médica em pediatria.

Fonte: as autoras (2022)

Nas leituras e releituras dos trechos selecionados com o uso da ficha de extração que mencionam a comunicação, seguimos o referencial teórico-metodológico da análise de conteúdo (Bardin, 1977). Assim, realizamos análise temática, caracterizada pela identificação das unidades de registro (temas), que são recortes de sentido, de extensão variável, podendo corresponder a uma afirmação ou até várias contidas em um fragmento do texto, seguidas por um processo de categorização ou descoberta dos "'núcleos de sentido' que compõem a comunicação e cuja presença ou frequência de aparição podem significar algo para o objetivo analítico escolhido" (Bardin, 1977, p. 105).

Nossa análise de conteúdo resultou na formulação de sete categorias sobre a comunicação: a) como atributo do preceptor/professor; b) como atributo do residente; c) como capacidade social/interpessoal; d) no trabalho em equipe/multiprofissional (inclui relação profissional de saúde-paciente-família); e) como meio ou canal para interações; f) como ferramenta tecnológica da circulação de dados e informações; e g) como processo de mediação simbólica ou diálogo. Destacamos que essa classificação é uma aproximação, não se propondo a esgotar o assunto.

No que tange à comunicação como atributo do preceptor/professor, o papel de mediador dos preceptores há tempos vem sendo reconhecido na literatura (Wuillaume, 2000), o que presume a mediação de sentidos sobre conhecimentos e práticas. A concepção de comunicação como atributos de preceptores aparece expressa, por exemplo, em "Preceptoria em Medicina de Família e Comunidade: desafios e realizações em uma atenção primária à saúde em construção" (Izecksohn et al., 2017)[87], que valoriza atributos adequados à prática médica pautada no profissionalismo, exortando o bom preceptor a "saber ouvir, ter vontade de compartilhar seu conhecimento, ser organizado e saber se comunicar" (Izecksohn et al., 2017, p. 740)[88].

Tratando de docentes envolvidos com a residência, o artigo "Educational environment assessment by multiprofessional residency students: new horizons based on evidence from the Dreem" (Costa; Costa; Pereira, 2021)[52], o autoritarismo e a comunicação emergem como focos de necessário aprimoramento:

> [...] the encouragement of autonomy in learning, an emphasis on continuing education, teacher-centred teaching, authoritarianism, communication and the irritability of teachers were areas for improvement [...]. (Costa; Costa; Pereira, 2021, p. 434)[52].

A comunicação também aparece como <u>atributo do residente</u> no artigo "Improving Perinatology residents' skills in breaking bad news: a randomized intervention study" (Setubal *et al.*, 2018)[196], que enfoca registros de performances para posterior revisão pelos participantes, com feedback guiado, como opção de ensino da comunicação: "is useful to teach health care providers appropriate communication techniques and to deal with challenges surrounding patients' responses" (Setubal *et al.*, 2018, p. 139)[196].

Já o artigo "Proposta de um programa básico para a formação do médico residente em Radiologia e Diagnóstico por Imagem" (Boéchat *et al.*, 2007)[28], ao tratar da avaliação feita pelo preceptor, afirma que ela deve ser constituída por uma apreciação acerca da "aquisição de competências em cinco domínios: cuidados com o paciente, conhecimentos médicos, relacionamento interpessoal e comunicação, aprendizado a partir da prática e profissionalismo" (Boéchat *et al.*, 2007, p. 35)[28].

Uma acepção significativa da comunicação é como <u>capacidade social ou interpessoal na relação médico-paciente ou profissional de saúde-paciente</u>, como expressa no artigo "Breaking bad news training program based on video reviews and Spikes strategy: what do Perinatology residents think about it?", que aborda percepções de residentes sobre a dinâmica entre conhecimento técnico e comunicação com os pacientes, percebendo e indicando a necessidade de melhor treinamento para a comunicação médico-paciente (Setubal *et al.*, 2017, p. 556)[197]. O artigo "Residência médica integrada para o Programa de Saúde da Família" também valoriza "aspectos de comunicação em saúde: relação paciente-equipe de saúde e usuário-família-grupos de comunidade" (Esper *et al.*, 2013, p. 241)[67].

O material analisado no escopo indica reconhecimento da <u>comunicação no trabalho em equipe/multiprofissional</u>, pois "a prática colaborativa da EIP [Educação Interprofissional] promove a comunicação eficaz, a colaboração e o trabalho entre os membros da equipe e aprimora a assistência ao cuidado de saúde", sendo a comunicação entre profissionais vista como parte importante "do exercício cotidiano de trabalho" (Casanova; Batista; Moreno, 2018, p. 1.332)[44].

Já o artigo "Implantação de residência em Anestesiologia no interior do Nordeste do Brasil: impacto nos processos de trabalho e na motivação profissional" aporta evidências sobre comunicação na segurança do paciente, indicando que

> [...] os desfechos cirúrgicos podem ser melhorados mediante comunicação e interação efetiva entre anestesiologistas e cirurgiões que compõem equipes multidisciplinares, o que é altamente benéfico para os pacientes. (Fernandes *et al.*, 2015, p. 160)[72].

Identificamos o tema da comunicação como meio ou canal para interações, por exemplo, no artigo "Time management of Internal Medicine medical residents, São Paulo, Brasil" (Torres; Fischer, 2019)[221], que enfoca iniciativa de mentoria, percebendo a comunicação como "channel between the institution and the student" e como as estratégias institucionais de apoio social "were considered positive elements that facilitated the communication between residents and supervisors" (Torres; Fischer, 2019, p. 1.052-1.053)[221]. Já o artigo "O desenvolvimento da colaboração interprofissional em diferentes contextos de residência multiprofissional em Saúde da Família" (Arruda *et al.*, 2018, p. 1.319)[10] relata como, em um determinado território, a "comunicação interprofissional também acontecia por um dispositivo inusitado: a porta da interconsulta". Valorizando a importância dos contextos de prática, os autores defendem "a agilidade da comunicação entre os profissionais. Por isso, pode-se considerar essa porta como infraestrutura que permite o rápido intercâmbio de informações entre os profissionais" (Arruda *et al.*, 2018, p. 1.319-1.320)[10].

A comunicação também é compreendida como uma ferramenta tecnológica para a circulação de dados e informações, como no caso do artigo "Implantação do Programa de Residência em Medicina de Família e Comunidade da Secretaria Municipal de Saúde do Rio de Janeiro, Brasil" (Justino; Oliver; Melo, 2016)[89], que destaca a ampliação da atenção primária em saúde com "criação da Rede de Estações Observatórios de Tecnologias de Informação e Comunicação em Sistemas e Serviços de Saúde (OTICS)" (Justino; Oliver; Melo, 2016, p. 1.473)[89]; e como mecanismo de comunicação a criação de "um blog com publicações de periódicos, artigos recomendados, cadernos de APS, vídeos e aulas" (Justino; Oliver; Melo, 2016, p. 1.475)[89].

O artigo "Formação de médicos especialistas no SUS: descrição e análise da implementação do Programa Nacional de Apoio à Formação de Médicos Especialistas em Áreas Estratégicas (Pró-Residência)" (Petta, 2013)[159], do mesmo modo, relata que um dos critérios orientadores para identificação e seleção das instituições matriciadoras era "utilizar ferramentas de comunicação a distância para interlocução e segunda opinião formativa em sua prática de ensino" (Petta, 2013, p. 75)[159].

Uma última concepção de comunicação identificada na literatura analisada foi a de processo de mediação simbólica ou diálogo, como expressa no artigo "Trabalho em equipe multiprofissional: a perspectiva dos residentes médicos em Saúde da Família", no qual os autores afirmam que, "por meio da comunicação, ou seja, da mediação simbólica da linguagem, dá-se a articulação das ações multiprofissionais e a cooperação" (Ferreira; Varga; Silva, 2009, p. 1.423)[74]. Também o artigo "Projetos políticos e pedagógicos de residência de Enfermagem ao Idoso na perspectiva freiriana", de Rodrigues *et al.* (2019, p. 45)[171], enfatiza tal acepção, defendendo que "a educação é comunicação, é diálogo, na medida em que não é a transferência de saber, mas um encontro de sujeitos interlocutores que buscam a significação dos significados", e que se faz necessário "compreender que o diálogo, enquanto comunicação, estabelece ações de colaboração entre os sujeitos" (Rodrigues *et al.*, 2019, p. 46)[171].

À guisa de contribuição para o debate, nas categorias identificadas neste trabalho, observamos que sobressaem sentidos mais instrumentais da comunicação, seja numa perspectiva de artefatos tecnológicos, considerando, até sob influência da pandemia de Covid-19, o crescimento da utilização das TICs; seja numa perspectiva funcionalista ou desenvolvimentista da comunicação, para a qual

> [...] a comunicação é entendida como um processo de repasse de mensagens de um polo a outro, cuja maior preocupação, além de utilizar códigos reconhecíveis, é eliminar os chamados ruídos, as interferências que possam prejudicar a decodificação dessas mensagens. (Araújo, 2004, p. 166).

Os diversos sentidos da comunicação coexistem, entretanto, com visões complexificadas, abarcando sua face terapêutica, nas relações entre profissionais e pacientes, assim como sua importância nas relações interprofissionais e dos profissionais de saúde com a comunidade, exemplificando bem a categoria da comunicação como processo de mediação simbólica ou diálogo. Donato e Gomes (2010, p. 38) destacaram a presença, ainda escassa, em estudos do campo da Saúde ou da Educação, dos conhecimentos e práticas específicas da Comunicação, afirmando que nas décadas de 1970 e 1980 "havia a predominância de um domínio conceitual fragmentado, por vezes reduzido à dimensão mecanicista ou instrumental do processo comunicativo – marca ainda muito presente nos dias de hoje". Pontuamos, no entanto, que tal estado de coisas vem mudando, sobretudo a partir da inclusão da comunicação entre as competências necessárias à formação em saúde (Brasil, 2001) e, principalmente, com a ampliação da concepção de comunicação trazida na revisão das DCN para cursos de Medicina (Brasil, 2014), na qual a comunicação "atinge o âmbito da própria gestão dos serviços de saúde, bem como a produção e avaliação dos conhecimentos a serem utilizados nos processos de trabalho" (Aguiar *et al.*, 2017, p. 128).

Defendemos, como Spagnuolo e Pereira (2007), a necessidade de adotar, no campo da saúde, uma prática comunicacional "mais dialogada, das 'conversas', sensível a essas demandas, compartilhando com o 'outro' os novos sentidos dos novos caminhos dos novos sujeitos" (Spagnuolo; Pereira, 2007, p. 1.608). E essa adoção passa, necessariamente, pelo âmbito da formação, desde a graduação, passando pela formação de especialistas, e pela educação permanente e continuada. Há, ainda, um longo caminho pela frente, cabendo reforçar a pesquisa via aproximação entre os campos da saúde, da educação e da comunicação.

Referências

AGUIAR, C. A. *et al.* Análise crítica das novas Diretrizes Curriculares Nacionais para cursos de Medicina: a concepção de comunicação, cultura e contextos. *In*: D'AVILA, C.; TRIGUEIROS, U. (org.). **Comunicação, mídia e saúde**: novos agentes, novas agendas. Rio de Janeiro: Luminatti, 2017. p. 115-139. Disponível em: https://www.arca.fiocruz.br/bitstream/handle/icict/25311/WEB%20Comunicacao%20Midia%20Saude%20em%20baixa.pdf?sequence=2&isAllowed=y. Acesso em: 10 out. 2023.

ARAÚJO, I. S. Mercado simbólico: um modelo de comunicação para políticas públicas. **Interface – Comunicação, Saúde, Educação**, Botucatu, v. 8, p. 165-177, 2004. DOI 10.1590/S1414-32832004000100010. Disponível em: https://www.scielo.br/j/icse/a/mXPrpPYcQxGMCJZ3jN9CHGB/abstract/?lang=pt. Acesso em: 10 out. 2023.

ARAÚJO, I. S.; CARDOSO, J. M. **Comunicação e saúde**. Rio de Janeiro: Fiocruz, 2007.

BARDIN, L. **Análise de conteúdo**. Lisboa: Edições 70, 1977.

BRASIL. Ministério da Educação. Conselho Nacional de Educação. **Parecer CNE/CES nº 1133, de 7 de agosto de 2001**. Diretrizes curriculares nacionais dos cursos de graduação em enfermagem, medicina e nutrição. Brasília: MEC/CNE, 2001. Disponível em: https://normativasconselhos.mec.gov.br/normativa/view/CNE_pces113301.pdf?query=FAM%C3%8. Acesso em: 8 mar. 2022.

BRASIL. Ministério da Educação. **Resolução CNE/CES nº 3, de 20 de junho de 2014**. Institui Diretrizes Curriculares Nacionais do Curso de Graduação em Medicina e dá outras providências. Brasília, DF: MEC, 2014. Disponível em:http://portal.mec.gov.br/index.php?option=com_docman&view=download&alias=-15874-rces003-14&category_slug=junho-2014-pdf&Itemid=30192. Acesso em: 10 mar. 2023.

CAMPOS, A. I. Nuevo profesionalismo, educación médica y sistemas de salud. **Ciênc. Saúde Coletiva**, Rio de Janeiro, v. 16, n. 6, p. 2.725-2.732, 2011. Disponível em: https://www.scielo.br/j/csc/a/3sbkkmXdPW7BfwJtLDFHJdC/?lang=es#:~:text=Nuevo%20profesionalismo%20y%20educaci%C3%B3n%20m%C3%A9dica&text=El%20%22nuevo%20profesionalismo%22%20parte%20de,paciente%2C%20autonom%C3%ADa%20y%20justicia%20social. Acesso em: 3 mar. 2022.

DONATO, A. F.; GOMES, A. L. Z. O estudo da comunicação na formação dos profissionais de saúde: algumas questões e aproximações. **Boletim do Instituto de Saúde**, São Paulo, v. 12, p. 37-43, 2010. Disponível em: https://periodicos.saude.sp.gov.br/bis/article/view/34025. Acesso em: 10 out. 2023.

OLIVEIRA, F. A. Antropologia nos serviços de saúde: integralidade, cultura e comunicação. **Interface – Comunc., Saúde, Educ.**, Botucatu, v. 6, n. 10, p. 63-74, 2002. DOI 10.1590/S1414-32832002000100006. Disponível em: https://www.scielo.br/j/icse/a/vFvhTFfR3yX6hXQ9kX6xPVG/abstract/?lang=pt. Acesso em: 10 out. 2023.

SPAGNUOLO, R. S. S.; PEREIRA, M. L. T. Práticas de saúde em enfermagem e comunicação: um estudo de revisão da literatura. **Ciênc. Saúde Coletiva**, Rio de Janeiro, v. 12, n. 6, dez., p. 1603-1610, 2007. DOI 10.1590/S1413-81232007000600021. Disponível em: https://www.scielo.br/j/csc/a/4SzR5WmhPGcGBJvwntrJNVy/?lang=pt#.

WUILLAUME, S. M. **O processo ensino-aprendizagem na residência em Pediatria**: uma análise. 2000. Tese (Doutorado) – Instituto Fernandes Figueira, Fundação Oswaldo Cruz, Rio de Janeiro, 2000.

INSTÂNCIAS E MECANISMOS DE GESTÃO E GOVERNANÇA DAS RESIDÊNCIAS EM SAÚDE

Sidney Marcel Domingues
Adriana Cavalcanti de Aguiar

Voltamos nossa atenção agora para aspectos da gestão das residências e de elementos da governança que afetam sua oferta no Brasil. Caracterizando as publicações utilizadas como fontes de evidência, identificamos, no universo de 237 (Apêndice A)[60] publicações que compõem nosso escopo, 136 (57,4%) (Apêndice I) afeitas à Ênfase 6 (Instâncias e mecanismos de gestão e governança). A maioria se concentra na década de 2011 a 2021 (65 artigos, 47,8% dos artigos que abordam a temática), mas a tendência de aumento de interesse na temática da gestão e governança inicia-se na década precedente (2001-2010). Quanto ao objeto das publicações, nossa análise identificou 33 artigos (Apêndice O) com a temática da gestão e/ou governança como objeto, conforme a Tabela 9.1:

Tabela 9.1 – Distribuição das publicações afeitas à Ênfase 6 e que a apresentam como objeto

	Até 1990	1991 – 2000	2001 – 2010	2011 – 2021	Total
Afeitas à Ênfase 6	27	15	29	65	**136**
Ênfase 6 como objeto	12	4	6	11	**33**
Total	**39**	**19**	**35**	**76**	**169**

Fonte: os autores (2022)

O expressivo número de publicações afeitas à temática da gestão e governança no período anterior a 1990 provavelmente decorre da decisão da equipe de pesquisa por classificar dessa forma artigos que abordam a regulação da residência médica, assunto prevalente naqueles tempos.

---

[60] As referências selecionadas, analisadas e incluídas em nossa revisão de escopo constam no Apêndice A e estão indicadas em sequência alfanumérica crescente em sobrescrito a cada citação ao longo dos capítulos.

Pesquisamos, no grupo de artigos cujo objeto se insere na Ênfase 6, quais as instâncias mencionadas (Tabela 9.2):

Tabela 9.2 – Instâncias de gestão/governança mencionadas nas publicações que apresentam a Ênfase 6 como objeto

	Até 1990	1991 – 2000	2001 – 2010	2011 – 2021	Total
Comissão Nacional de Residência Médica (CNRM)	5	3	3	2	13
Coordenação do Programas	2	2	2	5	11
Outras	13	3	8	10	34
Total	20	8	13	17	58

Fonte: os autores (2022)

A CNRM foi a instância mais mencionada (13 menções[61]), seguida pela Coordenação do Programa (11 menções[62]). As "outras" instâncias de gestão incluem a universidade (Beker; Feliciano; Machado, 2016)[21], a gestão municipal (Duarte *et al.*, 2005)[66], a Comissão Estadual de Residência Médica (Sousa, 2004)[213], os Conselho Regional e Federal de Medicina (CFM) (Oliveira *et al.*, 2019a[143]; Sousa, 2004[213]; Ximenes Filho; Silva, 2006a[232]), a Fundação do Desenvolvimento Administrativo (Fundap) (Bevilacqua; Sampaio; Azevedo, 1990)[24], a Associação Brasileira de Educação Médica (Barbosa, 1984[13]; Lopes; Batista, 1999[106]; Oliveira *et al.*, 2019a[143]), a Associação Nacional dos Médicos Residentes (Barbosa, 1984[13]; Vieira, 1976[228]; Ximenes Filho; Silva, 2006a[232]), a Associação Médica Brasileira (Barbosa, 1984[13]; Vieira, 1976[228]; Ximenes Filho; Silva, 2006a[232]), a Coordenação de Aperfeiçoamento de Pessoal de Nível Superior [Ministério da Educação (MEC)] (Ferreira; Figueira, 1978)[73], o Conselho de Desenvolvimento Econômico e Social (Yunes; Winge; Herrera, 1979)[236], o Conselho Federal de Odontologia (Silva; Jogaib; José, 1981)[198], o Conselho Nacional de Educação (Barbosa, 1984[13]; Oliveira *et al.*, 2019a[143]; Yunes; Winge; Herrera, 1979[236]), o Conselho Nacional de Saúde

---

[61] Barbosa (1984)[13]; Bevilacqua; Sampaio; Azevedo (1990)[24]; Calil (1999)[35]; Lana-Peixoto (1989)[94]; Lopes; Oliveira; Cunha (2006)[103]; Lopes; Batista, (1999)[105]; Nascimento; Oliveira (2006)[132]; Oliveira *et al.* (2019b)[144]; Rosa (1981)[179]; Sampaio *et al.* (1997)[182]; Santos (1982)[191]; Simas *et al.* (2018)[209]; Sousa (2004)[213].

[62] Alessio; Sousa (2016)[5]; Bevilacqua; Sampaio; Azevedo (1990)[24]; Calil (1999)[35]; Duarte *et al.* (2005)[65]; Izecksohn *et al.* (2017)[87]; Martins *et al.* (2017)[121]; Nascimento; Oliveira (2006)[132]; Oliveira *et al.* (2019a)[143]; Petta (2013)[159]; Jogaib; José (1981)[198]; Sampaio *et al.* (1997)[182].

(Oliveira *et al.*, 2019a)[143], a Comissão de Ensino Médico (Ferreira; Figueira, 1978)[73], a Direção Executiva Nacional dos Estudantes de Medicina (Oliveira *et al.*, 2019a)[143], o Instituto Nacional de Assistência Médica da Previdência Social (Lopes; Batista, 1999)[106], o Instituto Nacional de Estudos e Pesquisas Educacionais Anísio Teixeira, o MEC[63] e o Ministério da Saúde (Oliveira *et al.*, 2019a)[143].

Nas residências, a gestão de processos formativos complexos em serviços de saúde exige o desempenho de múltiplas atribuições ao gestor/coordenador de programas de residência[64] (Aguiar, 2017; Aguiar *et al.*, 2017). Identificamos 16 artigos[65] que abordam as atribuições do gestor/coordenador dos programas de residência, destacando-se as atribuições do gestor/coordenador no âmbito da instituição/programa de residência; atribuições do gestor/coordenador relacionadas com outras instituições/outros programas de residência, e atribuições do gestor/coordenador relacionadas com o bem-estar do residente.

Em relação às atribuições do gestor/coordenador no âmbito da Instituição/programa de residência, 12 artigos[66] (75% dos que têm a Ênfase 6 como objeto) indicam questões relevantes para o bom andamento dos programas, como a carga horária preservada para atividades de gestão: "para a coordenação de um programa de residência [...] o coordenador precisa dedicar cerca de oitenta por cento do seu tempo" (D'Andrea, 1970, p. 423)[58]. Exemplos da multiplicidade de funções de gestão aparecem já em artigo sobre a residência em Odontologia, publicado nos anos 1980:

> À coordenação da residência odontológica compete: 1. Organizar o plano de trabalho a ser executado pelos odontólogos residentes. 2. Dirigir, orientar, coordenar e controlar a execução dos programas de trabalho a cargo do R.O. 3. Propor providências ou sugestões com vistas ao aprimoramento das atividades atinentes a R.O. 4. Fixar

---

[63] Lopes; Batista (1999)[105]; Nascimento; Oliveira (2006)[132]; Oliveira *et al.* (2019a)[143]; Petta (2013)[159]; Rosa (1981)[179]; Ximenes Filho; Silva (2006a)[232].

[64] Segundo a Resolução da Comissão Nacional de Residência Médica (CNRM) 16, de 30 de setembro de 2022, que dispõe sobre a estrutura, organização e funcionamento das Comissões de Residência Médica (Coremes), o cargo de coordenação de programa é nomeado como "Supervisor" (Brasil, 2022).

[65] Arruda *et al.* (2018)[10]; Castro; Nóbrega-Therrien (2009)[47]; Casanova; Batista; Moreno (2018)[44]; D'Andrea (1970)[57]; Demogalski *et al.* (2021)[61]; Macedo *et al.* (2009)[107]; Martins *et al.* (2017)[121]; Nogueira-Martins; Stella; Nogueira (1997)[138]; Oliveira *et al.* (2019a)[143]; Oliveira *et al.* (2019b)[144]; Oliveira Filho; Sturm; Sartorato (2005)[149]; Romão; Sá (2019a)[176]; Sanchez; Rodrigues (2020)[183]; Santos (2009)[188]; Silva; Jogaib; José (1981)[198]; Silva *et al.* (2016a)[200].

[66] Arruda *et al.* (2018)[10]; Casanova; Batista; Moreno (2018)[44]; Castro; Nóbrega-Therrien (2009)[47]; D'Andrea (1970)[57]; Demogalski *et al.* (2021)[61]; Oliveira *et al.* (2019a)[143]; Oliveira Filho; Sturm; Sartorato (2005)[149]; Romão; Sá (2019a)[176]; Sanchez; Rodrigues (2020)[183]; Santos (2009)[188]; Silva; Jogaib; José (1981)[198]; Silva *et al.* (2016a)[200].

> as escalas de plantão, e sequência do rodízio, segundo o setor de treinamento escolhido pelo residente. 5. Indicar o residente-chefe. 6. Designar o substitutivo eventual do residente-chefe. 7. Aplicar as penas de repreensão e propor à autoridade superior a imposição da pena de suspensão. 8. Reunir-se, periodicamente, com os residentes para o estudo de assuntos relacionados com o desenvolvimento das atividades peculiares a R.O. 9. Fornecer boletim estatístico anual das atividades da coordenação. 10. Manter atualizadas as fichas de assentamentos individuais dos residentes. 11. Baixar ordens de serviço para execução das atribuições específicas da coordenação da residência odontológica. 12. Justificar e abonar faltas. (Silva *et al.*, 1981, p. 30)[198].

Mais recentemente, o bom funcionamento de programas foi associado à comunicação e à troca de informações entre os atores-chave da residência, com consequências para a coordenação:

> No tangente à comunicação entre coordenação, preceptoria, tutoria e residência tornam-se evidente a necessidade de que seja estabelecido um cronograma com efetiva periodicidade de comunicação formal, ou seja, reuniões técnicas com caráter informativo e que indiquem diretrizes concisas. (Demogalski *et al.*, 2021, p. 139)[62].

Além dos desafios inerentes ao ensino-aprendizagem prático, à residência compete promover sua integração com os elementos da teoria. Como consequência para o planejamento, o gestor aparece no papel de responsável pela coordenação de um plano de ensino que articule os objetivos do curso, cabendo alinhar teoria e prática com as competências profissionais desejáveis:

> É muito importante, ao se elaborar um plano de ensino, definir bem os conteúdos e que um dos critérios para os selecionar é vinculá-los aos objetivos do curso. No caso da RMFC de Fortaleza, objeto desse estudo, todos os temas abordados em sala de aula ou nas sessões de prática nas unidades de saúde deveriam estar de acordo com as competências (objetivos educacionais) requeridas a um médico de família e comunidade, uma vez que estas estão inseridas no planejamento curricular do curso. (Castro; Nóbrega-Therrien, 2009, p. 218)[47].

O gestor/coordenador de programa de residência toma decisões sobre atividades obrigatórias do itinerário formativo, como no caso de um programa de Cirurgia Geral:

> Os estágios obrigatórios, cada um deles com duração de 30 dias, são em C. [Cirurgia] Torácica, C. Vascular, C. Plástica, C. De Cabeça e Pescoço, C. Pediátrica, Proctologia, Urologia, Técnica Operatória e Emergência e podem ser realizados a critério do Coordenador do Programa no R1 ou no R2. (Santos, 2009, p. 272)[188].

Adicionalmente, há coordenadores que participam diretamente de atividades formativas (D'Andrea, 1970)[58], chegando a conduzir ações educativas conforme o preconizado pela Política Nacional de Educação Permanente (PNEPS) e os princípios do Sistema Único de Saúde (SUS) (Silva et al., 2016a)[200].

Quanto ao monitoramento e à avaliação de programas de residência, é vista como necessária a integração dos responsáveis pela condução das atividades (Demogalski et al., 2021)[62]. Quando a integração é falha, os resultados desejáveis para a experiência do residente não são atingidos:

> As fragilidades mais frequentemente apontadas pelos egressos para cada ano foram "Falta de acompanhamento, supervisão e orientação da preceptoria/docência" durante o R1 [...]. Observou-se também percentual menor, porém relevante, para as categorias "Falta de organização da grade horária do programa", "Pouca dedicação a suporte teórico durante o ano" e "Falta de supervisão e orientação da preceptoria/docência" no R3. Essas três categorias dizem respeito às principais atividades designadas à coordenação do programa. (Sanchez; Rodrigues, 2020, p. 10)[183].

Ao gestor/coordenador de programas compete exercer a liderança (Arruda et al., 2018)[10], bem como atuar na gestão estratégica de pessoas e relacionamentos interpessoais (Demogalski et al., 2021)[62], promovendo a interlocução entre atores-chave, com ênfase na preceptoria. A agenda inclui a materialização de diretrizes oficiais da regulação da residência.

Além das menções às atribuições dos gestores no âmbito dos programas, dois artigos (Martins et al., 2016[122]; Oliveira et al., 2019b[144]) mencionam a importância da articulação entre as residências médica e em área profissional:

> The aim of the RMS [residência multiprofissional] is to provide the collective in-service education of teams, ensure the comprehensiveness of care at all levels of assistance and management, and articulate the RMS and uni professional medical residencies with medical residencies. (Martins et al., 2016, p. 2)[122].

Duas publicações (Macedo *et al.*, 2009[108]; Nogueira-Martins; Stella; Nogueira, 1997[138]) abordam atribuições do gestor/coordenador relacionadas com o bem-estar dos residentes, mencionando a habilidade de identificar dificuldades emocionais dos residentes, reconhecendo que a insatisfação pode trazer efeitos deletérios emocionais e profissionais:

> This study verified that dissatisfaction affected emotional aspects of HRQOL [*Health-Related Quality of Life* / Qualidade de Vida Relacionada com a Saúde]. We can, therefore, conclude that satisfaction with training program is a crucial aspect to be considered when coordinating medical residency programs. (Macedo *et al.*, 2009, p. 122)[108].

O adequado planejamento e monitoramento do que ocorre nos programas pelos gestores/coordenadores demanda informações acerca das práticas em cenários diversos, atividades teóricas e avaliações, relativas a preceptores/supervisores, e residentes, nos característicos rodízios. É sabido que existem programas que dispõem de plataformas informatizadas para esse acompanhamento, o que ainda não é o caso em todo o território nacional. Investigamos a incorporação das Tecnologias de Informação e Comunicação (TICs) na gestão e o desenvolvimento de quadros para a inovação (Tabela 9.3). Para que o gestor/coordenador apoie inovações que impactem a qualidade formativa, foi mencionada a oferta de oportunidades de Educação Continuada e/ou Educação Permanente em Saúde (EPS) junto a atores-chave da residência, consolidando os princípios do SUS (Silva *et al.*, 2016)[200]. Além da criação desses espaços de reflexão, o gestor/coordenador precisaria dinamizar as relações instituídas, delineando estruturas pedagógicas, de gestão ou organizacionais que favoreçam a inovação (Arruda *et al.*, 2018)[10]. A Tabela 9.3 sumariza as menções à EPS e Gestão por TICs:

Tabela 9.3 – Menções à EPS e ao uso de TICs na gestão nos artigos que apresentam a Ênfase 6 como objeto (ao longo do tempo)

	Até 1990	1991 – 2000	2001 – 2010	2011 – 2021	Total
Menção à EPS	4	3	3	6	16
Menção ao uso de TICs na gestão das residências	0	1	1	0	2
Total	4	4	4	6	18

Fonte: os autores (2022)

Dos 33 (Apêndice O) artigos que apresentam a Ênfase 6 como objeto, Educação continuada e/ou educação permanente em saúde aparecem em 16 menções[67] (48,5%), e seis menções são da última década estudada. Entre as inovações na coordenação da residência, apareceu a gestão mediada por TIC em apenas duas publicações, sendo uma sobre a comunicação (via e-mails e grupos no celular) (Garcia et al., 2018)[80].

Na sequência apresentamos resultados sobre a temática da governança, pela relevância das dinâmicas e dispositivos de tomadas de decisões que abrangem instâncias externas à instituição ofertante de programas de residência, no bojo das normas e leis que incidem sobre essa modalidade de formação especializada. Identificamos 29 artigos[68] que tratam da governança, no que tange à oferta de programas de residência. Nossa análise temática (Bardin, 2004) identificou cinco temas principais: a) Planejamento estratégico em nível municipal, estadual e federal; b) Criação e estabelecimento de instâncias e mecanismos de pactuação; c) Governança e liderança; d) Governança e inovação, e) Avanços e percalços da governança afeitos à residência.

Temas do Planejamento estratégico em nível municipal, estadual e federal (a) foram mencionados em 13 artigos analisados, e 3 mencionam o planejamento em nível municipal e outras 3 publicações enfocam o planejamento em nível estadual, destacando a necessidade e importância de cada nível de gestão na valorização da preceptoria, na ampliação da oferta e no financiamento de bolsas para residência, e na melhoria da formação dos residentes [como no caso da Medicina de Família e Comunidade (MFC)], visando atuar na atenção primária em saúde e atender às necessidades da população adscrita ao SUS (Azevedo; Bevilacqua; Sampaio, 1989[11]; Barrêto et al., 2019a[17]; Izecksohn et al., 2017[88]; Sampaio et al., 1997[182]; Simas et al., 2018[209]).

Quanto à Governança inerente ao planejamento em nível federal/nacional, seis publicações mencionam políticas indutoras das residências em saúde, tais como o Programa Nacional de Apoio à Formação de Médi-

---

[67] Barbosa (1984)[13]; Barrêto et al. (2019a)[17]; Beker; Feliciano; Machado (2016)[21]; Calil (1999)[35]; Duarte et al. (2005)[65]; Izecksohn et al. (2017)[87]; Lopes; Oliveira; Cunha (2006)[103]; Lopes; Batista (1999)[105]; Martins et al. (2017)[121]; Nascimento; Oliveira (2006)[132]; Oliveira et al. (2019a)[143]; Rosa (1981)[179]; Sampaio et al. (1997)[182]; Simas et al. (2018)[209]; Souza (1983)[215]; Vieira (1976)[228].

[68] Abath (1985)[1]; Alessio; Sousa (2016)[5]; Arruda et al. (2018)[10]; Azevedo; Bevilacqua; Sampaio (1989)[11]; Barrêto et al. (2019a)[17]; Beker; Feliciano; Machado (2016)[21]; Crespo (2013)[55]; Del Ciampo; Ricco; Daneluzzi (2003)[60]; Feuerwerker (1998)[74]; Izecksohn et al. (2017)[87]; Kisil; García Bates; Tayar (1984)[89]; Lana-Peixoto (1989)[94]; Lima (2019)[100]; Lopes; Batista (1999)[105]; Matos et al. (2014)[123]; Oliveira et al. (2019a)[143]; Peçanha (1994)[155]; Petta (2013)[159]; Sampaio et al. (1997)[182]; Sanchez; Rodrigues (2020)[183]; Santos (2009)[188]; Santos; Martins; Almeida (2018)[190]; Silva; Melo; Teixeira (2019)[204]; Silva; Arregi (2005)[206]; Silva; Rocha Filho (2007)[208]; Simas et al. (2018)[209]; Storti; Oliveira; Xavier (2017)[217]; Toffoli; Ferreira Filho; Andrade (2013)[219]; Ximenes Filho; Silva (2006a)[232].

cos Especialistas em Áreas Estratégicas (Pró-Residência), o Programa Mais Médicos (PMM), o Programa de Incentivo à Formação de Enfermeiros Obstetras (Pronaenf), além de menção a instâncias como o CFM e a AMB. Assim como nas esferas municipal e estadual, o foco foi a ampliação da oferta e o financiamento de bolsas de residência, tendo como pano de fundo o provimento de especialistas para atender às necessidades do SUS, especialmente em Medicina de Família e Comunidade (Lima, 2019[101]; Oliveira et al., 2019a[143]; Santos; Martins; Almeida, 2018[190]; Silva; Melo; Teixeira, 2019[204]; Silva; Rocha Filho, 2007[208]; Simas et al., 2018[209]).

Foi possível identificar quatro publicações que mencionam o planejamento em parceria (entre níveis nível municipal e estadual/municipal e federal/estadual e federal) para criar e/ou fortalecer a formação em Medicina de Família e Comunidade e Saúde da Família, reforçando potencialmente o provimento na Estratégia Saúde da Família. A problemática das pactuações necessárias apareceu em nove artigos: três mencionam a ausência de instâncias de pactuação para ações regulatórias e de ordenação da formação até a criação da Comissão Interministerial de Gestão da Educação na Saúde (Ciges) (Alessio; Sousa, 2016[5]; Petta, 2013[159]; Toffoli; Ferreira Filho; Andrade, 2013[219]), que apareceu destacada:

> Em 2007, havia sido criada a Comissão Interministerial de Gestão da Educação na Saúde (CIGES) pelo Decreto nº 20/2007 (BRASIL, 2007) de função consultiva em relação à ordenação da formação de recursos humanos na área da saúde e com as competências de: I. Subsidiar a definição de diretrizes para a política de formação profissional, tecnológica e superior, incluindo a especialização na modalidade residência médica, multiprofissional e em área profissional da saúde; II. Subsidiar a definição de critérios para a autorização, o reconhecimento e a renovação de reconhecimento de cursos superiores na área da saúde; III. Subsidiar a definição de critérios para a expansão da educação profissional, tecnológica e superior, incluindo a pós-graduação lato-sensu nas modalidades de especialização, residência médica, multiprofissional e em área profissional na área da saúde; IV. Identificar, periodicamente, a demanda quantitativa e qualitativa de profissionais de saúde no âmbito do SUS, de forma a subsidiar políticas de incentivo à fixação de profissionais de saúde, conforme as necessidades regionais; V. Identificar, periodicamente, a capacidade instalada do SUS, a fim de subsidiar a análise de sua utilização no processo de formação

> de profissionais de saúde; VI. Estabelecer diretrizes para a educação na promoção da saúde, prevenção de doenças e assistência à saúde na rede pública de educação básica. (Alessio; Sousa, 2016, p. 635)[5].

É sabido que, à época de sua criação, o funcionamento da Ciges enfrentou vários percalços; ainda assim, segundo Alessio e Sousa (2016, p. 635)[5], seus trabalhos desdobraram-se em outra instância, citada por alavancar o Pró-Residência (Brasil, 2009):

> A comissão, por sua vez, criou a "Subcomissão de Estudo e Avaliação das Necessidades de Médicos Especialistas no Brasil" por meio da Portaria Conjunta nº 1, de 23 de outubro de 2007, cujos trabalhos influenciaram a criação do Pró Residência – Programa Nacional de Apoio à Formação de Médicos Especialistas em Áreas Estratégicas. O programa, instituído em outubro de 2009 pela Portaria Interministerial nº 1.001, "tem como objetivo favorecer a formação de especialistas na modalidade residência médica, [...] em especialidades e regiões prioritárias, observadas as demandas locais e regionais apresentadas pelos gestores do SUS" (BRASIL, 2009a). Este incentivo para a formação de residentes em regiões e especialidades prioritárias se dá com: (i) criação de novos programas de residência médica e ampliação de vagas em programas já existentes nos hospitais universitários federais, hospitais de ensino, secretarias estaduais e municipais de Saúde; (ii) concessão de bolsas para os residentes das novas vagas; e (iii) parceria com instituições selecionadas pelos Ministérios da Saúde e da Educação para ações de apoio matricial a PRMs. (Alessio; Sousa, 2016, p. 636)[5].

Evidentemente, o estabelecimento de instâncias e mecanismos de pactuação e regulação é essencial para balizar a formação de residentes, sendo um marco histórico a criação da Comissão Nacional de Residência Médica, com a qual:

> [...] os residentes passaram a ser legislados, e foram introduzidos benefícios, além de direitos trabalhistas fundamentais. A Lei no 6.932 definiu a RM como a modalidade de ensino médico que confere título de especialista na área, reconhecido em todo território nacional, aos concluintes de um programa. Atualmente a RM é considerada "padrão ouro" de especialização médica lato sensu 3,7. A regulamentação e supervisão desses programas são articuladas por diversos órgãos hierárquicos, inseridos no Ministério da Educação

(MEC). Para que um programa se credencie na CNRM, deve atender a todos os pré-requisitos necessários, incluindo um supervisor responsável e um grupo de preceptores sob sua coordenação, para o desenvolvimento das atividades. (Sanchez; Rodrigues, 2020, p. 2)[183].

À criação da CNRM, seguiu-se o estabelecimento de Comissões Estaduais de Residência Médica, sem, no entanto, contar com recursos financeiros, e lidando com indefinição de atribuições e transferência de poder decisório (Silva; Arregi, 2005)[206].

Algumas publicações analisadas reiteram a necessária ação conjunta de instituições oficiais e de representação da sociedade civil, em especial entidades representativas das especialidades, fomentando espaços de interlocução para tomada de decisões e discussões sobre o desenvolvimento e os critérios de avaliação de programas (Alessio; Sousa, 2016[5]; Arruda et al., 2018[10]; Crespo, 2013[56]; Lopes; Baptista, 1999[106]; Ximenes Filho; Silva, 2006a[232]).

As temáticas da liderança e inovação na governança aparecem pouco abordadas nos artigos analisados. Um artigo que trata da liderança trouxe para o debate a noção de liderança compartilhada, associada ao "sentimento de pertencimento e corresponsabilidade nos processos" (Arruda et al., 2018, p. 1.314)[10]. Quanto à inovação, dois artigos (Arruda et al., 2018[10]; Kisil; García Bates; Tayar, 1984[90]) enfocam processos interinstitucionais de governança que produziram projetos de residência diferenciados:

> [...] os esforços das três instituições [Hospital das Clínicas da Faculdade de Medicina da Universidade de São Paulo, Escola de Administração da Fundação Getúlio Vargas e Fundação W. K. Kellog] foram conjugados no objetivo comum de elevar o nível da formação médica, para o uso racional e eficiente dos recursos destinados a melhorar os padrões de saúde do país. (Kisil; García Bates; Tayar, 1984, p. 289)[90].

O escopo analisado enfoca ainda avanços e percalços da governança afeitos à residência em 11 artigos (37,9% dos que têm por objeto a Ênfase 6). Oito mencionam avanços, destacando, principalmente: regulação da Residência Médica e criação da CNRM (Lana-Peixoto, 1989)[95]; a atuação da Fundap do Governo do Estado de São Paulo, a qual contribuiu com o desenvolvimento dos Programas de Residência Médica, por meio de financiamento de bolsas aos residentes de entidades não governamentais ou municipais (Peçanha, 1994)[155]; o aumento no número de programas de residência e vagas ofertadas ao longo dos anos (Silva; Arregi, 2005)[206]; o aumento da duração da residência em Cirurgia Geral (Santos, 2009)[188]; a implantação da residência em Saúde da Família, para atender às políticas de saúde (Del Ciampo; Ricco; Daneluzzi, 2003[61]; Matos et al., 2014[124]); a expansão do número de vagas de residência médica entre 2015 e 2017, associada ao impacto de programas como Programa de Educação pelo Trabalho para Saúde (PET-Saúde), Pró-Residência e PMM (Santos; Martins; Almeida, 2018[190]; Simas et al., 2018[209]); e a trajetória da residência em Medicina de Família e Comunidade, com expansão da oferta de vagas (Simas et al., 2018)[209].

Já os percalços da governança mencionam a ausência, prévia à criação da CNRM, de ações efetivas de regulação da formação especializada (Feuerwerker, 1998[75]; Peçanha, 1994[155]); a crítica à representação das entidades da medicina na defesa de interesses corporativos (Del Ciampo; Ricco; Daneluzzi, 2003[61]; Feuerwerker, 1998[75]; Santos; Martins; Almeida, 2018[190]); propostas de alteração da composição da CNRM, para ampliar a representação dos serviços e sistemas de saúde e instituições ofertantes, financiadoras e gestores (Alessio; Sousa, 2016)[5]; e os percalços do Programa Mais Médicos e legislação respectiva (Oliveira et al., 2019a)[143].

Publicações analisadas ressaltam a necessidade de currículos e arranjos institucionais que garantam o cumprimento de objetivos educacionais (Lessa, 2000[99]; Machado et al., 2018a[109]), apontando para a aproximação entre academia, serviços de saúde e comunidades. Desta forma, seria possível uma construção coletiva, pactuada, envolvendo estudantes e docentes de graduação e profissionais dos serviços, com benefícios para a reflexão e para o trabalho em equipe (Demogalski et al., 2021[62]; Salvador et al., 2011[181]). Mencionam também a importância dos preceptores no planejamento e organização das atividades teóricas e estágios, considerando os recursos disponíveis, número de tutores e residentes (Barbosa, 1984[13]; Garcia et al., 2018[80]), e minimizando a distância entre teoria e prática (Dantas et al., 2019[59]).

Vinte e um artigos[69] mencionam interações entre academia e serviços, destacando a residência como formato mais recomendável para a formação de especialistas (Barbosa, 1984[13]). Nove publicações identificam iniciativas que teriam contribuído para fortalecer a interação entre academia e serviços,

---

[69] Abath (1985)[1]; Barbosa (1984)[13]; Boéchat et al. (1997)[28]; Castro; Nóbrega-Therrien (2009)[47]; Christofoletti et al. (2015)[48]; Costa; Costa; Pereira (2021)[51]; Crespo (2013)[55]; Dantas et al. (2019)[58]; Demogalski et al. (2021)[61]; Feuerwerker (1998)[74]; Garcia et al. (2018)[79]; Lessa (2000)[98]; Machado et al. (2018a)[108]; Nowinski (1983)[139]; Paula; Davidovich (1971)[153]; Peçanha (1994)[155]; Rodrigues et al. (2019)[171]; Salvador et al. (2011)[181]; Sampaio et al. (1997)[182]; Sarmento et al. (2017)[194]; Silva; Melo; Teixeira (2019)[204].

tais como o Projeto Integração Docente Assistencial (IDA) em 1970, o Projeto Uma nova iniciativa na educação dos profissionais de saúde: união com a comunidade (UNI) em 1990, a Estratégia de Saúde da Família, o Programa Mais Médicos e o Coapes (Oliveira *et al.*, 2019a[143]; Simas *et al.*, 2018[209]). A aproximação entre o mundo acadêmico e a prestação de serviços aparece associada a uma variedade de benefícios:

> [...] uma maior interação entre o serviço de saúde e o meio acadêmico, e na qualificação profissional para o trabalho em equipe. Desde o início, a ideia vinculada ao programa é a de que o residente formado deve estar apto a: 1) Compreender a realidade do país, identificando e analisando especificidades, diversidade e a complexidade do processo saúde-doença-cuidado do paciente crítico no território hospitalar; 2) Desenvolver práticas cuidadoras humanizadas com ética e compromisso social, embasadas nos saberes populares e técnico-científicos; 3) Desenvolver procedimentos clínicos de atenção individual de forma integral, com aprofundamento nos conhecimentos e análise crítica para a atenção integral em práticas interdisciplinares; 4) Exercer práticas profissionais com o conhecimento das políticas de saúde locorregionais e nacionais, sua rede de assistência e sistemas de referência e contrarreferência; 5) Desenvolver funções gerenciais e de planejamento, de organização e de avaliação do processo de trabalho da equipe em que atua e de administração de recursos - humanos, materiais e insumos, além do registro de dados e sistemas de vigilância à saúde e informação; 6) Utilizar a informação como ferramenta para conhecimento da realidade e para elaboração de intervenções em saúde; 7) Participar de programas de formação e treinamento dos diversos atores atuantes no espaço de produção de saúde; 8) Desenvolver suas práticas considerando as necessidades de saúde do território, enfrentando os desafios identificados e com compromisso com o desenvolvimento de práticas resolutivas e transformadoras; e 9) Trabalhar em equipe, visando à prática profissional na perspectiva interdisciplinar da atenção à saúde(4). (Christofoletti *et al.*, 2015, p. 1.275)[49].

Exemplos de interação academia e serviços apareceram, já na década de 1970, por meio de menção a assinaturas de convênio entre a universidade e as Secretarias Estaduais de Saúde (Marcondes, 1976)[118], e mais recentemente no contexto da pandemia de SARS-CoV-2, em que os residentes se engajaram no enfrentamento da emergência sanitária mediante pactos entre universidade e serviços de saúde (Baptista *et al.*, 2020)[12]. Como desafios, aparecem possíveis descontinuidades em decorrência da troca de gestores locais (Duarte *et al.*, 2005)[66], pouca clareza por parte dos preceptores sobre o currículo a ser implementado e indefinições quanto aos métodos de ensino a adotar (Calil, 1999[37]; Crespo, 2013[56]; Costa; Costa; Pereira, 2021[52]; Demogalski *et al.*, 2021[62]).

Discussão

Em nossa sexta ênfase proposta para a revisão de escopo, investigamos como a literatura indexada aborda elementos de gestão dos programas e de governança que incidem sobre a oferta dos programas de residência. Os nossos achados, relacionados com os elementos de contexto político-institucional nacional (capítulo 2), apontam para crescente valorização dessa temática a partir da virada do século[70]. Na última década analisada (2011-2021), encontramos mais que o dobro de publicações que abordam a temática, se comparado com a década precedente (provavelmente devido a consequências de elementos de contextos mais recentes), com novas demandas para a gestão dos processos formativos em ambientes de prestação de serviços de saúde.

Além da Coordenação de Programas e Comissões de Residência Médica, outras instâncias relacionadas ao âmbito dos programas, da instituição ofertante/proponente e dos níveis municipal, estadual e federal foram implicadas no cenário de gestão da residência, reiterando sua complexidade institucional intrínseca. A coordenação de programas envolve múltiplas atribuições exercidas intra e extra instituição/programa de residência, com efeitos na formação e bem-estar do residente, demandando carga horária e empenho para ações e decisões de planejamento, implementação de iniciativas, monitoramento e avaliação, que retroalimentam os serviços e o programa de residência. Coordenadores são demandados a exercer liderança, bem como a atuar na gestão estratégica de pessoas e dos relacionamentos interpessoais, na direção de promover a integração e comunicação entre os atores-chave para a formação dos residentes. Essa multiplicidade de papéis estratégicos faz da coordenação das residências tarefa árdua, e por vezes pouco atrativa.

---

[70] A literatura publicada até 1990 contém elementos principalmente normativos, mencionados de forma descritiva e sem problematização, embora tenha sido considerados afeitos à Ênfase 6 para fins de aplicação das perguntas previstas para essa ênfase na ficha de extração.

Segundo os nossos achados, apesar de a PNEPS estar instituída desde 2004 (tendo sido revista em 2007), ainda se mostra necessária a ampliação de espaços de educação continuada e educação permanente em saúde para fortalecer a reflexão e promover melhorias nos processos de trabalho, incluindo a atuação dos residentes e demais profissionais, fomentando ações inovadoras. Uma carência identificada foi a gestão dos processos educativos mediados por TICs, ainda pouco representados nas publicações analisadas.

Já em relação aos elementos de governança que afetam a oferta dos programas de residência, as ações de planejamento estratégico em nível federal/nacional mostram-se mais representadas no escopo, em comparação aos níveis municipal e estadual, provavelmente devido a políticas indutoras das residências em âmbito federal e atuação das entidades de representação profissional, o que incluiu o Pró-Residência, o PMM, o Pronaenf, e ao protagonismo do CFM e da AMB, além do MEC e do Ministério da Saúde.

Assim, no que tange à criação e ao estabelecimento de instâncias e mecanismos de pactuação, as publicações analisadas permitiram identificar um percurso dinâmico, desde o cenário prévio ao ano 2000, quando não aparecem instâncias de pactuação para ações regulatórias e de ordenação da formação. A criação da Secretaria de Gestão do Trabalho e da Educação na Saúde e da Ciges (que, durante alguns anos, congregou lideranças do Ministério da Saúde e do Ministério da Educação), demarcam iniciativas que permitiram a criação de políticas e programas como o Pró-Residência, de âmbito nacional, com consequências para a ampliação e desenvolvimento das residências em saúde (Oliveira *et al.*, 2017).

Outros temas encontrados no escopo incluem dissensos e conflitos de interesse quanto à composição da CNRM, e algumas poucas menções à regulação da residência em Área Profissional da Saúde e criação da Comissão Nacional de Residências Multiprofissionais em Saúde. Também identificamos dificuldades mencionadas sobre o cumprimento de metas estabelecidas por políticas indutoras de mudanças da formação em nível de graduação e residência. Apesar da pouca representatividade quantitativa em nossos achados, o exercício da liderança interinstitucional compartilhada e a implementação de processos interinstitucionais inovadores de governança (em sua capacidade de produzir programas de residência diferenciados) parecem apontar caminhos no fortalecimento de mecanismos de governança.

As interações entre academia e serviços são elementos da governança que impactam o cenário de oferta das residências em saúde (médica e em área profissional), podendo fomentar boas práticas multiprofissionais e interdisciplinares, com potencial de avançar na associação de conhecimentos teóricos e aplicados e na pesquisa em serviços. Essa interlocução pode fortalecer, potencialmente, o desenvolvimento científico e tecnológico para a atenção à demanda aos serviços em paralelo com a potencialização da qualidade da formação acadêmica.

Mecanismos de fomento à governança em vigor e que merecem aprofundamento quanto à sua real dinâmica de funcionamento incluem as Comissões de Integração Ensino e Serviço e o Contrato Organizativo de Ação Pública de Ensino-Saúde, este último instituído em 2015, por meio da Portaria Interministerial 1.124 entre os Ministérios da Educação e da Saúde (Brasil, 2015), preconizando a sistematização do diálogo e das relações entre instituições de ensino e instâncias de gestão da saúde locais e regionais, de modo a favorecer o planejamento, a avaliação e o monitoramento de ações e de alocação de recursos. O Coapes é uma importante ferramenta de políticas de indução da formação pactuada de especialistas em saúde, valendo-se de ações intersetoriais, na busca pelo equilíbrio entre a oferta e a demanda por especialistas. No entanto, este mecanismo ainda não foi plenamente consolidado, pois envolve esforços de várias instâncias no sentido da governança. Apesar disso, significa um avanço no diálogo entre saúde e educação, bem como entre as três esferas de governo, a fim de fortalecer a regulação e ordenação da formação profissional, com potenciais consequências positivas para as residências (Zarpelon; Terencio; Batista, 2018).

Outro mecanismo de fomento à governança oficializado pelo Decreto 11.140, de 20 de março de 2023, a Comissão Interministerial de Gestão da Educação na Saúde mostra-se uma via interessante e possível de proposição de medidas para aumentar a oferta de profissionais da área da saúde no país, elaborando políticas de revalidação de diplomas de Medicina e de outros cursos da área da saúde expedidos no exterior, além de elaborar diretrizes que regem a criação e avaliação de novos cursos de graduação e especialização em saúde, como Medicina (Brasil, 2023). As políticas públicas propostas pela Comissão Interministerial atenderão às necessidades de ampliação de vagas em cursos de graduação, especialização e em residências médica e multiprofissional da saúde. Dessa forma, iniciativas como provisão de médicos e outros profissionais da área em regiões desassistidas, educação nos âmbitos profissional, tecnológico e superior fazem parte do rol de atribuições da comissão.

Por fim, apesar dos mais de 20 anos de existência do esforço brasileiro de aproximação entre saúde e educação e a implementação dos referidos mecanismos de governança, ainda há que avançar nessa temática; como exemplo, os observados na Espanha (Aguiar; Bursón, 2017), cuja experiência nos apresenta um modelo de provimento de especialistas para atenção a necessidades de saúde. Essa governança, de caráter intersetorial e multinível, requer alianças duradouras entre os Ministérios de Educação e Saúde e entre governos centrais e regionais que possibilitem nortear as decisões de oferta de vagas, a regulação, bem como a criação de programas e políticas de indução que venham contribuir com a formação especializada na modalidade residência.

Referências

AGUIAR, A. C. Gestão de programas de residência: desafios atuais no trabalho de coordenadores brasileiros. *In*: AGUIAR, A. C. (org.). **Preceptoria em programas de residência**: ensino, pesquisa e gestão. Rio de Janeiro: Cepesc Editora; IMS; Uerj, 2017. p. 144-167. Disponível em: https://preceptores.icict.fiocruz.br. Acesso em: 27 set. 2022.

AGUIAR, A. C.; BURSÓN, J. M. S. Perspectivas da ordenação da formação profissional para atender às necessidades de saúde: análise de elementos jurídico-normativos da especialização em Medicina no Brasil e na Espanha. *In*: AGUIAR, A. C. (org.). **Preceptoria em programas de residência**: ensino, pesquisa e gestão. Rio de Janeiro: Cepesc Editora; IMS; Uerj, 2017. p. 168-183. Disponível em: https://preceptores.icict.fiocruz.br. Acesso em: 27 set. 2022.

AGUIAR, A. C. *et al.* Gestão e preceptoria na residência de Medicina de Família e Comunidade em uma comunidade autônoma da Espanha. *In*: AGUIAR, A. C. (org.). **Preceptoria em programas de residência**: ensino, pesquisa e gestão. Rio de Janeiro: Cepesc Editora; IMS; Uerj, 2017. p. 116-143. Disponível em: https://preceptores.icict.fiocruz.br. Acesso em: 27 set. 2022.

BARDIN, L. **Análise de conteúdo**. Lisboa: Edições 70, 2004.

BRASIL. Ministério da Educação. **Decreto nº 11.040 de, 23 de março de 2023**. Institui a Comissão Interministerial de Gestão da Educação na Saúde. Brasília, DF: MEC, 2023. Disponível em: http://www.planalto.gov.br/ccivil_03/_ato2023-2026/2023/decreto/D11440.htm. Acesso em: 10 maio 2023.

BRASIL. Ministério da Educação. **Resolução CNRM nº 16, de 30 de setembro de 2022**. Dispõe sobre estrutura, organização e funcionamento das Comissões de Residência Médica (COREMEs) nas instituições de saúde que oferecem os Programas de Residência Médica (PRMs) e dá outras providências. Brasília, DF:

MEC, 2022. Disponível em: https://abmes.org.br/arquivos/legislacoes/Resolucao-CNRM-016-2022-09-30.pdf. Acesso em: 22 dez. 2022.

BRASIL. Ministério da Saúde. Ministério da Educação. **Portaria Interministerial nº 1.001, de 22 de outubro de 2009**. Institui o Programa Nacional de Apoio à Formação de Médicos Especialistas em Áreas Estratégicas - PRÓ-RESIDÊNCIA. Brasília, DF: MS; MEC, 2009. Disponível em: http://portal.mec.gov.br/index.php?option=com_docman&view=download&alias=1682-port-1001&Itemid=30192. Acesso em: 19 fev. 2022.

BRASIL. Ministério da Saúde. Ministério da Educação. **Portaria Interministerial nº 1.124, de 4 de agosto de 2015**. Institui as diretrizes para a celebração dos Contratos Organizativos de Ação Pública Ensino-Saúde (COAPES), para o fortalecimento da integração entre ensino, serviços e comunidade no âmbito do Sistema Único de Saúde (SUS). Brasília, DF: MS; MEC, 2015. Disponível em: https://bvsms.saude.gov.br/bvs/saudelegis/gm/2015/prt1124_04_08_2015.html Acesso em: 22 dez. 2022.

OLIVEIRA, A. P. C. *et al.* Desafios para assegurar a disponibilidade e acessibilidade à assistência médica no Sistema Único de Saúde. **Ciênc. Saúde Coletiva**, Rio de Janeiro, v. 22, n. 4, p. 1.165-1.180, abr. 2017. DOI 10.1590/1413-81232017224.31382016. Disponível em: https://www.scielo.br/j/csc/a/X7GmB9B7T3hbXmzqgCXZgKs/?format=pdf&lang=pt. Acesso em: 17 nov. 2023.

ZARPELON, L. F. B.; TERENCIO, M. L.; BATISTA, N. A. Integração ensino-serviço no contexto das escolas médicas brasileiras: revisão integrativa. **Ciênc. Saúde Coletiva**, Rio de Janeiro, v. 23, n. 12, p. 4.241-4.248, dez. 2018. DOI 10.1590/1413-812320182312.32132016. Disponível em: https://www.scielo.br/j/csc/a/mjTZSWDSYdKzQVZCFXgXNhH/?format=pdf&lang=pt. Acesso em: 17 nov. 2023.

10

NARRATIVAS EMERGENTES E PERSPECTIVAS DA PRODUÇÃO DE CONHECIMENTO SOBRE RESIDÊNCIAS EM SAÚDE NO BRASIL

Adriana Cavalcanti de Aguiar
Sidney Marcel Domingues
Elisangela Aparecida da Silva Lizzi
Elaine Franco dos Santos Araújo
Irene Rocha Kalil
Roberta Cristina Barboza Galdencio

Os estudos de síntese da literatura científica têm se destacado como ferramenta da produção de conhecimento, proporcionando uma visão abrangente e estruturada das pesquisas disponíveis em determinado campo de estudo. Nesta revisão de escopo da bibliografia, disponível em seis grandes bases de dados nacionais e internacionais, adotamos a questão norteadora: "Quais os objetos e métodos adotados na literatura sobre a oferta das residências em saúde no Brasil?" Seguindo o passo a passo estruturado para estudos de síntese do tipo revisão de escopo (descrito no capítulo 2), foi possível caracterizar as residências em saúde do ponto de vista temático e metodológico e mapear evidências disponíveis, identificando temas emergentes e lacunas no conhecimento, de modo a tecer considerações sobre futuras investigações.

Nossa audiência preferencial deste livro é composta de formuladores de políticas, pesquisadores, professores, lideranças das residências em vários âmbitos da gestão, preceptores e profissionais de saúde interessados no ensino, egressos das residências e residentes, e estudantes de graduação em saúde interessados na formação especializada. Acreditamos que a melhoria da qualidade das residências depende do fortalecimento de redes e comunidades de prática que sejam capazes de nomear os problemas e formular possíveis soluções, na interlocução com as instâncias decisórias.

Frequentemente estudos de síntese buscam indicar diretrizes para tomada de decisões. No nosso caso, a revisão de escopo dedicou-se a mapear elementos estruturantes do conteúdo e identificar pontos de fragilidade, ainda pouco abordados. Não nos propusemos a apontar elementos de efetividade das iniciativas, do tipo "o que funciona" ou "não funciona" na oferta de programas, até mesmo pela heterogeneidade de conteúdos e práticas de acordo com cada especialidade. Ainda assim, nosso estudo de revisão de escopo pode ser útil na orientação das políticas para as residências, no aprimoramento da prática e formação profissional, na reestruturação curricular e no avanço das pesquisas.

Nosso escopo é composto de 237 (Apêndice A)[71] artigos que tratam de residências em saúde no Brasil, identificados após sucessivas etapas de busca e triagem, que iniciaram com o estabelecimento de protocolos de busca nas bases bibliográficas (capítulo 2). Os protocolos foram desenhados para garantir a representatividade do tema investigado, resultando na recuperação de 7.519 referências, por afunilamento metodológico e triagem organizada. Na sequência, a coleta de dados implicou a estruturação de informações conforme os arquivos de texto das publicações do escopo aplicando um instrumento desenvolvido para tal fim denominado ficha de extração (Apêndice B)[72]. Com os dados estruturados, empreendemos um pré-processamento do banco de dados, produzindo uma planilha com cerca de 38 mil caselas completas entre linhas e colunas, de forma matricial[73].

Os resultados obtidos estão disponíveis nos capítulos 3 a 9. Para apresentar resultados, além das tabelas e dos gráficos, essenciais para traduzir a informação em estudos de síntese, utilizamos a análise de *corpora* textuais (capítulo 3). Algoritmos de mineração de texto destacam padrões das informações que não emergem espontaneamente na leitura, valorizando inter-relações matemáticas entre as palavras e seus significados (Lebart; Salem, 1994). Também realizamos análise temática qualitativa (Bardin, 1977) segundo seis ênfases, definidas previamente, o que ensejou categorias analíticas com temas, subtemas e intersecções entre os temas. As seis ênfases foram:

---

[71] As referências selecionadas, analisadas e incluídas em nossa revisão de escopo constam no Apêndice A e estão indicadas em sequência alfanumérica crescente em sobrescrito a cada citação ao longo dos capítulos.

[72] É necessário esse pré-tratamento para quantificar os dados ou tratá-los qualitativamente.

[73] Isso inclui a normatização e padronização de cada informação.

Ênfase 1: Currículo e abordagem por competências na formação especializada no modelo residência;
Ênfase 2: Avaliação do desempenho dos residentes;
Ênfase 3: Ensino-aprendizagem de habilidades/técnicas inerentes às especialidades;
Ênfase 4: Estratégias educacionais mediadas por tecnologias;
Ênfase 5: Perspectivas de residentes, ex-residentes, preceptores e gestores sobre a oferta de programas de residência;
Ênfase 6: Instâncias e mecanismos de gestão e governança.

Classificamos os objetos dos estudos em 12 tipos, sendo 6 correspondentes às ênfases mencionadas *supra* e 6 objetos que emergiram da análise qualitativa, denominados como:

Objeto 7: Avaliação de programas;
Objeto 8: Oferta de vagas/provimento de especialistas;
Objeto 9: Formação e práticas multiprofissionais/interprofissionais;
Objeto 10: Processo de trabalho em saúde/educação permanente em saúde;
Objeto 11: Saúde/qualidade de vida dos residentes;
Objeto 12: Processos seletivos/motivações para escolha da especialidade.

O objeto da Ênfase 1 (Currículo e competência) teve o maior percentual de publicações (19,4%), seguido dos objetos das Ênfases 3 e 5. Juntos, esses três objetos perfizeram 55% do escopo. A Ênfase 4, interessada na incorporação de tecnologias educacionais nas residências, recuperou poucos artigos, o que provavelmente mudará conforme avance a publicação de estudos que abarquem atividades das residências durante os anos da pandemia de SARS-CoV-2.

Destacamos a predominância (previsível) de artigos sobre residência médica, com aporte de recortes inovadores e a maior concentração de informações na última década estudada. Em termos de especialidades produtoras de material publicado, destacaram-se a Pediatria, a Psiquiatria, a Medicina da Família e Comunidade, e a Ginecologia e Obstetrícia.

A partir da virada do século, o ensino na saúde no Brasil foi objeto de várias políticas e programas de indução de mudanças na graduação e nas residências, cursando com a ampliação dos debates e da participação de interessados. Pautaram-se na busca de identificação de necessidades de saúde, de forma a fomentar decisões sobre a oferta formativa, com vistas ao provimento de especialistas em áreas subassistidas.

No escopo, as publicações iniciais sobre residência têm caráter mais descritivo, e tendiam para comentar elementos regulatórios e possíveis balizas a serem consideradas na discussão da qualidade dos programas. Seus métodos e objetivos muitas vezes não eram detalhados, diversos não apresentam resumo ou objetivos. Ou seja, muitos artigos mais antigos são ensaísticos, reflexivos, opinativos, com algum conteúdo histórico.

A análise temporal revelou um progressivo aprofundamento teórico-metodológico, indicado na explicitação de premissas e hipóteses e no detalhamento dos métodos adotados, além de sofisticação na abordagem das temáticas. Notamos avanços na identificação de limitações intrínsecas dos estudos pelos autores, um sinal de amadurecimento científico. Predominou o uso de dados primários, mediante uma diversidade de desenhos de estudo, que englobam investigações quantitativas, qualitativas e abordagens multimétodos. Estratégias e técnicas de coleta e a seleção de participantes mais bem explicitadas nos artigos mais recentes, denotando crescente rigor metodológico.

A última década estudada foi a década com maior concentração de artigos, o que está associado cronologicamente (e institucionalmente) às políticas de ampliação da oferta de residências, com entrada em cena de publicações oriundas das residências em área profissional da saúde. Publicações provenientes de profissionais de serviços e instituições voltadas para a atenção primária e saúde da família também aportam insights e questões inerentes à sua proximidade com a população nos territórios, e iluminam áreas do currículo e novos perfis de competência.

Existe uma afinidade evidente entre nossas primeiras três ênfases (currículo, ensino e avaliação), mas sua separação facilitou o aprofundamento dessas três dimensões estratégicas para a compreensão das residências. O escopo aporta muitos elementos do debate sobre currículo e competência, e menciona consequências das tecnologias de comunicação e informação no ensino, gestão e desenvolvimento pedagógico de preceptores. O ensino das técnicas inerentes às especialidades e às avaliações de desempenho planejadas e fidedignas, embora essenciais para a qualidade da formação, colocam desafios constantes para coordenadores, tutores e preceptores, destacando-se a multiplicidade de cenários de prática onde a aprendizagem ocorre.

Emergiram reflexões interessantes sobre atitudes profissionais como componente da competência, experimentos educacionais com estabelecimento de grupos-controle e utilização de simulações em diversas especialidades. Mesmo não sendo numerosas, essas referências podem indicar uma tendência de ampliação dos recortes pesquisados, e nossa pesquisa incluiu um objetivo específico de identificação de abordagens emergentes. Buscamos assim compreender como os sentidos sobre a residência vêm sendo negociados nas narrativas apresentadas por diferentes atores. Destacamos, à luz do desenvolvimento histórico da reflexão sobre a interface entre saúde e educação superior, permeada por elementos teórico-práticos do trabalho e influenciada pela dinâmica da ciência e tecnologia (conforme nosso mapa conceitual já apontava[74]), alguns temas que apareceram de forma mais proeminente do que seria esperado por nossa equipe:

Iniciativas e parâmetros para avaliação de programas cresceram em importância, na medida em que as residências experimentam cobranças, do ponto de vista político-institucional e social. As instâncias de regulação, como a Comissão Nacional de Residência Médica, em diálogo com as sociedades de especialistas, exercem pressões no sentido de estabelecer parâmetros para a residência médica, que predominou no escopo.

A qualidade da formação também merece atenção, na medida em que o debate sobre provimento de especialistas em áreas subassistidas ganha corpo, e iniciativas de indução ocorrem, como no caso do Programa Nacional de Apoio à Formação de Médicos Especialistas em Áreas Estratégicas (Pró-Residência), para minimizar os vazios assistenciais. Novos programas de residência médica e em área profissional, bem como a ampliação de vagas em programas existentes, são balizados pela interação entre instituição ofertante e instituição matriciadora, no contexto das relações entre residência e rede assistencial.

O trabalho em rede e em equipe multiprofissional apareceu bastante no escopo, incluindo a necessidade de ação intersetorial e compreensão da concepção ampliada de saúde e da determinação social do processo saúde-doença. A contribuição qualitativa dos autores oriundos das residências em área profissional da saúde e das residências em Enfermagem (ainda que minoritária no escopo) destaca-se pelos recortes inovadores acerca das relações de trabalho e suas dificuldades intrínsecas. As mudanças nos processos

---

[74] Figura 2.1 do capítulo 1.

de trabalho inerentes às políticas de ampliação do acesso e organização da atenção básica e especializada afetam a formação de residentes, e apontam para a necessidade de educação permanente.

Chamou atenção a prevalência, no escopo, em anos mais recentes, da temática da preceptoria e a importância da supervisão, no contexto da precarização do trabalho e consequentes desgastes. Ademais, a multiplicidade de atribuições de preceptores atuando em ambientes de prestação de serviços assoberbados pela pressão assistencial e demandas de produtividade que também afetam os residentes.

A produção indexada incorpora a temática da saúde e qualidade de vida dos residentes, uma problemática que já permeava interesses dos estudos da graduação em Medicina. Elementos da subjetividade e valores que informam as atitudes de residentes perante a prática profissional também foram abordados em publicações que tratam da escolha da especialidade, expectativas e motivações, o que inclui a ausculta aos ex-residentes, egressos dos programas, e que podem oferecer aportes importantes sobre a transição entre a residência e o mundo do trabalho.

Outro tema que ganha relevância são os cenários de prática/aprendizagem, cuja diversificação reflete um esforço dos programas de oferecer oportunidades de experiências em diferentes processos de trabalho e contextos sociosanitários, bem como o fortalecimento do trabalho em redes de atenção à saúde. Na literatura analisada, no entanto, geralmente os cenários aparecem listados sem maior descrição ou problematização das práticas.

Cabe comentar ainda a temática da comunicação na formação especializada (objeto do capítulo 8). Adotamos a premissa de que a comunicação é uma competência de crucial importância, e não apenas uma habilidade técnica, muito implicada na interdependência de saberes e na longitudinalidade do cuidado. Elementos que despontam no escopo, ainda sem muita preponderância, mas cuja presença pode ser interpretada como significativa, do ponto de vista teórico, incluem menções à segurança do paciente, aos registros clínicos e ao profissionalismo.

Chamaram nossa atenção as menções ao ensino/treinamento dos residentes em técnicas e procedimentos intrínsecos a outras especialidades que não aquela que será certificada. Isso sugere reconhecimento, por certas especialidades, da necessidade de ampliar seus limites no cuidado aos pacientes (cabendo cogitar que se trate de uma reação contrária à fragmentação inerente à hiperespecialização), indo na direção de uma perspectiva de tronco formativo comum, na Espanha conhecida como <u>troncalidade</u> (Freire *et al.*, 2015).

A <u>capacidade gerencial</u> também aparece no escopo, predominantemente em artigos de residência multiprofissional e em Medicina de Família e Comunidade, em que o especialista em formação aparece implicado em gerir recursos, pessoas e serviços, manejar situações de crise e mediar conflitos interpessoais e interprofissionais.

Quanto às principais lacunas identificadas, destacamos a governança, pois a garantia de representação democrática dos grupos de interesse legítimos em fóruns decisórios, com instâncias de pactuação estáveis na interface entre os setores educação e saúde, ainda não estava bem documentada. Além disso, as ações de gestão e coordenação, indispensáveis à manutenção e ao aprimoramento da formação de residentes, tendo em conta as necessidades da população e do Sistema Único de Saúde, têm pouca representatividade no escopo, criando a impressão de um sujeito oculto das ações, perpetuando a pouca visibilidade da gestão de residências e seus múltiplos desafios. Também consideramos necessário mais investimento na compreensão dos efeitos da precarização das relações de trabalho e da alta rotatividade de preceptores e gestores, área de estudo com interface com as pesquisas da força de trabalho em saúde, aportando elementos para o planejamento e monitoramento efetivos da formação especializada e do mundo do trabalho, a fim de garantir o provimento de especialistas com perfil de competências adequado para enfrentar os desafios da atenção integral e universal e da equidade do cuidado.

Ao refletirmos sobre as <u>limitações inerentes a uma revisão de escopo e as possíveis ameaças à validade</u> dos resultados, reconhecemos os desafios típicos deste desenho de estudo. Por definição, a seleção de bases de dados, referências e variáveis é um processo analítico que não pode abranger todos os conteúdos nem capturar todas as nuances disponíveis na literatura científica. Nossas escolhas foram guiadas pela sensibilidade (quanto à abrangência dos conteúdos), resultando na inclusão de um volume substancial de materiais. Incluímos referências que escapam à definição de artigos originais, no sentido de que poderiam aportar elementos teóricos e reflexivos úteis aos interessados na temática.

Ainda assim, nossa revisão dependeu das informações disponíveis nas bases de dados e na literatura indexada, o que pode ter excluído dados relevantes que não tenham sido documentados ou publicados de forma convencional. Temas importantes para a residência, mas cuja produção ocorreu em anos recentes, podem estar representados na literatura cinzenta (especialmente nos bancos de teses e dissertações), o que não entrou na nossa revisão. A possibilidade de viés de publicação existe, uma vez que estudos com resultados negativos ou não significativos estatisticamente têm menor probabilidade de serem publicados ou incluídos na revisão, afetando a representatividade dos achados. Por outro lado, nosso esforço de recuperação dos textos na íntegra (apesar de gerar atraso no cronograma pelas dificuldades, na pandemia, de trocas interbibliotecas no mecanismo Comut) resultou na inclusão de 52 referências que, de outra forma não comporiam o escopo.

A busca bibliográfica final, aquela que estabelece o universo inicial de publicações a serem analisadas, ocorreu em 13 de abril de 2021. À época cerca de um ano havia decorrido desde a emergência da pandemia de SARS-CoV-2 no Brasil. É sabido que o esforço dos serviços de saúde brasileiros de atender aos casos suspeitos e aos doentes com o vírus SARS-CoV-2 gerou profundas alterações nas rotinas, no trabalho em redes e no ensino em serviços. O contexto da pandemia pode ter provocado produção de grande interesse para a temática, por exemplo, no que tange ao ensino remoto e à educação a distância, mas isso ainda não apareceu no recorte que efetuamos.

Nosso escopo compreende 50 anos de publicações, e, portanto, está composto de material diverso, do ponto de vista temático, mas também metodológico. Observamos que muitos artigos mais antigos colocam dificuldades analíticas extras, decorrentes da falta de padronização da estrutura e da não explicitação de objetivos, fontes de dados ou métodos. Identificamos ambiguidades conceituais e apropriação diversa de conceitos, ao longo das décadas, nesse objeto de estudo com tantas interfaces, conforme ilustra nosso mapa conceitual[75].

Quanto às questões de confiabilidade interavaliadora inerentes a estudos que envolvem vários pesquisadores, destacamos o contínuo esforço de harmonização e estabelecimento de consensos que permeou todo o processo de coleta e organização dos dados. Esse empenho foi fundamental para minimizar possíveis vieses e garantir a integridade dos resultados. Durante essa dinâmica colaborativa, mantivemos uma postura vigilante de valorizar qualquer evidência que pudesse contrariar nossas premissas iniciais, evitando a perpetuação de conceitos ou suposições ultrapassadas.

---

[75] Figura 2.1 do capítulo 1.

Ainda assim, uma temática como a nossa, na interface entre mais de um campo do conhecimento, é propensa a suscitar diversas interpretações, com base em modelos teóricos que abrangem múltiplas variáveis, cuja valoração relativa depende da inserção teórica e institucional dos responsáveis pela análise. Estamos cientes de que nossos critérios de valoração e interpretação dos achados não são os únicos defensáveis. Para facilitar que os leitores façam suas próprias interpretações, e estimem a pertinência daquelas que oferecemos, partilhamos nossas premissas, como aquelas que motivaram nossa escolha das seis ênfases temáticas (capítulo 1). Sua seleção foi intencional, com base no critério de relevância político-institucional e teórica, mas sabemos que outras premissas quanto ao desenvolvimento do campo poderiam gerar outras inferências sobre ênfases e lacunas.

De toda forma, para atingirmos o último objetivo específico no que tange a <u>contribuir para a qualidade da formação especializada no Brasil</u>, observamos que os estudos da residência, por sua complexidade teórico-conceitual, institucional e operacional, ainda podem avançar muito. Desejamos fomentar o engajamento dos protagonistas da residência em apropriarem-se, de forma crítica, do escopo de conhecimento gerado, e seu envolvimento na pesquisa aplicada aos serviços de saúde. A adequada formulação de questões de pesquisa instigantes, aliada à boa utilização de métodos qualitativos e quantitativos (ou ambos), é hoje uma realidade em parte do escopo analisado. Nosso esforço de apontar lacunas, à luz do desenvolvimento do campo, alia-se a essa intenção de sensibilizar atores-chave, da prestação de serviços e da pesquisa, e lideranças da formulação de políticas públicas, com potenciais consequências benéficas para as residências.

Ainda é restrita a participação do mundo acadêmico no desenvolvimento educacional e pesquisa em serviços[76]. A maior apropriação do conhecimento sobre o método científico pelos interessados nas residências beneficia-se da cooperação entre pesquisadores e docentes no fortalecimento da pesquisa como elemento curricular, fortalecendo a produção e utilização racional de evidências pelos egressos das residências. Não é cabível esperar que a expertise assistencial dos sujeitos do ensino nas residências (coordenadores, preceptores) seja necessariamente acompanhada de expertise investigativa; assim, cabe sensibilizar pesquisadores para potencializar a investigação. A produção de conhecimentos demanda formulação de modelos teóricos e desenhos de pesquisa que se debrucem sobre as práticas,

---

[76] Esse fenômeno da distância operacional e simbólica entre universidades e rede assistencial não é exclusivo do Brasil (Aguiar, 2017).

em contextos dinâmicos. O desafio da integração do mundo da pesquisa científica com as práticas das residências é análogo ao esforço empreendido no cotidiano dos programas, em que preceptores e residentes buscam associar elementos de teoria para fortalecer e sofisticar as práticas, num possível círculo virtuoso de retroalimentação teoria-prática-teoria capaz de produzir qualidade e inovação.

Quanto às publicações, devemos considerar que as decisões do mundo da informação científica agregam (ou não) prestígio e visibilidade a certas temáticas (e grupos), sendo muitas as recompensas de financiamentos de projetos e ranqueamentos de instituições acadêmicas. No que tange aos periódicos, o processo da comunicação científica passa por redes de validação por pares; e nas políticas de indexação, variáveis de temática ou regionalidade na decisão de inserção dos títulos trazem consequências para autores latino-americanos. A possibilidade de publicar, em bons periódicos, artigos sobre questões oriundas dos serviços de saúde certamente contribuiria para mais estudos e parcerias, o que demanda a abertura dos pesquisadores para temas das Ciências Sociais aplicadas, com destaque para questões teóricas e práticas do campo da Educação.

Decisões sobre as residências são tradicionais focos de disputa de interesses, com motivações políticas, acadêmicas e financeiras, o que explica, por exemplo, a manutenção no Brasil de outra via de obtenção do título de especialista, apesar do discurso da residência como sendo o "padrão-ouro" da pós-graduação em saúde. Essas disputas não se resolvem exclusivamente por meio da ciência, mas podem ser objeto de sistematização e reflexão, facilitando a compreensão dos interessados quanto ao desenvolvimento histórico da formação especializada em saúde no Brasil.

Além disso, há problemas comuns que podem angariar interesse de grupos heterogêneos: apoio à preceptoria, apoio às coordenações, desenvolvimento tecnológico para o ensino e gestão de programas, mecanismos e critérios pactuados de avaliação de programas com recursos alocados para tal fim, sistemas de informação, mecanismos e instâncias de acreditação independentes, bem como fortalecimento da regulação, atualmente muito dependente de portarias e decretos, com abrangências parciais e cumprimento insuficientemente garantido (Aguiar; Bursón, 2017).

Mesmo com os avanços que documentamos, do ponto de vista teórico, muitas questões permanecem sem respostas. Fica o convite para a construção partilhada de balizas de qualidade metodológica que não engessem a produção de questões e busca de evidências, de modo a construir respostas conjuntas para perguntas como: até que ponto a formação especializada em saúde vem sendo capaz de romper com o previamente instituído à luz das políticas públicas e dos desafios enfrentados pelo Sistema Único de Saúde?

Um diálogo ampliado permitirá a explicitação de modelos teóricos, que se desdobrem em variáveis e indicadores, viabilizando estudos multicêntricos e multimétodos, com participação e protagonismo dos atores-chave da residência, na direção de promover as interfaces entre qualidade assistencial, educacional e científico-tecnológica.

Sejam tod@s bem-vind@s.

Referências

AGUIAR, A. C. Produção de conhecimento em serviços de saúde e a formação de residentes no Brasil e na Espanha: desafios da preceptoria. *In*: AGUIAR, A. C. (org.). **Preceptoria em programas de residência**: ensino, pesquisa e gestão. Rio de Janeiro: Cepesc Editora; IMS; Uerj, 2017. p. 97-115. Disponível em: https://preceptores.icict.fiocruz.br. Acesso em: 27 set. 2022.

AGUIAR, A. C.; BURSÓN, J. M. S. Perspectivas da ordenação da formação profissional para atender às necessidades de saúde: análise de elementos jurídico-normativos da especialização em Medicina no Brasil e na Espanha. *In*: AGUIAR, A. C. (org.). **Preceptoria em programas de residência**: ensino, pesquisa e gestão. Rio de Janeiro: Cepesc Editora; IMS; Uerj, 2017. p. 168-183. Disponível em: https://preceptores.icict.fiocruz.br. Acesso em: 27 set. 2022.

BARDIN, L. **Análise de conteúdo**. Lisboa: Edições 70, 1977.

FREIRE, J. M. *et al.* An analysis of the medical specialty training system in Spain. **Hum Resour. Health**, [Lisbon], v. 13, n. 42, p. 1-7, 2015. Disponível em: https://human-resources-health.biomedcentral.com/track/pdf/10.1186/s12960-015-0038-y.pdf. Acesso em: 18 mar. 2022.

LEBART, L.; SALEM, A. **Statistique textuelle**. Paris: Dunod, 1994. Disponível em: http://lexicometrica.univ-paris3.fr/livre/st94/st94-tdm.html. Acesso em: 20 jan. 2021.

APÊNDICE A

ARTIGOS QUE COMPÕEM A REVISÃO DE ESCOPO

1. ABATH, G. M. Medicina familiar no Brasil. **Educ. Med. Salud.**, Washington, v. 19, n. 1, p. 48-73, 1985.

2. ABREU-REIS, P. *et al.* Psychological aspects and quality of life in medical residency. **Rev. Col. Bras. Cir.**, Rio de Janeiro, v. 46, n. 1, Mar. 2019.

3. ALBUQUERQUE, C. P.; SANTOS-NETO, L. L. Evolução da formação de reumatologistas no Brasil: a opção pela residência médica. **Rev. Bras. Reumatol. Engl. Ed.**, Campinas, v. 57, n. 6, p. 507-513, nov./dez. 2017.

4. ALBUQUERQUE, C. P. Inequality in the distribution of rheumatologists in Brazil: correlation with local of medical residency, Gross Domestic Product and Human Development Index. **Rev. Bras. Reumatol. Engl. Ed.**, Campinas, v. 54, n. 3, p. 166-171, May/June 2014.

5. ALESSIO, M. M.; SOUSA, M. F. Regulação da formação de especialistas: inter-relações com o Programa Mais Médicos. **Physis (Rio J.)**, Rio de Janeiro, v. 26, n. 2, p. 633-667, 2016.

6. AMORIM, R. B. C. *et al.* Gout treatment: survey of Brazilian Rheumatology residents. **Clin. Rheumatol.**, Brussels, v. 36, n. 5, p. 1.179-1.188, May 2017.

7. ANDERSON, M. I. P. *et al.* Bases para expansão e desenvolvimento adequados de programas de residência em Medicina de Família e Comunidade. **Rev. Bras. Med. Fam. Comunidade**, Rio de Janeiro, v. 3, n. 11, p. 180-198, nov. 2007.

8. ANDRADE, M. C. *et al.* Factors associated with student performance on the medical residency test. **AMB Rev. Assoc. Med. Bras.**, São Paulo, v. 66, n. 10, p. 1.376-1.382, 2020.

9. ARAÚJO, T. A. M. *et al.* Multiprofissionalidade e interprofissionalidade em uma residência hospitalar: o olhar de residentes e preceptores. **Interface (Botucatu)**, Botucatu, v. 21, n. 62, p. 601-613, set. 2017.

10. ARRUDA, G. M. M. S. *et al.* O desenvolvimento da colaboração interprofissional em diferentes contextos de residência multiprofissional em saúde da família. **Interface (Botucatu)**, Botucatu, v. 22, 2018. Supl. 1, p. 1.309-1.323.

11. AZEVEDO, A. C.; BEVILACQUA, R. G.; SAMPAIO, S. A. P. Capacidade de formação dos programas de residência médica no estado de São Paulo: abordagem quantitativa. O caso da pediatria. **Rev. Bras. Educ. Méd.**, Rio de Janeiro, v. 13, n. 1-3, p. 5-14, dez. 1989.

12. BAPTISTA, F. V. D. *et al.* Contributions of residents from multiple specializations in managing the Covid-19 pandemic in the largest public hospital Brazil. **Clinics (São Paulo)**, São Paulo, v. 75, 2020.

13. BARBOSA, H. A residência médica no Brasil. **Resid. Méd.**, Brasília, DF, v. 6, n. 1/2, p. 2-12, 1984.

14. BARBOSA, L. T. O ensino pós-graduado de pediatria no programa de residência do Hospital dos Servidores do Estado. **Rev. Bras. Med.**, Rio de Janeiro, v. 26, n. 12, p. 726-729, 1969.

15. BARCELOS, I. D. E. S.; ABRÃO, K. C.; ROMÃO, G. S. O residente como instrutor. **Femina**, Rio de Janeiro, v. 48, n. 11, p. 664-667, nov. 2020.

16. BARREIROS, B. C. *et al.* Estratégias didáticas ativas de ensino-aprendizagem para preceptores de Medicina de Família e Comunidade no Euract. **Rev. Bras. Educ. Méd.**, Brasília, DF, v. 44, n. 3, p. e102, ago. 2020.

17. BARRÊTO, D. S. *et al.* The More Doctors Program and Family and Community Medicine residencies: articulated strategies of expansion and interiorization of medical education. **Interface (Botucatu)**, Botucatu, v. 23, 2019a. Suppl. 1.

18. BARRETO, R. M. S. *et al.* Validação de um programa de treinamento simulado de habilidades laparoscópicas por residentes de cirurgia. **Rev. Bras. Educ. Méd.**, Rio de Janeiro, v. 43, n. 2, p. 106-113, jun. 2019b.

19. BARRETO JUNIOR, J. *et al.* Cirurgia de catarata realizada por residentes: avaliação dos riscos. **Rev. Bras. Oftalmol.**, Rio de Janeiro, v. 69, n. 5, p. 301-305, 2010.

20. BATISTA, K. T.; PACHECO, L. M. S.; SILVA, L. M. Avaliação dos programas de residência médica em Cirurgia Plástica no Distrito Federal. **Rev. Bras. Cir. Plást.**, São Paulo, v. 28, n. 1, p. 20-28, mar. 2013.

21. BEKER, K. K.; FELICIANO, A. B.; MACHADO, M. L. T. Atuação como apoiadores em saúde: reflexões sobre a formação na residência multiprofissional. **Tempus**, Brasília, DF, v. 10, n. 4, p. 151-169, dez. 2016.

22. BERGER, C. B. *et al.* Supervisão de casos em programa de residência de Medicina de Família e Comunidade: proposta de instrumento para avaliação à distância. **Saúde Redes**, Porto Alegre, v. 6, n. 2, p. 183-194, set. 2020.

23. BERNARDO, M. S. *et al.* A formação e o processo de trabalho na residência multiprofissional em saúde como estratégia inovadora. **Rev. Bras. Enferm.**, Brasília, DF, v. 73, n. 6, set. 2020.

24. BEVILACQUA, R. G.; SAMPAIO, S. A. P.; AZEVEDO, A. C. Una experiencia de administración de programas de residencia médica. **Educación Médica y Salud**, Washington, v. 24, n. 4, p. 448-451, 1990.

25. BEVILACQUA, R. G.; SAMPAIO, S. A.; AZEVEDO, A. C. Situação de trabalho de médicos egressos de programas de residência médica no estado de São Paulo. **Rev. Assoc. Med. Bras.**, São Paulo, v. 38, n. 3, p. 127-137, jul./set. 1992.

26. BEZERRA, R. L. V. *et al.* Cirurgia do estribo feita por médicos residentes: resultados na Universidade de Brasília. **Folha Méd.**, Rio de Janeiro, v. 112, p. 123-127, abr. 1996. Supl. 2.

27. BIROLINI, D. A residência médica e as especialidades. **Rev. Paul. Med.**, São Paulo, v. 100, n. 3, p. 38-39, nov./dez. 1982.

28. BOÉCHAT, A. L. *et al.* Proposta de um programa básico para a formação do médico residente em radiologia e diagnóstico por imagem. **Radiol. Bras.**, Rio de Janeiro, v. 40, n. 1, p. 33-37, 2007.

29. BOTEGA, N. J. Consultation-liaison psychiatry in Brazil: psychiatric residency training. **Gen. Hosp. Psychiatr.**, New York, v. 14, n. 3, p. 186-191, 1992.

30. BOTEGA, N. J. Residência de Psiquiatria no hospital geral: uma enquete nacional. **J. Bras. Psiquiatr.**, Rio de Janeiro, v. 40, n. 8, p. 419-422, set. 1991.

31. BOTTI, S. H. O.; REGO, S. Processo ensino-aprendizagem na residência médica. **Rev. Bras. Educ. Méd.**, Brasília, DF, v. 34, n. 1, p. 132-140, mar. 2010.

32. BOTTI, S. H. O.; REGO, S. T. A. Docente-clínico: o complexo papel do preceptor na residência médica. **Physis (Rio J.).**, Rio de Janeiro, v. 21, n. 1, p. 65-85, 2011.

33. BRITO, L. G. O. *et al.* Impact of Covid-19 on Brazilian medical residencies in Obstetrics and Gynecology. **Int. J. Gynaecol. Obstet.**, Baltimore, v. 150, n. 3, p. 411-412, Sept. 2020.

34. BUSATO JUNIOR, W. F. S.; GIRARDI, F.; ALMEIDA, G. L. Training of Brazilian Urology residents in laparoscopy: results of a national survey. **Int. Braz. J. Urol.**, Rio de Janeiro, v. 46, n. 2, p. 203-213, Mar./Apr. 2020.

35. CALIL, L. C. Verificação do cumprimento das exigências feitas pela Comissão Nacional de Residência Médica nos programas de residência médica em Psiquiatria do estado de São Paulo no ano de 1993. **J. Bras. Psiquiatr.**, Rio de Janeiro, v. 48, n. 8, p. 367-374, ago. 1999.

36. CALIL, L. C. Proposta de um modelo pedagógico para programas de residência médica. **Rev. Bras. Med.**, Rio de Janeiro, v. 57, n. 7, p. 751-758, 2000.

37. CALIL, L. C.; CONTEL, J. O. B. Estudo dos programas de residência médica em Psiquiatria do estado de São Paulo no ano de 1993. **Rev. Bras. Psiquiatr.**, São Paulo, v. 21, n. 3, p. 139-144, 1999.

38. CAMPOS, C. E. A.; IZECKSOHN, M. M. V. Análise do perfil e da evolução dos programas de residência em Medicina de Família e Comunidade no Brasil. **Rev. APS**, Juiz de Fora, v. 13, n. 2, abr./jun. 2010.

39. CARNEIRO, N. G. D. *et al.* Integração das residências de Medicina de Família e Comunidade do estado de Pernambuco utilizando videoconferência. **Rev. Bras. Ciênc. Saúde**, Brasília, DF, v. 18, n. 3, p. 235-240, 2014.

40. CARRICONDO, P. C. *et al.* Senior resident phacoemulsification learning curve. **Arq. Bras. Oftalmol.**, São Paulo, v. 73, n. 1, p. 66-69, Jan./Feb. 2010.

41. CARVALHO, K. M. *et al.* Experience with an internet-based course for Ophthalmology residents. **Rev. Bras. Educ. Méd.**, Rio de Janeiro, v. 36, n. 1, p. 63-67, Mar. 2012.

42. CARVALHO, M. J. *et al.* Investigating compliance with standard precautions during residency physicians in Gynecology and Obstetrics. **Clinics (São Paulo)**, São Paulo, v. 71, n. 7, p. 387-391, July 2016.

43. CARVALHO FILHO, A. M. *et al.* Preceptores de residência médica: perfil epidemiológico e capacitação pedagógica. **Rev. Bras. Educ. Méd.**, Rio de Janeiro, v. 44, n. 4, 2020.

44. CASANOVA, I. A.; BATISTA, N. A.; MORENO, L. R. A educação interprofissional e a prática compartilhada em programas de residência multiprofissional em saúde. **Interface (Botucatu)**, Botucatu, v. 22, 2018. Supl. 1, p. 1.325-1.337.

45. CASTELLS, M. A.; CAMPOS, C. E. A.; ROMANO, V. F. Residência em Medicina de Família e Comunidade: atividades da preceptoria. **Rev. Bras. Educ. Méd.**, Brasília, DF, v. 40, n. 3, p. 461-469, set. 2016.

46. CASTRO, R. C. L. et al. O programa teórico da residência em Medicina de Família e Comunidade do serviço de saúde comunitária do Grupo Hospitalar Conceição, Porto Alegre, RS. **Rev. Bras. Med. Fam. Comunidade**, Rio de Janeiro, v. 9, n. 33, p. 375-383, out./dez. 2014.

47. CASTRO, V. S.; NÓBREGA-THERRIEN, S. M. Residência de Medicina de Família e Comunidade: uma estratégia de qualificação. **Rev. Bras. Educ. Méd.**, Rio de Janeiro, v. 33, n. 2, p. 211-220, 2009.

48. CHEHUEN NETO, J. A. et al. Perfil dos residentes do Hospital Universitário da Universidade Federal de Juiz de Fora. **HU Rev.**, Juiz de Fora, v. 31, n. 3, p. 11-16, 2005.

49. CHRISTOFOLETTI, G. et al. Residência multiprofissional em Saúde: inserção de atores no Sistema Único de Saúde. **Ciênc. Cuid. Saúde**, Maringá, v. 14, n. 3, p. 1.274-1.280, 2015.

50. CICARELLI, D. D. et al. Importância do treinamento de residentes em eventos adversos durante anestesia: experiência com o uso do simulador computadorizado. **Rev. Bras. Anestesiol.**, Rio de Janeiro, v. 55, n. 2, p. 151-157, 2005.

51. COÊLHO, B. M.; ZANETTI, M. V.; LOTUFO NETO, F. Residência em Psiquiatria no Brasil: análise crítica. **Rev. Psiquiatr. Rio Gd. Sul.**, Porto Alegre, v. 27, n. 1, p. 13-22, abr. 2005.

52. COSTA, A. C. A. C.; COSTA, N. M. S. C.; PEREIRA, E. R. S. Educational environment assessment by multiprofessional residency students: new horizons based on evidence from the DREEM. **Med. Sci. Educ.**, New York, v. 31, n. 2, p. 429-437, Apr. 2021.

53. COSTA, D. et al. Resultados de estapedectomias em um serviço de residência médica. **Folha Méd.**, Rio de Janeiro, v. 101, n. 1, p. 41-43, jul. 1990.

54. COSTI, J. M. et al. Teaching acupuncture: the Brazilian medical residency programme. **Acupunct. Med.**, Washington, v. 30, n. 4, p. 350-353, Dic. 2012.

55. CRESPI-FLORES, V. G. *et al.* Strabismus surgery learning for Ophthalmology residents of university service. **Arq. Bras. Oftalmol.**, São Paulo, v. 75, n. 3, p. 188-191, May/June 2012.

56. CRESPO, A. N. Protocolo de avaliação e classificação dos programas de residência e de especialização em Otorrinolaringologia no Brasil. **Braz. J. Otorhinolaryngol.**, São Paulo, v. 79, n. 5, set./out. 2013. Supl. 1, p. 2-35.

57. CUTAIT, R. *et al.* Exame para ingresso na residência médica de Coloproctologia: a experiência do Hospital Sírio Libanês (São Paulo, SP). **Rev. bras. Colo-proctol.**, Rio de Janeiro, v. 26, n. 4, p. 394-398, out./dez. 2006.

58. D'ANDREA, F. F. Treinamento em psiquiatria com recursos limitados: considerações em torno de um programa de residência. **Rev. Bras. Med.**, Rio de Janeiro, v. 27, n. 8, p. 421-423, ago. 1970.

59. DANTAS, L. S. *et al.* Perfil de competências de preceptores para a atenção primária em saúde. **Rev. Abeno**, Brasília, DF, v. 19, n. 2, p. 156-166, 2019.

60. DE MARCO, M. A. *et al.* Medical residency: factors relating to "difficulty in helping" in the resident physician-patient relationship. **São Paulo Med. J.**, São Paulo, v. 129, n. 1, p. 5-10, 2011.

61. DEL CIAMPO, L. A.; RICCO, R. G.; DANELUZZI, J. C. Residência médica em Medicina Geral e Comunitária: proposta de um programa de formação de médicos generalistas. **Rev. Bras. Educ. Méd.**, Rio de Janeiro, v. 27, n. 3, p. 200-204, 2003.

62. DEMOGALSKI, J. T. *et al.* Qualificação da residência multiprofissional em Saúde: opiniões críticas de preceptores. **Rev. Pesqui. (Univ. Fed. Estado Rio J.).**, Rio de Janeiro, v. 13, p. 136-143, 2021.

63. DENADAI, R.; MURARO, C. A. S.; RAPOSO-AMARAL, C. E. Resident's perceptions of plastic surgeons as craniofacial surgery specialists. **J. Craniofac. Surg.**, Boston, v. 26, n. 8, p. 2.334-2.338, 2015.

64. DENADAI, R. *et al.* Treinamento formal em documentação fotográfica bidimensional padronizada durante a residência em Cirurgia Plástica. **Rev. Bras. Cir. Plást.**, São Paulo, v. 33, n. 4, p. 609-618, 2018.

65. DOMINGUES, F. G. P.; CREMA, A. S.; YAMANE, Y. Complicações intra-operatórias da facoemulsificação durante a residência médica. **Rev. Bras. Oftalmol.**, Rio de Janeiro, v. 59, n. 4, p. 275-279, abr. 2000.

66. DUARTE, J. E. S. *et al*. A gestão municipal e a residência multiprofissional em Saúde da Família: a experiência de Marília-SP. **Divulg. Saúde Debate**, Londrina, n. 32, p. 11-18, maio 2005.

67. ESPER, F. E. *et al*. Residência médica integrada para o Programa de Saúde da Família. **Rev. Méd. Minas Gerais**, Belo Horizonte, v. 23, n. 2, 2013.

68. ESTEVÃO, G.; CASTRO, G. B. Residência médica em psiquiatria no H.S.P.E. "F.M.O.". **Temas (São Paulo)**, São Paulo, v. 19, n. 37, p. 7-11, dez. 1989.

69. FEIJÓ, L. P. *et al*. Estrutura do programa em treinamento de docência na residência: residente como professor. **Rev. Bras. Educ. Méd.**, Brasília, DF, v. 43, n. 1, set. 2019. Supl. 1, p. 341-348.

70. FERNANDES C. F. K. *et al*. Avaliação das habilidades em laparoscopia dos residentes de Ginecologia e Obstetrícia após programa de treinamento. **Einstein-São Paulo**, São Paulo, v. 14, n. 4, p. 468-472, 2016.

71. FERNANDES, C. R. *et al*. Currículo baseado em competências na residência médica. **Rev. Bras. Educ. Méd.**, Brasília, DF, v. 36, n. 1, p. 129-136, mar. 2012.

72. FERNANDES, C. R. *et al*. Implantação de residência em Anestesiologia no interior do Nordeste do Brasil: impacto nos processos de trabalho e na motivação profissional. **Rev. Bras. Anestesiol.**, Rio de Janeiro, v. 65, n. 2, p. 155-161, 2015.

73. FERREIRA, O. S.; FIGUEIRA, F. Requisitos ideais para um programa de residência médica em Pediatria nos países em desenvolvimento. **AMB Rev. Assoc. Med. Bras.**, São Paulo, v. 24, n. 7, p. 258-260, 1978.

74. FERREIRA, R. C.; VARGA, C. R. R.; SILVA, R. F. Trabalho em equipe multiprofissional: a perspectiva dos residentes médicos em Saúde da Família. **Ciênc. Saúde Colet.**, Rio de Janeiro, v. 14, 2009. Supl. 1, p. 1.421-1.428.

75. FEUERWERKER, L. Mudanças na educação médica e residência médica no Brasil. **Interface (Botucatu)**, Botucatu, v. 2, n. 3, p. 51-71, ago. 1998.

76. FOCACCIA, R.; ELIAS, P. M.; AMATO NETO, V. Residência médica em Doenças Infecciosas e Parasitárias no Hospital das Clínicas da Faculdades de Medicina da Universidade de São Paulo. **Rev. Hosp. Clin. Fac. Med. Univ. São Paulo**, São Paulo, v. 43, n. 3, p. 171-175, jun. 1988.

77. FORSTER, A. C.; JORGE, J. H. S.; PRÓSPERO, U. O. S. Considerações sobre a residência médica em Ribeirão Preto: 1988. **Saúde em Debate**, Rio de Janeiro, n. 30, p. 79-82, dez. 1990.

78. FUNK, C. S. *et al.* Residência integrada em Saúde do Grupo Hospitalar Conceição: uma proposta de formação de odontólogos em saúde da família e comunidade. **Rev. Fac. Odontol. Porto Alegre**, Porto Alegre, v. 51, n. 3, p. 37-42, 2010.

79. GADELHA, A. K. S.; BARRETO, I. C. H. C. Residência integrada em Saúde: percepção dos atores da ênfase em saúde da família e comunidade. **Interface (Botucatu)**, Botucatu, v. 22, set. 2018. Supl. 1, p. 1.339-1.351.

80. GARCIA, A. P. *et al.* Preceptoria na residência de Medicina de Família e Comunidade da Universidade de São Paulo: políticas e experiências. **Rev. Bras. Med. Fam. Comunidade**, Rio de Janeiro, v. 13, n. 40, p. 1-8, 2018.

81. GASPERIN, B. D.; ZANIRATI, T.; CAVAZZOLA, L. T. A realidade virtual pode ser tão boa como o treinamento em sala cirúrgica? Experiências de um programa de residência em Cirurgia Geral. **ABCD**: Arq. Bras. Cir. Dig., São Paulo, v. 31, n. 4, 2018.

82. GIGLIO, M. R. P. *et al.* Conhecimentos dos médicos residentes de Ginecologia e Obstetrícia sobre contracepção hormonal em situações especiais. **Rev. Bras. Educ. Méd.**, Rio de Janeiro, v. 41, n. 1, p. 69-78, 2017.

83. GOMES, F. M. S.*et al.* O ensino médico na atenção primária em pediatria: um programa para os residentes no Centro de Saúde-Escola da FMUSP. **Pediatria (São Paulo)**, São Paulo, v. 23, n. 1, p. 52-59, 2001.

84. GONCALVES, E. L.; MALIK, A. M. Residência médica em Administração Hospitalar e de Sistemas de Saúde. **Rev. Bras. Educ. Méd.**, Rio de Janeiro, v. 6, n. 1, p. 28-36, 1982.

85. GOUVEIA, P. A. D. *et al.* Factors associated with burnout syndrome in medical residents of a university hospital. **Rev. Assoc. Med. Bras.**, São Paulo, v. 63, n. 6, p. 504-511, June 2017.

86. GUIDO, L. G. *et al.* Burnout syndrome in multiprofessional residents of a public university. **Rev. Esc. Enferm. USP.**, São Paulo, v. 46, n. 6, p. 1.477-1.482, Dic. 2012.

87. HERBELLA, F. A. M. *et al.* Avaliação do treinamento e expectativas profissionais em residentes de Cirurgia. **Rev. Col. Bras. Cir.**, Rio de Janeiro, v. 38, n. 4, p. 280-284, 2011.

88. IZECKSOHN, M. M. V. *et al.* Preceptoria em Medicina de Família e Comunidade: desafios e realizações em uma atenção primária à saúde em construção. **Ciên. Saúde Colet.**, Rio de Janeiro, v. 22, n. 3, p. 737-746, mar. 2017.

89. JUSTINO, A. L. A.; OLIVER, L. L.; MELO, T. P. Implantação do programa de residência em Medicina de Família e Comunidade da Secretaria Municipal de Saúde do Rio de Janeiro, Brasil. **Ciên. Saúde Colet.**, Rio de Janeiro, v. 21, n. 5, p. 1.471-1.480, maio 2016.

90. KISIL, M.; GARCÍA BATES, A. M.; TAYAR, E. Residência médica em Administração. **Educ. Med. Salud**, Washington, v. 18, n. 3, p. 288-298, 1984.

91. LAFRAIA, F. M. *et al.* Attitudes and experiences during training and professional expectations in generation-y surgical residents. **AMB Rev. Assoc. Med. Bras.**, São Paulo, v. 65, n. 3, p. 348-354, 2019.

92. LAMOUNIER, J. A. Pós-graduação na área médica: residência médica e mestrado profissionalizante. **Rev. Méd. Minas Gerais**, Belo Horizonte, v. 10, n. 1, p. 54-55, mar. 2000.

93. LAMOUNIER, J. A. Programa integrado de pós-graduação, residência médica e mestrado na Faculdade de Medicina da Universidade Federal de Minas Gerais. **Rev. Hosp. Clin. Fac. Med. Univ. São Paulo.**, São Paulo, v. 49, n. 6, p. 264-266, 1994.

94. LAMOUNIER, J. A.; PEREIRA, A. A.; OLIVEIRA, H. N. Proposta de residência médica integrada com o mestrado na Faculdade de Medicina da UFMG: uma avaliação junto aos residentes. **Rev. Hosp. Clin. Fac. Med. Univ. São Paulo**, São Paulo, v. 51, n. 4, p. 147-149, 1996.

95. LANA-PEIXOTO, M. A. A residência médica e o título de especialista em neurologia. **Arq. Neuropsiquiatr.**, São Paulo, v. 47, n. 4, p. 503-505, dez. 1989.

96. LEMOS, F. M. F. C. *et al.* Acquisition of skills in videolaparoscopic surgery by residents in General Surgery after training in a high fidelity simulator. **Sci. Med. (Porto Alegre)**, Porto Alegre, v. 28, n. 1, 2018.

97. LEONE, C. *et al.* Pesquisa em assistência primária: instrumento de ensino-aprendizagem na residência básica de Pediatria. **Pediatria (São Paulo)**, São Paulo, v. 17, n. 4, p. 165-169, 1995.

98. LEONE, C. R.; JACOB, C. M. A. Residência médica no Departamento de Pediatria da FMUSP: sistema de avaliação. **Pediatria (São Paulo)**, São Paulo, v. 19, n. 3, p. 164-169, set. 1997.

99. LESSA, G. M. Residência multiprofissional como experiência de atuação interdisciplinar na assistência à saúde da família. **Rev. Bras. Enferm.**, Brasília, DF, v.53, dez. 2000.Supl., p. 107-110.

100. LEVI, G. C. Quinze anos de residência médica em Moléstias Infecciosas e Parasitárias. **Rev. Méd. Iamspe**, São Paulo, v. 12, n. 1/4, p. 13-17, 1981.

101. LIMA, G. P. V. Ensino em serviço de enfermeiras obstétricas na modalidade de residência: o papel da preceptoria. **Cogitare Enferm.**, Curitiba, v. 24, 2019.

102. LIMA, E. J. F. *et al.* Reasons for choosing a reference hospital during the application for medical residency programs: a cross-sectional study. **Adv. Med. Educ. Pract.**, Auckland, NZ, v. 12, p. 273-279, 2021.

103. LIMA, M. D. C.; ARAÚJO, E. C.; LIMA, A. P. O. A imagem da psiquiatria segundo os médicos residentes do Hospital Universitário da Universidade Federal da Paraíba. **CCS**, João Pessoa, v. 7, n. 2, p. 36-39, abr. 1985.

104. LOPES, A. C.; OLIVEIRA, H. R.; CUNHA, C. L. A residência médica no Brasil. **Rev. Soc. Bras. Clín. Méd.**, São Paulo, v. 4, n. 1, p. 16-23, fev. 2006.

105. LOPES, G. T.; BAPTISTA, S. S. O desafio da convivência: o cotidiano dos atores que integram a residência de Enfermagem no Hospital Universitário Pedro Ernesto - HUPE/Uerj. **Rev. Enferm. Uerj**, Rio de Janeiro, v. 6, n. 1, p. 233-242, jun. 1998.

106. LOPES, G. T.; BAPTISTA, S. S. A trajetória da residência de Enfermagem no Brasil. **Esc. Anna Nery Rev. Enferm.**, Rio de Janeiro, v. 3, n. 1, p. 58-71, abr. 1999.

107. LOURENÇÃO, L. G. Work engagement among participants of residency and professional development programs in Nursing. **Rev. Bras. Enferm.**, Brasília, DF, v. 71, p. 1.487-1.492, 2018.

108. MACEDO, P. C. M. *et al.* Health-related quality of life predictors during medical residency in a random, stratified sample of residents. **Rev Bras. Psiquiatr.**, Rio de Janeiro, v. 31, n. 2, p. 119-124, jun. 2009.

109. MACHADO, L. B. M. *et al.* O currículo de competências do programa de residência em Medicina de Família e Comunidade da Faculdade de Medicina da Universidade de São Paulo. **Rev. Bras. Med. Fam. Comunidade**, Rio de Janeiro, v. 13, n. 40, p. 1-16, dez. 2018a.

110. MACHADO, L. D. S. *et al.* Representações de profissionais residentes acerca das estratégias pedagógicas utilizadas no processo formativo da residência multiprofissional. **Rev. Esc. Enferm. USP**, São Paulo, v. 52, 2018b.

111. MACHIN, R. *et al.* Formação médica e assistência aos processos de abortamento: a perspectiva de residentes de duas universidades públicas em São Paulo, Brasil. **Interface (Botucatu)**, Botucatu, v. 23, jun. 2019.

112. MAGNABOSCO, G. *et al.* Opinião de egressos sobre o curso de residência em Gerência dos Serviços de Enfermagem. **Semina. Cienc. Biol. Saúde.**, Londrina, v. 36, n. 1, 2015. Supl. 1, p. 73-80.

113. MALAVAZZI, G. R. *et al.* Reverse order method for teaching cataract surgery to residents. **BMJ Open Ophthalmology**, [London], v. 4, n. 1, 2019.

114. MALUF, M. A. *et al.* Cardiovascular surgery residency program: training coronary anastomosis using the arroyo simulator and Unifesp models. **Braz. J. Cardiovasc. Surg.**, São Paulo, v. 30, n. 5, p. 562-570, Sept./Oct. 2015.

115. MANISSADJIAN, A.; OKAY, Y. Residência no Departamento de Pediatria da Faculdade de Medicina da Universidade de São Paulo. I - Estágio em Regime de Residência Básica. **Pediatria (São Paulo)**, São Paulo, v. 5, n. 5, p. 275-285, 1983a.

116. MANISSADJIAN, A.; OKAY, Y. Residência no Departamento de Pediatria da Faculdade de Medicina da Universidade de São Paulo. II. Estágio em Regime de Residência Opcional de Terceiro Ano. **Pediatria (São Paulo)**, São Paulo, v. 5, n. 6, p. 331-338, 1983b.

117. MARCOLINO, J. A. M. *et al.* Tutoria com médicos residentes em Anestesiologia: o programa da Irmandade da Santa Casa de Misericórdia de São Paulo. **Rev. Bras. Anestesiol.**, Rio de Janeiro, v. 54, n. 3, p. 438-447, jun. 2004.

118. MARCONDES, E. Estágio para residentes em zona rural. **Rev. Hosp. Clin. Fac. Med. São Paulo**, São Paulo, v. 31, n. 5, p. 425-429, 1976.

119. MAROJA, M. C. S.; ALMEIDA JÚNIOR, J. J.; NORONHA, C. A. Os desafios da formação problematizadora para profissionais de saúde em um programa de residência multiprofissional. **Interface (Botucatu)**, Botucatu, v. 24, 2020.

120. MARTINEZ-SILVEIRA, M. S.; ODDONE, N. Information-seeking behavior of medical residents in Clinical Practice in Bahia, Brazil. **J. Med. Libr. Assoc.**, Chicago, v. 96, n. 4, p. 381-384, Oct. 2008.

121. MARTINS, E. M. L. R. *et al.* Política de residência médica e carência de especialistas em ginecologia e obstetrícia no SUS em Pernambuco. **Trab. Educ. Saúde**, Rio de Janeiro, v. 15, n. 3, p. 843-856, 2017.

122. MARTINS, G. D. M. *et al.* Implementation of multi-professional healthcare residency at a federal university: historical trajectory. **Rev. Gaúch. Enferm.**, Porto Alegre, v. 37, n. 3, Aug. 2016.

123. MASCARETTI, L. A. S. O ensino de saúde escolar no Centro de Saúde Escola "Prof. Samuel B. Pessoa" da Faculdade de Medicina da USP-Departamento de Pediatria. **Pediatria (São Paulo)**, São Paulo, v. 19, n. 4, p. 234-240, dez. 1997.

124. MATOS, F. V. *et al.* Egressos da residência de Medicina de Família e Comunidade em Minas Gerais. **Rev. Bras. Educ. Méd.**, Rio de Janeiro, v. 38, n. 2, p. 198-204, 2014.

125. MATTEI, T. A. *et al.* Implementing "free-hand" technique training for pedicle screw instrumentation in neurosurgical residency. **J. Bras. Neurocir.**, São Paulo, v. 21, n. 2, p. 80-87, 2010.

126. MAURO, G. P. *et al.* Prospective validation of a core curriculum progress assimilation instrument for Radiation Oncology residentship. **Rep. Pract. Oncol. Radiother.**, Poznań, PL, v. 25, n. 6, p. 951-955, 2020.

127. MELO, D. S.; OLIVEIRA, M. H.; PERSEGUINO, M. G. Análise da incorporação de ferramentas para o apoio matricial em um programa de residência multiprofissional em Saúde. **Rev. Gest. Sist. Saúde.**, São Paulo, v. 9, n. 3, p. 535-553, set./dez. 2020.

128. MENDES, R. L. F.; SANTOS, A. M. C.; FREIRE, A. M. L. Perfil e trajetória profissional dos egressos da residência médica em Oftalmologia do estado de Alagoas. **Rev. Bras. Oftalmol.**, Rio de Janeiro, v. 79, n. 4, p. 253-257, 2020.

129. MILLAN, T.; CARVALHO, K. M. Satisfaction with Ophthalmology residency training from the perspective of recent graduates: a cross-sectional study. **BMC Medical Education**, London, v. 13, May 2013.

130. MOREIRA, F. A. *et al.* National examination of Brazilian residents and specialization trainees in Radiology and Diagnostic Imaging: a tool for evaluating the qualifications of future radiologists. **Clinics (São Paulo)**, São Paulo, v. 62, n. 6, p. 691-698, 2007.

131. MOTTA, D. N. Uma proposta para o ensino de informática em saúde na residência médica. **Brasília Méd.**, Brasília, v. 36, n. 3/4, p. 110-117, 1999.

132. MOURA-RIBEIRO, M. V. L.; SANCHES, C. S.; CIASCA, S. M. Residência médica em Neurologia Infantil no Brasil. **Arq. Neuropsiquiatr.**, São Paulo, v. 58, n. 3a, p. 777-780, set. 2000.

133. NASCIMENTO, D. D. G.; OLIVEIRA, M. A. C. A política de formação de profissionais da saúde para o SUS: considerações sobre a residência multiprofissional em Saúde da Família. **Reme Rev. Min. Enferm.**, Belo Horizonte, v. 10, n. 4, p. 435-439, 2006.

134. NASCIMENTO, D. D. G.; OLIVEIRA, M. A. C. Competências profissionais e o processo de formação na residência multiprofissional em Saúde da Família. **Saúde Soc.**, São Paulo, v. 19, n. 4, p. 814-827, 2010.

135. NASCIMENTO, L. A.; TRAMONTINI, C. C.; GARANHANI, M. L. O processo de aprendizagem do residente de Anestesiologia: uma reflexão sobre o cuidado ao paciente. **Rev. Bras. Educ. Méd.**, Brasília, DF, v. 35, n. 3, p. 350-358, set. 2011.

136. NEVES, F. B. C. S. *et al.* Motivos relacionados à escolha da medicina intensiva como especialidade por médicos residentes. **Rev. Bras. Ter. Intensiva**, Rio de Janeiro, v. 21, n. 2, p. 135-140, 2009.

137. NEVES, T. M.; OLIVEIRA, A. S. Diagnóstico das ações de saúde de residentes multiprofissionais na atenção básica. **Rev. APS**, Juiz de Fora, v. 18, n. 3, 2015.

138. NOGUEIRA-MARTINS, L. A.; STELLA, R. C. R.; NOGUEIRA, H. E. A pioneering experience in Brazil: the creation of a center for assistance and research for medical residents (Napreme) at the Escola Paulista de Medicina, Federal University of São Paulo. **São Paulo Med. J.**, São Paulo, v. 115, n. 6, p. 1570-1574, Dic. 1997.

139. NOWINSKI, A. A importância da biblioteca hospitalar na formação do residente e a participação da Bireme. **Resid. Méd.** (Brasília), Brasília, DF, v. 5, n. 1, p. 13-22, 1983.

140. NUNES, K. C.; NOGUEIRA, A. C. C.; LIMA, F. L. T. Perfil dos egressos de serviço social do programa de residência multiprofissional em Oncologia do Inca. **Tempus**, Brasília, DF, v.10, n. 4, p. 111-128, dez. 2016.

141. OKAY, Y.; MANISSADJIAN, A. Residência básica no Departamento de Pediatria da FMUSP: considerações sobre a inclusão de subespecialidades no seu programa. **Pediatria (São Paulo)**, São Paulo, v. 7, n. 2, p. 47-50, jun. 1985.

142. OLIVEIRA, A. F.; LEDERMAN, H. M.; BATISTA, N. A. Learning on human resources management in the Radiology residency program. **Radiol. Bras.**, Rio de Janeiro, v. 47, n. 2, p. 94-98, Mar./Apr. 2014.

143. OLIVEIRA, F. P. *et al.* Brazilian More Doctors Program: assessing the implementation of the Education Axis from 2013 to 2015. **Interface (Botucatu)**, Botucatu, v. 23, 2019a. Suppl. 1.

144. OLIVEIRA, F. P. *et al.* O Programa Mais Médicos e o reordenamento da formação da residência médica com enfoque na Medicina de Família e Comunidade. **Interface (Botucatu)**, Botucatu, v. 23, 2019b. Supl. 1.

145. OLIVEIRA, F. H. A. O.; PETEET, J. R.; MOREIRA-ALMEIDA, A. Religiosity and spirituality in Psychiatry residency programs: why, what, and how to teach? **Braz. J. Psychiatry**, São Paulo, v. 43, n. 4, July/Aug. 2021.

148. OLIVEIRA, J. A. A. Avaliação do ensino e treinamento de otorrinolaringologia nas residências médicas brasileiras. **Rev. Bras. Otorrinolaringol.**, Rio de Janeiro, v. 58, n. 3, p. 159-175, 1992.

149. OLIVEIRA, R. A.; MARRONI, C. A. Residência médica: 25 anos no Brasil. **Diagn. tratamento**, São Paulo, v. 8, n. 1, p. 31-34, mar. 2003.

150. OLIVEIRA FILHO, G. R.; VIEIRA, J. E. The relationship of learning environment, quality of life, and study strategies measures to Anesthesiology resident academic performance. **Anesth Analg.**, Cleveland, v. 104, n. 6, p. 1.467-1.472, June 2007.

151. OLIVEIRA FILHO, G. R.; STURM, E. J. H.; SARTORATO, A. E. Compliance with common program requirements in Brazil: its effects on resident's perceptions about quality of life and the educational environment. **Acad. Med.**, Philadelphia, v. 80, n. 1, p. 98-102, 2005.

150. OLIVIERI, D. P. Princípios e critérios para a organização de um planejamento de ensino: aplicação a um plano de residência médica. **Rev. Hosp. Clin. Fac. Med. São Paulo**, São Paulo, v. 31, n. 2, p. 130-139, mar./abr. 1976.

151. PAIVA, M. P. F. *et al.* Self-assessment of knowledge in palliative care by Physicians resident of a university hospital. **Rev. Pesqui. (Univ. Fed. Estado Rio J.).**, Rio de Janeiro, v. 12, p. 716-722, 2020.

152. PAIZ, J. C.; DALLEGRAVE, D. Avaliação de um programa de residência multiprofissional como tecnologia educativa para consolidação do quadrilátero da formação em saúde. **Saúde Redes**, Porto Alegre, v. 3, n. 1, p. 18-26, 2017.

153. PAULA, A.; DAVIDOVICH, E. Internato e residência: o papel do treinamento graduado na racionalização da assistência médica. **Rev. Bras. Med.**, Rio de Janeiro, v. 28, n. 1, p. 26-32, jan. 1971.

154. PAULA, A. J. M. *et al.* Programa de residência em Psiquiatria: a proposta da UFJF. **HU Rev.**, Juiz de Fora, v. 18, n. 3, p. 151-160, dez. 1991.

155. PEÇANHA, A. J. Análise e avaliação quanto à quantidade e qualificação dos preceptores das residências médicas em gastrenterologia no Brasil. **GED gastroenterol. endosc. Dig.**, São Paulo, v. 13, n. 4, p. 157-163, dez. 1994.

156. PEREIRA, C. S. F; TAVARES, C. M. M. Significado da modalidade de preceptoria no âmbito da residência multiprofissional em Saúde num hospital universitário. **Rev. Cuba. Enferm.**, Havana, v. 32, n. 4, 2016.

157. PESSA, R. P.; OLIVEIRA, J. E. D.; SANTOS, J. E. Residência em Nutrição: resultados de 11 anos de existência como curso de especialização. **Rev. Nutr. PUC-Camp**, Campinas, v. 3, n. 2, p. 158-167, dez. 1990.

158. PETERLINI, M. *et al.* Anxiety and depression in the first year of medical residency training. **Med. Educ.**, Oxford, v. 36, n. 1, p. 66-72, Jan. 2002.

159. PETTA, H. L. Formação de médicos especialistas no SUS: descrição e análise da implementação do Programa Nacional de Apoio à Formação de Médicos Especialistas em Áreas Estratégicas (Pró-Residência). **Rev. Bras. Educ. Méd.**, Rio de Janeiro, v. 37, n. 1, p. 72-79, 2013.

160. PIAZZOLLA, L. P.; SCORALICK, F. M.; SOUSA, J. B. Clube de revista como estratégia de aprendizado na residência médica. **Brasília Méd.**, Brasília, DF, v. 49, n. 1, 2012.

161. PICCINATO, C. E. *et al.* Characteristics of role models who influenced medical residents to choose surgery as a specialty: exploratory study. **São Paulo Med. J.**, São Paulo, v. 135, n. 6, p. 529-534, Nov./Dic. 2017.

162. PINTO, F. C. F. *et al.* Perfil dos egressos da residência médica em cirurgia geral de uma universidade do interior paulista. **Rev. Bras. Educ. Méd.**, Rio de Janeiro, v. 42, n. 4, 2018.

163. POCHAT, V. D. *et al.* Atividades de dissecção de cadáveres e residência médica: relato da experiência do serviço de cirurgia plástica do Hospital Universitário Professor Edgard Santos da Universidade Federal da Bahia. **Rev. Bras. Cir. Plást.**, São Paulo, v. 26, n. 4, p. 561-565, 2011.

164. PONTE NETO, O. A. *et al.* Auto avaliação como estratégia educativa no contexto do programa de residência multiprofissional em saúde da família e saúde mental. **Tempus (Brasília)**, Brasília, DF, v. 10, n. 4, p. 247-263, 2016.

165. PONTES, S. M.; TORREÃO, L. A. Influência da participação de estudantes em ligas acadêmicas na escolha da especialidade para o programa de residência médica da Bahia 2017. **Rev. Med. (São Paulo)**, São Paulo, v. 98, n. 3, p. 160-167, 2019.

166. RAMOS, T. M.; RENNÓ, H. M. S. Formação na residência de Enfermagem na atenção básica/saúde da família sob ótica dos egressos. **Rev. Gaúcha Enferm.**, Porto Alegre, v. 39, ago. 2018.

167. RASSLAN, S. *et al.* Perfil do residente de Cirurgia Geral: quais as mudanças no século XXI? **Rev. Col. Bras. Cir.**, Rio de Janeiro, v. 45, n. 2, 2018.

168. REZENDE, G. L. *et al.* A qualidade de vida entre os residentes de Otorrinolaringologia do Distrito Federal. **Braz. J. Otorhinolaryngol.**, São Paulo, v. 77, n. 4, p. 466-472, 2011.

169. RIBEIRO, K. R. B. *et al.* Ensino nas residências em Saúde: conhecimento dos preceptores sob análise de Shulman. **Rev. Bras. Enferm.**, Brasília, DF, v. 73, n. 4, jun. 2020.

170. RODRIGUES, E. T. *et al.* Perfil e trajetória profissional dos egressos da residência em Medicina de Família e Comunidade do estado de São Paulo. **Rev. Bras. Educ. Méd.**, Rio de Janeiro, v. 41, n. 4, 2017.

171. RODRIGUES, J. M. *et al.* Projetos políticos e pedagógicos de residência de Enfermagem ao Idoso na perspectiva freiriana. **Rev. Bras. Enferm.**, Brasília, DF, v. 72, p. 36-42, nov. 2019. Supl. 2.

172. RODRIGUES, L. H. G.; DUQUE, T. B.; SILVA, R. M. Fatores associados à escolha da especialidade de medicina de família e comunidade. **Rev. Bras. Educ. Méd.**, Rio de Janeiro, v. 44, n. 3, 2020.

173. RODRIGUEZ, C. A. *et al.* Neurology training program for the education of Psychiatry residents: experiences reported from Curitiba, Brazil. **Rev. Bras. Educ. Méd.**, Rio de Janeiro, v. 44, n. 4, 2020.

174. RODRÍGUEZ, C. A.; CASSIAS, A. L.; KOLLING, M. G. Proposta de um programa para a formação do residente em Medicina de Família e Comunidade. **Rev. Bras. Educ. Méd.**, Rio de Janeiro, v. 32, n. 1, p. 40-48, mar. 2008.

175. ROMÃO, G. S. *et al.* Profissionalismo na residência médica. **Femina**, Rio de Janeiro, v. 47, n. 7, p. 413-418, 2019.

176. ROMÃO, G. S.; SÁ, M. F. S. A formação orientada por competências e a matriz de competências em Ginecologia e Obstetrícia no Brasil. **Femina**, Rio de Janeiro, v. 47, n. 3, p. 146-151, 2019a.

177. ROMÃO, G. S.; FERNANDES, C. E.; SÁ, M. F. S. Teste de progresso individual do residente em GO: relato da experiência do primeiro ano de implantação no Brasil. **Femina**, Rio de Janeiro, v. 47, n. 5, p. 282-287, 2019.

178. ROMÃO, G. S.; SÁ, M. F. S. Preceptoria e capacitação de preceptores de residência: tendências atuais. **Femina**, Rio de Janeiro, v. 47, n. 4, p. 224-226, 2019b.

179. ROSA, I. L. Residência médica e hospital: vantagens e desvantagens. **Rev. Paul. Hosp.**, São Paulo, v. 29, n. 8, p. 242-246, 1981.

180. SALES, I. C. B.; BARROS FILHO, E. M.; OLIVEIRA, C. M. C. Registro clínico baseado em problemas como instrumento para desenvolver competências em programa de residência médica. **Rev. Bras. Educ. Méd.**, Rio de Janeiro, v. 45, n. 2, 2021.

181. SALVADOR, A. S. *et al.* Construindo a multiprofissionalidade: um olhar sobre a residência multiprofissional em Saúde da Família e Comunidade. **Rev. Bras. Ciênc. Saúde**, João Pessoa, v. 15, n. 3, dez. 2011.

182. SAMPAIO, S. A. P. *et al.* O programa de residência médica do Governo do Estado de São Paulo: análise histórica e tendências de desenvolvimento. **Cad. Fundap**, São Paulo, n. 21, p. 216-227, 1997.

183. SANCHEZ, N. R.; RODRIGUES, C. I. S. Avaliação de um programa de residência médica em Ginecologia e Obstetrícia. **Rev. Bras. Educ. Méd.**, Rio de Janeiro, v. 44, n. 2, 2020.

184. SANT'ANA, E. R. R. B.; PEREIRA, E. R. S. Preceptoria médica em serviço de emergência e urgência hospitalar na perspectiva de médicos. **Rev. Bras. Educ. Méd.**, Rio de Janeiro, v. 40, n. 2, p. 204-215, jun. 2016.

185. SANTOS, E. G. *et al*. Avaliação da preceptoria na residência médica em Cirurgia Geral, no centro cirúrgico, comparação entre um hospital universitário e um hospital não universitário. **Rev. Col. Bras. Cir.**, Rio de Janeiro, v. 39, n. 6, p. 547-552, 2012.

186. SANTOS, E. G.; SALLES, G. F. Are 2 years enough? Exploring technical skills acquisition among General Surgery residents in Brazil. **Teach. Learn. Med.**, Mahwah, NJ, v. 28, n. 3, p. 260-268, July/Sept. 2016.

187. SANTOS, E. G.; SALLES, G. F. C. M. Construção e validação de um instrumento de avaliação de habilidades técnicas para programas de residência em Cirurgia Geral. **Rev. Col. Bras. Cir.**, Rio de Janeiro, v. 42, n. 6, p. 407-412, dez. 2015.

188. SANTOS, E. G. Residência médica em Cirurgia Geral no Brasil: muito distante da realidade profissional. **Rev. Col. Bras. Cir.**, Rio de Janeiro, v. 36, n. 3, p. 271-276, jul. 2009.

189. SANTOS, F. J. B. A psicanálise na formação do psiquiatra: a experiência da residência médica em Psiquiatria do Hospital de Saúde Mental de Messejana – Fortaleza-CE. **J. Bras. Psiquiatr.**, Rio de Janeiro, v. 42, n. 5, p. 269-272, jun. 1993.

190. SANTOS, J. S.; MARTINS, E. M. L. R.; ALMEIDA, T. C. Formação médica no SUS em Pernambuco: oferta de vagas de residência médica (2012 -2017). **Espaç. Saúde**, Curitiba, v. 19, n. 2, p. 8-19, 2018.

191. SANTOS, M. A. Uma nova residência. **Pediatria (São Paulo)**, São Paulo, v. 4, n. 2, p. 85-87, 1982.

192. SANTOS, R. A.; SNELL, L.; NUNES, M. P. T. Evaluation of the impact of collaborative work by teams from the National Medical Residency Committee and the Brazilian Society of Neurosurgery: retrospective and prospective study. **São Paulo Med. J.**, São Paulo, v. 134, n. 2, p. 103-109, 2016.

193. SANTOS, V. P.; WHITAKER, I. Y.; ZANEI, S. S. V. Especialização em Enfermagem modalidade residência em unidade de terapia intensiva: egressos no mercado de trabalho. **Rev. Gaúcha Enferm.**, Porto Alegre, v. 28, n. 2, p. 193-199, jun. 2007.

194. SARMENTO, L. F. *et al*. A distribuição regional da oferta de formação na modalidade residência multiprofissional em saúde. **Saúde debate**, Londrina, v. 41, n. 113, p. 415-424, 2017.

195. SAVI, M. G. M.; SILVA, E. L. O uso da informação e a prática clínica de médicos residentes. **Perspect. Ciênc. Inf.**, Belo Horizonte, v. 16, n. 3, p. 232-254, set. 2011.

196. SETUBAL, M. S. V. *et al.* Improving Perinatology residents' skills in breaking bad news: a randomized intervention study. **Rev. Bras. Ginecol. Obstet.**, São Paulo, v. 40, n. 3, p. 137-146, Mar. 2018.

197. SETUBAL, M. S. V. *et al.* Breaking bad news training program based on video reviews and Spikes strategy: what do Perinatology residents think about it? **Rev. Bras. Ginecol. Obstet.**, Rio de Janeiro, v. 39, n. 10, p. 552-559, Oct. 2017.

198. SILVA, A. D. B.; JOGAIB, J. C.; JOSÉ, F. F. Residência odontológica no Hospital da Companhia Siderúrgica Nacional e a Escola de Odontologia de Volta Redonda. **An. Hosp. Sider. Nac.**, Volta Redonda, v. 5, n. 4, p. 27-36, 1981.

199. SILVA, C. A. *et al.* Pediatras após a residência médica: um questionário sobre dados e problemas pessoais/profissionais. **Rev. Paul. Pediatr.**, São Paulo, v. 39, 2020.

200. SILVA, C. T. *et al.* Residência multiprofissional como espaço intercessor para a educação permanente em saúde. **Texto Contexto Enferm.**, Florianópolis, v. 25, n. 1, 2016a.

201. SILVA, G. C. C.; KOCH, H. A.; SOUSA, E. G. O perfil do médico em formação em radiologia e diagnóstico por imagem. **Radiol. Bras.**, Rio de Janeiro, v. 40, n. 2, p. 99-103, abr. 2007.

202. SILVA, J. C. *et al.* Percepção dos residentes sobre sua atuação no programa de residência multiprofissional. **Acta Paul. Enferm.**, São Paulo, v. 28, n. 2, p. 132-138, 2015.

203. SILVA, J. P. *et al.* Randomized study of effectiveness of computerized ultrasound simulators for an introductory course for residents in Brazil. **J. Educ. Eval. Health. Prof.**, Chuncheon, KOR, v. 13, p. 16, 2016b.

204. SILVA, L. O.; MELO, I. B.; TEIXEIRA, L. A. S. Interface entre oferta de vagas de residência médica, demanda por médicos especialistas e mercado de trabalho. **Rev. Bras. Educ. Méd.**, Rio de Janeiro, 43, n. 1, 2019. Supl. 1, p. 119-126.

205. SILVA, L. C. B. A. *et al.* Preliminary study of a teaching model for ultrasound-guided peripheral nerve blockade and effects on the learning curve in Veterinary Anesthesia residents. **Vet. Anaesth. Analg.**, Oxford, v. 44, n. 3, p. 684-687, May 2017.

206. SILVA, M. G. C.; ARREGI, M. M. U. Residência médica na área de cancerologia no Brasil: distribuição dos programas e da oferta de vagas por região em 2003. **Rev. Bras. Cancerol.**, Rio de Janeiro, v. 51, n. 1, p. 5-13, 2005.

207. SILVA, M. G. C.; ARREGI, M. M. U.; MATOS, C. M. M. Residência médica na área de cancerologia no Brasil: distribuição dos programas e da oferta de vagas por região em 2010. **Rev. Bras. Cancerol.**, Rio de Janeiro, v. 59, n. 1, p. 25-31, 2013.

208. SILVA, M. G. C.; ROCHA FILHO, F. S. Residência médica em Clínica Médica no Ceará em 2003: oferta de vagas e perfil da concorrência. **Rev. Bras. Educ. Méd.**, Rio de Janeiro, v. 31, n. 2, p. 127-136, 2007.

209. SIMAS, K. B. F. et al. A residência de Medicina de Família e Comunidade no Brasil: breve recorte histórico. **Rev. Bras. Med. Fam. Comunidade**, Rio de Janeiro, v. 13, n. 40, p. 1-13, dez. 2018.

210. SIQUEIRA, V. N. et al. Training program for Cardiology residents to perform focused cardiac ultrasound examination with portable device. **Echocardiography.**, New York, v. 32, n. 10, p. 1.455-1.462, Oct. 2015.

211. SÓRIA, H. L. Z. et al. Histerectomia e as doenças ginecológicas benignas: o que está sendo praticado na residência médica no Brasil? **Rev. bras. ginecol. Obstet.**, Rio de Janeiro, v. 29, n. 2, p. 67-73, 2007.

212. SOUSA, E. G.; KOCH, H. A. A residência médica em diagnóstico por imagem no Brasil. **Rev. Bras. Educ. Méd.**, Rio de Janeiro, v. 27, n. 2, p. 125-133, 2003.

213. SOUSA, E. G. A residência médica em Pneumologia no Brasil. **J. Bras. Pneumol.**, Brasília, v. 30, n. 3, p. 253-259, jun. 2004.

214. SOUZA, C. P. J.; LIMA, F. M. L. S. O papel da psicoterapia de grupo na formação do residente em Psiquiatria. **Rev. Bras. Educ. Méd.**, Rio de Janeiro, v. 40, n. 1, p. 109-117, 2016.

215. SOUZA, E. G. Situação atual dos programas de residência médica. **Rev. Bras. Coloproctol.**, Rio de Janeiro, v. 3, n. 4, p. 163-166, 1983.

216. SOUZA, S. V.; FERREIRA, B. J. Preceptoria: perspectivas e desafios na residência multiprofissional em Saúde. **ABCS Health Sci.**, Santo André, v. 44, n. 1, p. 15-21, 2019.

217. STORTI, M. M. T.; OLIVEIRA, F. P.; XAVIER, A. L. A expansão de vagas de residência de Medicina de Família e Comunidade por municípios e o Programa Mais Médicos. **Interface (Botucatu)**, Botucatu, v. 21, 2017. Supl. 1, p. 1.301-1.313.

218. TEIXEIRA, D. F. *et al.* Simulation in pediatric videos urgery: training with simple and reproducible exercises elaborated by residents. **J. Laparoendosc. Adv. Surg. Tech. A.**, New York, v. 29, n. 10, p. 1.362-1.367, Oct. 2019.

219. TOFFOLI, S. F. L.; FERREIRA FILHO, O. F.; ANDRADE, D. F. D. Proposta de seleção unificada aos programas de residência médica. **Rev. Assoc. Med. Bras.**, São Paulo, v. 59, n. 6, p. 583-588, 2013.

220. TOMASICH, F. D. S. *et al.* Current perspectives in Surgical Oncology Medical residency. **Appl. Cancer Res.**, Ribeirão Preto, v. 26, n. 2, p. 61-65, 2006.

221. TORRES, R. A. T.; FISCHER, F. M. Time management of Internal Medicine medical residentes. **Rev. Assoc. Med. Bras.**, São Paulo, v. 65, n. 8, p. 1.048-1.054, 2019.

222. TORRICELLI, F. C. *et al.* Laparoscopic skill laboratory in urological surgery: tools and methods for resident training. **Int. Braz. J. Urol.**, Rio de Janeiro, v. 37, n. 1, p. 108-111, Jan./Feb. 2011.

223. TOSO, L. C.; SOUZA, J. M.; RIBEIRO, E. R. Diferentes pontos de vista na avaliação do médico residente em programas de Clínica Médica. **Ciênc. Cuid. Saúde**, Maringá, v. 18, n. 1, fev. 2019.

224. VAENA, M. M.; ALVES, L. A. Assessment of the knowledge and perceptions of Brazilian medical residents on Transfusion Medicine. **Hematol. Transfus. Cell Ther.**, Rio de Janeiro, v. 41, n. 1, p. 37-43, Jan./Mar. 2019.

225. VALENTE, A. A. M. O.; CALDATO, M. C. F. Matriz de competências para programas de residência médica em Endocrinologia e Metabologia. **Rev. Bras. Educ. Méd.**, Rio de Janeiro, 43, n. 1, 2019. Supl. 1, p. 195-206.

226. VELHO, M. T. A. C. *et al.* Residência médica em um hospital universitário: a visão dos residentes. **Rev. Bras. Educ. Méd.**, Rio de Janeiro, v. 36, n. 3, p. 351-357, 2012.

227. VENTURA, C. V. O. C. *et al.* Características e deficiências dos programas de pós-graduação em Oftalmologia no Brasil segundo pós-graduandos participantes. **Rev. Bras. Oftalmol.**, Rio de Janeiro, v. 71, n. 3, p. 173-179, maio/jun. 2012.

228. VIEIRA, A. E. Considerações sobre a residência médica e os cursos de especialização na área médica clínica. **AMB Rev. Assoc. Med. Bras.**, São Paulo, v. 22, n. 10, p. 399-400, 1976.

229. VILLAR, M. A. M.; CARDOSO, M. H. C. A. Residência médica em Pediatria: no campo de prática. **Cad. Saúde** Pública, Rio de Janeiro, v. 18, n. 1, p. 329-339, 2002.

230. VOLICH, R. M. Os dilemas da formação do médico e os tutores na residência de Clínica Médica da FMUSP. **Rev. Hosp. Univ.**, São Paulo, v. 11, n. 1/2, p. 59-63, dez. 2001.

231. WUILLAUME, S. M.; BATISTA, N. A. O preceptor na residência médica em Pediatria: principais atributos. **J. Pediatr. (Rio J.)**, Rio de Janeiro, v. 76, n. 5, p. 333-338, 2000.

232. XIMENES FILHO, J. A.; SILVA, M. G. C. Otorhinolaryngology medical residency in Ceará in 2003: openings and applicants profiles. **Braz. J. Otorhinolaryngol.**, São Paulo, v. 72, n. 6, p. 826-830, nov./dez. 2006a.

233. XIMENES FILHO, J. A.; SILVA, M. G. C. Residência médica em Otorrinolaringologia no Ceará em 2003: oferta de vagas e perfil da concorrência. **Rev. Bras. Otorrinolaringol.**, São Paulo, v. 72, n. 6, p. 826-830, 2006b.

234. YAMAMOTO, R. M. *et al.* Residência básica de Pediatria: relato de uma experiência de avaliação do processo de ensino-aprendizagem em uma unidade básica de saúde. **Pediatria (São Paulo)**, São Paulo, v. 17, n. 2, p. 68-71, jun. 1995.

235. YAMAMOTO, R. M. *et al.* Um modelo de ensino para médicos residentes na área de Pediatria Comunitária: a visita domiciliar contribuindo para uma formação profissional mais abrangente. **Pediatria (São Paulo)**, São Paulo, v. 20, n. 3, p. 172-178, set. 1998.

236. YUNES, J.; WINGE, M. E.; HERRERA, N. A. Residência na área da Saúde. **AMB Rev. Assoc. Med. Bras.**, São Paulo, v. 25, n. 7, p. 260-264, 1979.

237. ZOPPE, E. H. C. C. *et al.* Teaching psychodynamics to Psychiatric residents through psychiatric outpatient interviews. **Acad. Psychiatry**, Washington, v. 33, n. 1, p. 51-55, 2009.

APÊNDICE B

FICHA DE EXTRAÇÃO

FICHA DE EXTRAÇÃO: PROJETO RESIDÊNCIA EM SAÚDE

Formulário estruturado para extração das informações das publicações recuperadas pela busca. Separados por seções e organizado conforme preconizado pela equipe de pesquisadores responsáveis.

Pesquisadores: em arquivo à parte, registrar publicações que se destaquem pela qualidade do recorte temático e/ou desenho metodológico/análise.

SEÇÃO A, PARTE 1 (COMUM ENTRE EQUIPES)

Obs.: direcionamento preliminar para o preenchimento entre membros da equipe.

1. Nome completo *
2. Identifique-se: *Marcar apenas uma oval.

Auxiliar de pesquisa (Enzo, Pedro e Rubia). Pular para a pergunta 4.

Pesquisador (Elaine, Elisangela, Irene, Roberta e Sidney). Pular para a pergunta 3.

TRIAGEM: ÊNFASES

PESQUISADORES 3. TRIAGEM PARA ÊNFASES:

C. Quanto aos conteúdos das seis ênfases do projeto, assinale: *Aceita mais de uma resposta. Marque todas que se aplicam.

A publicação NÃO inclui conteúdos afeitos às ênfases?

A publicação inclui conteúdos afeitos à Ênfase 1: Currículo e abordagem por competências na formação especializada no modelo residência;

A publicação inclui conteúdos afeitos à Ênfase 2: Avaliação do desempenho dos residentes;

A publicação inclui conteúdos afeitos à Ênfase 3: Ensino-aprendizagem de habilidades/técnicas inerentes às especialidades;

A publicação inclui conteúdos afeitos à Ênfase 4: Estratégias educacionais remotas mediadas por tecnologias;

A publicação inclui conteúdos afeitos à Ênfase 5: Perspectivas de residentes, ex-residentes, preceptores, gestores sobre a oferta do(s) programa(s) de residência;

A publicação inclui conteúdos afeitos à Ênfase 6: Instâncias e mecanismos de gestão e governança.

C.1. O currículo e/ou a abordagem educacional por competência é objeto da publicação? *Marcar apenas uma oval.

Sim.

Não.

C.2. A avaliação de residentes é objeto da publicação? *Marcar apenas uma oval.

Sim.

Não.

C.3. O Ensino-aprendizagem de habilidades/técnicas é objeto da publicação? Marcar apenas uma oval.

Sim.

Não.

C.4. Estratégias educacionais remotas mediadas por tecnologias são objeto da publicação? *Marcar apenas uma oval.

Sim.

Não.

C.5. As experiências e/ou percepções dos sujeitos mencionados são objeto da publicação? Marcar apenas uma oval.

Sim.

Não.

C.6. A temática da gestão/coordenação de residência(s) ou governança é objeto da publicação? *Marcar apenas uma oval.

Sim.

Não.

Caso a publicação NÃO inclua conteúdo afeito às ênfases, qual a temática principal abordada? (Análise temática.)

SEÇÃO A, PARTE 2 (CARACTERIZAÇÃO DA PUBLICAÇÃO)

A.1. Informe a referência bibliográfica completa (usar padrão Vancouver):*

A.2. Assinale em qual base de dados esta publicação foi recuperada: *Marcar apenas uma oval.

MEDline/PubMed (1);

Lilacs (2);

Embase (3);

Scopus (4);

SciELO (5);

Web of Science (6).

A.3. Informe a identificação numérica da publicação. *[Código da planilha em sua respectiva subaba referente à base de consulta.]

A.4. Informe o título da publicação. *Transcrever na íntegra o título da publicação com correções de caracteres encriptados.

A.5. Resumo da publicação. *Transcrever o resumo na íntegra com correções de caracteres encriptados.

A.6. Palavras-chave. *Transcrever as palavras-chave na íntegra com correções de caracteres encriptados e separar por ponto e vírgula (;).

A.7. Informe os nomes dos autores. *Transcrever os nomes dos autores no formato:

Primeiro nome e Sobrenome. (Sem abreviações).

Se necessário, consultar currículo lattes dos autores para coletar os nomes completos (sem abreviações) e separar por ponto e vírgula (;).

A.7.1. Qual a inserção do(s) (co)autor(es) na instituição? Assinale quantas correspondam ao conjunto dos (co)autor(s).

( ) A publicação não informa a inserção do (co)autor na instituição;
( ) Residentes;
( ) Ex-presidente;
( ) Preceptor(a);
( ) Tutor(a) ou professor(a);
( ) Coordenador de programa/gestor;
( ) Outros (sem descrição).

A.8. Informe o nome da(s) instituição(ões) de filiação dos autores. *Transcrever os nomes da(s) instituição(ões) de cada autor(es) sem abreviações e na mesma ordem dos nomes dos autores. Separar por ponto e vírgula (;) as instituições por autor. (Caso haja duas ou mais instituições, separar por barra. Exemplo: USP/HC; Unicamp/HU.)

A.9. Informe o título (do periódico). *Transcrever o título do periódico na íntegra, sem abreviações e com correções de caracteres encriptados.

A.10. Informe o país (do periódico). *Informar o país do periódico em português. [Possíveis fontes para coletar essa informação: site da revista e diretórios de periódicos científicos. Periódicos nacionais: Diadorim (https://diadorim.ibict.br/). Periódicos internacionais: DOAJ (https://doaj.org/).]

A.11. Informe o idioma (original da publicação). *Informar o idioma original da publicação em português.

A.12. Informe o ano de publicação. *Informar o ano de publicação no formato AAAA.

SEÇÃO B, MÉTODOS

B.1. A publicação aborda qual(is) tipo(s) de residência(s) em saúde? *Marque todas que se aplicam.

Não especificado;

Residência médica;

Residência em área profissional de saúde (uniprofissional e multiprofissional);

Residência uniprofissional exclusivamente (exceto residência médica);

Residência multiprofissional exclusivamente;

B.2. Informe o(s) tipo(s) de dado(s) analisado(s) na publicação: *Dados primários: dados coletados para o desenvolvimento do estudo.

Dados secundários: dados preexistentes (exemplos: ficha de matrícula, registros de serviços, registros de avaliação de desempenho...). Marque todas que se aplicam.

Não informado;

Dados quantitativos primários;

Dados quantitativos secundários;

Dados qualitativos primários;

Dados qualitativos secundários;

Não se aplica.

B.3. Natureza da publicação (conforme classificado pela equipe). *Marcar apenas uma oval.

Artigo original;

Outro:

B.4. Se a publicação abordar a residência médica, qual(is) especialidade(s) médica(s)? *Transcrever qual a especialidade médica abordada na publicação. Separar por ponto e vírgula (;).

B.5. Se a publicação abordar a residência em área profissional em geral, qual(is) programa(s)? *Transcrever o(s) nome(s) do(s) programa(s) e a(s) carreira(s) profissionais participantes, caso mencione. Separar por ponto e vírgula (;).

B.6. Se a publicação abordar a residência uniprofissional, qual(is) profissão(ões) e com qual(is) certificação(ões)? *Transcrever qual a modalidade de residência uniprofissional [por exemplo, qual(is)? Profissão/carreira. Especialização em que (certificação)?/Separar por ponto e vírgula (;)].

B.7. Se a publicação abordar a(s) residência(s) multiprofissional(ais), quais profissões e com qual(is) certificação(ões)? *Transcrever o(s) nome(s) do(s) programa(s) e a(s) carreira(s) profissionais participantes, caso mencione. Separar por ponto e vírgula (;).

B.8. Qual(is) a(s) unidade(s) de análise? *Informar a unidade de análise entre as possibilidades listadas. Marque todas que se aplicam.

Programa(s) de residência;

Instituição ofertante de;

Programa(s)/conjunto de instituições;

Preceptores/tutores/gestores;

Residentes/ex-residentes (egressos);

Outro:

B.9. A publicação menciona procedimento de amostragem ou seleção de sujeitos do universo pesquisado? *Marcar apenas uma oval.

Sim.

Não.

Não se aplica.

B.9.1. Transcrever o procedimento de amostragem ou seleção de sujeitos, informando o tamanho do universo pesquisado e tamanho amostral consolidado (final), caso mencionado. *Transcrever conforme descrito pelos autores na publicação. Separar por ponto e vírgula (;) e com respectivo(s) número(s) de página(s) entre parênteses. [Comentários dos pesquisadores entre colchetes.]

B.10. Informe a(s) fonte(s) de dado(s) analisado(s) na publicação. *Transcrever a(s) fonte(s) de dados da publicação (como e onde foram obtidos). Separar por ponto e vírgula (;) e com respectivo(s) número(s) de página(s) entre parênteses. [Comentários dos pesquisadores entre colchetes.]

B.11. Qual(is) método(s) e/ou técnica(s) de pesquisa explicitado(s) na publicação? *Transcrever segundo os autores. Separar por ponto e vírgula (;) e com respectivo(s) número(s) de página(s) entre parênteses. [Comentários dos pesquisadores entre colchetes.]

B.12. Qual desenho/delineamento do estudo? *Marcar apenas uma oval.

Não informa desenho/delineamento do estudo;

Estudo de intervenção;

Estudo observacional transversal (único momento de coleta);

Estudo observacional longitudinal (vários momentos de coleta ao longo do tempo);

Estudo(s) de caso;

Ensaios/estudos reflexivos;

Relato de experiência(s)/*"best practices"*;

Outro:

B.12.1. Transcrever desenho/delineamento do estudo, caso informado. *Transcrever na íntegra. Separar por ponto e vírgula (;) e com respectivo(s) número(s) de página(s) entre parênteses. [Comentários dos pesquisadores entre colchetes.]

B.13. A publicação explicita o(s) objetivo (s) e/ou questão(ões) de pesquisa? *Marcar apenas uma oval.

Sim.

Não.

Não se aplica.

B.13.1. Se houver explicitação do(s) objetivo(s) e/ou questão(ões) de pesquisa, faça a transcrição: *Transcrever na íntegra. Separar por ponto e vírgula (;) e com respectivo(s) número(s) de página(s) entre parênteses. [Comentários dos pesquisadores entre colchetes.]

SEÇÃO C, ÊNFASE 1

ÊNFASE 1: Currículo e abordagem por competências na formação especializada no modelo residência.

C.1.1. A publicação menciona projeto pedagógico e/ou currículo da(s) residência(s)? *Marcar apenas uma oval.

Sim.

Não.

C.1.2. Transcreva na íntegra todos os trechos que mencionam o conceito/noção de competência, caso mencionado. *Transcrever na íntegra o(s) trecho(s) entre aspas e com número de página entre parênteses. Caso haja mais de um trecho, usar ponto e vírgula (;) como separador. [Comentários dos pesquisadores entre colchetes.]

C.1.3. A publicação menciona o estabelecimento de objetivos de aprendizagem dos residentes? *Marcar apenas uma oval.

Sim.

Não.

SEÇÃO C, ÊNFASE 2

ÊNFASE 2: Avaliação do desempenho dos residentes.

C.2.1. A publicação menciona norma(s) e/ou regra(s) e/ou parâmetro(s) da avaliação dos residentes? *Marcar apenas uma oval.

Sim.

Não.

C.2.2. A publicação menciona componentes da competência na avaliação de residentes? *Marcar apenas uma oval.

Sim.

Não.

C.2.2.1. Se sim, qual(is) o(s) componente(s) da(s) competência(s) na avaliação(ões) mencionado(s)? Marque todas que se aplicam.

Conhecimento(s); habilidade(s);

Atitudes;

Análise/interpretação do contexto de prática;

Outro:

C.2.3. A publicação descreve métodos e/ou técnicas de avaliação dos residentes? * Tipos de exames/atividades avaliativas (a serem) realizados (prova teórica, prova prática...).

C.2.3.1. Se sim, transcrever os métodos e/ou técnicas mencionados. *Transcrever na íntegra o(s) trecho(s) mencionado(s) entre aspas e com número de páginas entre parênteses. Caso haja mais de um trecho, usar ponto e vírgula (;) como separador. [Comentários dos pesquisadores entre colchetes.]

C.2.4. A publicação utiliza a expressão "avaliação formativa"? *Marcar apenas uma oval.

Sim.

Não.

C.2.4.1. Se sim, transcreva o(s) trecho(s) que menciona(m) a expressão "avaliação formativa". *Transcrever na íntegra o(s) trecho(s) que menciona(m) a expressão "avaliação formativa" entre aspas e com número de páginas entre parênteses. Caso haja mais de um trecho, usar ponto e vírgula (;) como separador. [Comentários dos pesquisadores entre colchetes.]

C.2.5. A publicação menciona a elaboração de trabalho(s) de conclusão de curso/residência e/ou monografia? *Marcar apenas uma oval.

Sim.

Não.

C.2.6. A publicação menciona dificuldade(s) na(s) avaliação(ões) dos residentes? *Marcar apenas uma oval.

Sim.

Não.

C.2.6.1. Se sim, qual(is) a(s) dificuldade(s) mencionada(s)? *Marque todas que se aplicam.

Custos;

Despreparo/indisponibilidade de responsáveis pela aplicação;

Elaboração dos instrumentos;

Falta de critérios de correção explícitos;

Falta de oportunidades para debater as avaliações realizadas;

Falta de tempo;

Indisponibilidade de cenários/espaço físico;

Inexistência ou inadequação de instrumentos de avaliação;

Recusa/resistência dos pacientes/usuários;

Outro(s):

SEÇÃO C, ÊNFASE 3

ÊNFASE 3: Ensino-aprendizagem de habilidades/técnicas inerentes às especialidades.

C.3.1. Quais habilidades/técnicas inerente(s) à(s) especialidade(s) são mencionadas na publicação? *Transcrever na íntegra o(s) trecho(s) que menciona(m) as habilidade(s)/técnica(s), entre aspas e com número de página entre parênteses. Caso haja mais de um trecho, usar ponto e vírgula (;) como separador. [Comentários dos pesquisadores entre colchetes.]

C.3.2. A publicação menciona utilização de simulação(ões) no ensino da residência? *Marcar apenas uma oval.

Sim.

Não.

C.3.3. A publicação menciona dificuldades enfrentadas no treinamento de habilidades/técnicas? *Marcar apenas uma oval.

Sim.

Não.

C.3.3.1. Se sim, transcreva o(s) trecho(s) em que a publicação menciona dificuldades enfrentadas no treinamento de habilidades/técnicas. Transcrever na íntegra o(s) trecho(s) entre aspas e com número de página entre parênteses. Caso haja mais de um trecho, usar ponto e vírgula (;) como separador. [Comentários dos pesquisadores entre colchetes.]

C.3.4. A publicação menciona a preceptoria/supervisão do ensino de habilidades/técnicas? *Marcar apenas uma oval.

Sim.

Não.

C.3.4.1. Se sim, transcreva o(s) trecho(s) em que a preceptoria/supervisão aparecem mencionadas. *Transcrever na íntegra o(s) trecho(s) entre aspas e com número de página entre parênteses. Caso haja mais de um trecho, usar ponto e vírgula (;) como separador. [Comentários dos pesquisadores entre colchetes.]

SEÇÃO C, ÊNFASE 4

ÊNFASE 4: Estratégias educacionais remotas mediadas por tecnologias. Estratégias educacionais que utilizam mediação pela internet.

C.4.1. A publicação menciona atividades de ensino mediadas por Tecnologias de Informação e Comunicação (TICs)? *Se menciona utilização de aplicativos e equipamentos fixos e/ou móveis mediados pela internet. Marcar apenas uma oval.

Sim.

Não.

C.4.1.1. Se sim, transcreva os trechos que mencionam atividades de ensino mediadas por TICs. *Transcrever na íntegra entre aspas e com número de página entre parênteses o(s) trecho(s) que mencionam atividades de ensino-aprendizagem como uso de bases bibliográficas, ambientes virtuais de aprendizagem, uso aplicativos de comunicação instantânea, teleconsulta, teleatendimento. Caso haja mais de um trecho, usar ponto e vírgula (;) como separador. [Comentários dos pesquisadores entre colchetes.]

C.4.2. Quais aplicativos/plataformas utilizados são mencionados? *Transcrever na íntegra o(s) trecho(s) entre aspas e com número de página entre parênteses. Caso haja mais de um trecho, usar ponto e vírgula (;) como separador. [Comentários dos pesquisadores entre colchetes.]

C.4.3. A publicação menciona utilização de Ambiente Virtual de Aprendizagem (AVA)? Marcar apenas uma oval.

Sim.

Não.

SEÇÃO C, ÊNFASE 5

ÊNFASE 5: Perspectivas de residentes, ex-residentes, preceptores, gestores sobre a oferta do(s) programa(s) de residência.

C.5.e

1. Quais sujeitos mencionados na publicação são fontes de dados sobre EXPERIÊNCIAS na residência? *Marque todas que se aplicam.

A publicação não menciona sujeitos como fontes de dados sobre experiências na residência;

Residentes;

Egressos de programas de residência;

Preceptores;

Tutores/professores;

Coordenadores/gestores de programas de residência;

Núcleo Docente Assistencial Estruturante (NDAE);

Coreme e/ou Coremu;

Outro:

C.5.1.1. Quais foram as EXPERIÊNCIAS descritas? *Transcrever na íntegra o(s) trecho(s) com descrições de experiências cuja fonte de dados seja algum(ns) dos sujeitos assinalados na pergunta anterior, entre aspas e com número de página entre parênteses. Caso haja mais de um trecho, usar ponto e vírgula (;) como separador. [Comentários dos pesquisadores entre colchetes.]

C.5.2. A publicação menciona PERCEPÇÕES dos principais sujeitos envolvidos com a residência? Assinale quando a publicação mencionar interpretações, sentimentos, compreensões, atitudes e/ou valores dos sujeitos. Marcar apenas uma oval.

Sim.

Não.

C.5.2.1. Quais os sujeitos mencionados na publicação são fontes de dados sobre PERCEPÇÕES acerca da residência? *Marque todas que se aplicam.

A publicação não menciona sujeitos como fontes de dados sobre percepções acerca da residência;

Residentes;

Egressos de programas de residência;

Preceptores;

Tutores/professores;

Coordenadores/gestores de programas de residência;

Núcleo Docente Assistencial Estruturante (NDAE);

Coreme e/ou Coremu;

Outro:

C.5.2.2. Sobre o que e quais foram as PERCEPÇÕES mencionadas? *Transcrever na íntegra o(s) trecho(s) entre aspas e com número de página entre parênteses. Caso haja mais de um trecho, usar ponto e vírgula como separador. [Comentários dos pesquisadores entre colchetes.]

SEÇÃO C, ÊNFASE 6

ÊNFASE 6: Instâncias e mecanismos de gestão e governança.

Ênfase 6 - Seção 1: Instâncias e mecanismos de gestão.

C.6.1.1. Quais são as instâncias de gestão mencionadas na publicação? *Marque todas que se aplicam.

A publicação não menciona instâncias de gestão da residência;

Coordenação do programa;

Núcleo Docente Assistencial Estruturante (NDAE);

Coreme;

Coremu;

Outro:

C.6.1.2. A publicação menciona ATRIBUIÇÕES do(a) gestor(a)/coordenador(a)? *Atribuições são funções/ações/responsabilidades inerentes ao exercício da gestão da residência. Marcar apenas uma oval.

Sim.

Não.

C.6.1.2.1. Se sim, qual o cargo/função abordado? *

C.6.1.2.2. Quais as ATRIBUIÇÕES mencionadas? *Transcrever na íntegra o(s) trecho(s) entre aspas e com número de página entre parênteses. Caso haja mais de um trecho, usar ponto e vírgula como separador. [Comentários dos pesquisadores entre colchetes.]

C.6.1.3. A publicação menciona elementos de educação continuada e/ou educação permanente em saúde? *Marcar apenas uma oval.

Sim.

Não.

C.6.1.4. A publicação menciona atividades de gestão mediadas por Tecnologias da Informação e Comunicação (TICs)? *Marcar apenas uma oval.

Sim.

Não.

C.6.1.4.1. Se sim, quais atividades de gestão mediadas por TICs foram mencionadas? *Transcrever na íntegra o(s) trecho(s) entre aspas e com número de página entre parênteses. Caso haja mais de um trecho, usar ponto e vírgula (;) como separador. [Comentários dos pesquisadores entre colchetes.]

Ênfase 6 - Seção 2: Instâncias e mecanismos de governança.

C.6.2.1. A publicação menciona elementos de governança que afetam a oferta de programas de residência? *Marcar apenas uma oval.

Sim.

Não.

C.6.2.1.1. Se sim, quais elementos de governança que afetam a oferta de programas de residência foram mencionados? *Transcrever na íntegra o(s) trecho(s) que tratam de decisões que extrapolam o âmbito do programa (envolvendo instância de municípios, estados, União e/ou instituições de ensino superior, e/ou Comissões Nacionais de Residência Médica/Multiprofissional, entidades de representação profissional e de especialidades) entre aspas e com número de página entre parênteses. Caso haja mais de um trecho, usar ponto e vírgula como separador. [Comentários dos pesquisadores entre colchetes.]

C.6.2.2. A publicação menciona elementos legislativos, regulatórios e/ou normativos que incidem sobre a residência? *Marcar apenas uma oval.

Sim.

Não.

C.6.2.2.1. Se sim, quais elementos legislativos, regulatórios e/ou normativos. *Transcrever na íntegra o(s) trecho(s) entre aspas e com número de página entre parênteses. Caso haja mais de um trecho, usar ponto e vírgula (;) como separador. [Comentários dos pesquisadores entre colchetes.]

C.6.2.3. A publicação menciona interação(ões) entre academia e serviços? *Marcar apenas uma oval.

Sim.

Não.

C.6.2.3.1. Se sim, quais interação(ões) entre academia e serviços foram mencionadas? *Transcrever na íntegra o(s) trecho(s) entre aspas e com número de página entre parênteses. Caso haja mais de um trecho, usar ponto e vírgula (;) como separador. [Comentários dos pesquisadores entre colchetes.]

APÊNDICE C

LISTAGEM DE PERIÓDICOS

Academic Medicine
Academic Psychiatry
Acta Paulista de Enfermagem
Acupuncture in Medicine
Advances in Medical Education and Practice
Anais do Hospital da Siderurgica Nacional
Anesthesia & Analgesia
Applied Cancer Research
Arquivo Brasileiro Cirurgia Digestiva
Arquivos Brasileiros de Ciências da Saúde
Arquivos Brasileiros de Oftalmologia
Arquivos de Neuro-Psiquiatria
BMC Medical Education
BMJ Open Ophthalmology
Brasília Médica
Brazilian Journal of Otorhinolaryngology
Brazilian Journal of Psychiatry
Caderno de Otorrinolaringologia
Caderno de Otorrinolaringologia e Cirurgia de Cabeça e Pescoço
Cadernos de Saúde Pública
Cadernos Fundap - Fundação do Desenvolvimento Administrativo
Ciência & Saúde Coletiva
Ciência, Cuidado e Saúde
Clinical Rheumatology
Clinical Sciences
Clinics

Cogitare Enfermagem
Echocardiography
Educación Médica y Salud
Einstein (São Paulo)
Escola Anna Nery - Revista de Enfermagem
Espaço para a Saúde
Femina
General Hospital Psychiatry
Hematology, Transfusion and Cell Therapy
HU - Revista
Interface, Comunicação, Saúde, Educação
International Brazilian Journal of Urology
International Journal of Gynaecology and Obstetrics
Jornal Brasileiro de Neurocirurgia
Jornal Brasileiro de Pneumologia
Jornal Brasileiro de Psiquiatria
Jornal de Pediatria
Journal of Craniofacial Surgery
Journal of Educational Evaluation for Health Professions
Journal of Laparoendoscopic & Advanced Surgical Techniques
Journal of the Medical Library Association
Medical Education
Medical Science Educator
Pediatria (São Paulo)
Perspectivas em Ciência da Informação
Physis: Revista de Saúde Coletiva
Radiologia Brasileira
Reports of Practical Oncology and Radiotherapy
Residência Médica (Brasília)
Revista Brasileira de Anestesiologia
Revista Brasileira de Cancerologia
Revista Brasileira de Ciências da Saúde

Revista Brasileira de Cirurgia Cardiovascular
Revista Brasileira de Cirurgia Plástica
Revista Brasileira de Coloproctologia
Revista Brasileira de Educação Médica
Revista Brasileira de Enfermagem
Revista Brasileira de Ginecologia e Obstetrícia
Revista Brasileira de Medicina
Revista Brasileira de Medicina de Família e Comunidade
Revista Brasileira de Minas Gerais
Revista Brasileira de Oftalmologia
Revista Brasileira de Otorrinolaringologia
Revista Brasileira de Reumatologia
Revista Brasileira de Terapia Intensiva
Revista Brasília Médica
Revista Clínica da Faculdade de Medicina São Paulo
Revista Comunicação em Ciências da Saúde
Revista Cubana de Enfermagem
Revista da Abeno - Associação Brasileira de Ensino Odontológico
Revista da Associação Médica Brasileira
Revista da Escola de Enfermagem da USP
Revista da Escola de Enfermagem da USP
Revista da Faculdade de Odontologia de Porto Alegre
Revista da Sociedade Brasileira de Clínica Médica
Revista de Atenção Primária à Saúde
Revista de Gestão em Sistemas de Saúde
Revista de Medicina (São Paulo)
Revista de Nutrição
Revista de Pesquisa Cuidado é Fundamental
Revista de Psiquiatria do Rio Grande do Sul
Revista Diagnóstico & Tratamento
Revista Divulgação em Saúde para Debate
Revista do Colégio Brasileiro de Cirurgiões

Revista do Hospital das Clínicas (São Paulo)
Revista do Hospital Universitário (São Paulo)
Revista Enfermagem Uerj
Revista Gaúcha de Enfermagem
Revista GED: Gastroenterologia Endoscopia Digestiva
Revista Médica de Minas Gerais
Revista Médica do IAMSPE - Instituto de Assistência Médica ao Servidor Público Estadual
Revista Mineira de Enfermagem
Revista Paulista de Hospitais
Revista Paulista de Medicina
Revista Paulista de Pediatria
São Paulo Medical Journal
Saúde e Sociedade
Saúde em Debate
Saúde em Redes
Scientia Medica
Semina: Ciências Biológicas e da Saúde
Teaching and Learning in Medicine
Temas (São Paulo)
Tempus Actas de Saúde Coletiva
Texto & Contexto - Enfermagem
Trabalho, Educação e Saúde
Veterinary Anaesthesia and Analgesia

APÊNDICE D

ARTIGOS AFEITOS À ÊNFASE 1

Currículo e abordagem por competências na formação especializada no modelo residência

ABATH, G. M. Medicina familiar no Brasil. **Educ. Med. Salud**, Washington, v. 19, n. 1, p. 48-73, 1985.

ALBUQUERQUE, C. P. Inequality in the distribution of rheumatologists in Brazil: correlation with local of medical residency, Gross Domestic Product and Human Development Index. **Rev. Bras. Reumatol. Engl. Ed.**, Campinas, v. 54, n. 3, p. 166-171, May/June 2014.

ALESSIO, M. M.; SOUSA, M. F. Regulação da formação de especialistas: inter-relações com o Programa Mais Médicos. **Physis (Rio J.)**, Rio de Janeiro, v. 26, n. 2, p. 633-667, 2016.

ANDERSON, M. I. P. *et al.* Bases para expansão e desenvolvimento adequados de programas de residência em Medicina de Família e Comunidade. **Rev. Bras. Med. Fam. Comunidade**, Rio de Janeiro, v. 3, n. 11, p. 180-198, nov. 2007.

ANDRADE, M. C. *et al.* Factors associated with student *et al.* Multiprofissionalidade e interprofissionalidade em uma residência hospitalar: o olhar de residentes e preceptores. **Interface (Botucatu)**, Botucatu, v. 21, n. 62, p. 601-613, set. 2017.

ARRUDA, G. M. M. S. *et al.* O desenvolvimento da colaboração interprofissional em diferentes contextos de residência multiprofissional em Saúde da Família. **Interface(Botucatu)**, Botucatu, v. 22, 2018. Supl. 1, p. 1.309-1.323.

AZEVEDO, A. C.; BEVILACQUA, R. G.; SAMPAIO, S. A. P. Capacidade de formação dos programas de residência médica no estado de São Paulo: abordagem quantitativa. O caso da pediatria. **Rev. Bras. Educ. Méd.**, Rio de Janeiro, v. 13, n. 1-3, p. 5-14, dez. 1989.

BAPTISTA, F. V. D.*et al.* Contributions of residents from multiple specializations in managing the Covid-19 pandemic in the largest public hospital Brazil. **Clinics (São Paulo)**, São Paulo, v. 75, 2020.

BARBOSA, L. T. O ensino pós-graduado de pediatria no programa de residência do Hospital dos Servidores do Estado. **Rev. Bras. Med.**, Rio de Janeiro, v. 26, n. 12, p. 726-729, 1969.

BARCELOS, I. D. E. S.; ABRÃO, K. C.; ROMÃO, G. S. O residente como instrutor. **Femina**, Rio de Janeiro, v. 48, n. 11, p. 664-667, nov. 2020.

BARREIROS, B. C. *et al*. Estratégias didáticas ativas de ensino-aprendizagem para preceptores de Medicina de Família e Comunidade no Euract. **Rev. Bras. Educ. Méd.**, Brasília, DF, v. 44, n. 3, p. e102, ago. 2020.

BARRETO, R. M. S. *et al*. Validação de um programa de treinamento simulado de habilidades laparoscópicas por residentes de Cirurgia. **Rev. Bras. Educ. Méd.**, Rio de Janeiro, v. 43, n. 2, p. 106-113, jun. 2019.

BATISTA, K. T.; PACHECO, L. M. S.; SILVA, L. M. Avaliação dos programas de residência médica em Cirurgia Plástica no Distrito Federal. **Rev. Bras. Cir. Plást.**, São Paulo, v. 28, n. 1, p. 20-28, mar. 2013.

BEKER, K. K.; FELICIANO, A. B.; MACHADO, M. L. T. Atuação como apoiadores em saúde: reflexões sobre a formação na residência multiprofissional. **Tempus**, Brasília, DF, v. 10, n. 4, p. 151-169, dez. 2016.

BERGER, C. B. *et al*. Supervisão de casos em programa de residência de Medicina de Família e Comunidade: proposta de instrumento para avaliação à distância. **Saúde Redes**, Porto Alegre, v. 6, n. 2, p. 183-194, set. 2020.

BERNARDO, M. D. S. *et al*. A formação e o processo de trabalho na residência multiprofissional em Saúde como Estratégia Inovadora. **Rev. Bras. Enferm.**, v. 73, n. 6, set. 2020.

BEVILACQUA, R. G.; SAMPAIO, S. A. P.; AZEVEDO, A. C. Una experiencia de administración de programas de residencia médica. **Educación Médica y Salud**, Washington, v. 24, n. 4, p. 448-451, 1990.

BIROLINI, D. A residência médica e as especialidades. **Rev. Paul. Med.**, São Paulo, v. 100, n. 3, p. 38-39, nov./dez. 1982.

BOTEGA, N. J. Consultation-liaison psychiatry in Brazil: Psychiatric residency training. **Gen. Hosp. Psychiatr.**, New York, v. 14, n. 3, p. 186-191, 1992.

BOTEGA, N. J. Residência de Psiquiatria no hospital geral: uma enquete nacional. **J. Bras. Psiquiatr.**, Rio de Janeiro, v. 40, n. 8, p. 419-422, set. 1991.

BOTTI, S. H. D. O.; REGO, S. Processo ensino-aprendizagem na residência médica. **Rev. Bras. Educ. Méd.**, Brasília, DF, v. 34, n. 1, p. 132-140, mar. 2010.

BOTTI, S. H. O.; REGO, S. T. A. Docente-clínico: o complexo papel do preceptor na residência médica. **Physis (Rio J.)**, Rio de Janeiro, v. 21, n. 1, p. 65-85, 2011.

BUSATO JUNIOR, W. F. S.; GIRARDI, F.; ALMEIDA, G. L. Training of Brazilian Urology residents in laparoscopy: results of a national survey. **Int. Braz. J. Urol.**, Rio de Janeiro, v. 46, n. 2, p. 203-213, Mar./Apr. 2020.

CARRICONDO, P. C. et al. Senior resident phaco emulsification learning curve. **Arq. Bras. Oftalmol.**, São Paulo, v. 73, n. 1, p. 66-69, Jan./Feb. 2010.

CASANOVA, I. A.; BATISTA, N. A.; MORENO, L. R. A educação interprofissional e a prática compartilhada em programas de residência multiprofissional em saúde. **Interface (Botucatu)**, Botucatu, v. 22, 2018. Supl. 1, p. 1.325-1.337.

CASTELLS, M. A.; CAMPOS, C. E. A.; ROMANO, V. F. Residência em Medicina de Família e Comunidade: atividades da preceptoria. **Rev. Bras. Educ. Méd.**, Brasília, v. 40, n. 3, p. 461-469, set. 2016.

CALIL, L. C. Proposta de um modelo pedagógico para programas de residência médica. **Rev. Bras. Med.**, Rio de Janeiro, v. 57, n. 7, p. 751-758, 2000.

CALIL, L. C. Verificação do cumprimento das exigências feitas pela Comissão Nacional de Residência Médica nos programas de residência médica em Psiquiatria do estado de São Paulo no ano de 1993. **J. Bras. Psiquiatr.**, Rio de Janeiro, v. 48, n. 8, p. 367-374, ago. 1999.

CALIL, L. C.; CONTEL, J. O. B. Estudo dos programas de residência médica em Psiquiatria do estado de São Paulo no ano de 1993. **Rev. Bras. Psiquiatr.**, São Paulo, v. 21, n. 3, p. 139-144, 1999.

CAMPOS, C. E. A.; IZECKSOHN, M. M. V. Análise do perfil e da evolução dos programas de residência em Medicina de Família e Comunidade no Brasil. **Rev. APS**, Juiz de Fora, v. 13, n. 2, abr./jun. 2010.

CARNEIRO, N. G. D. et al. Integração das residências de Medicina de Família e Comunidade do estado de Pernambuco utilizando videoconferência. **Rev. Bras. Ciênc. Saúde**, Brasília, DF, v. 18, n. 3, p. 235-240, 2014.

CARVALHO, K. M. D. et al. Experience with an internet-based course for Ophthalmology residents. **Rev. Bras. Educ. Méd.**, Rio de Janeiro, v. 36, n. 1, p. 63-67, mar. 2012.

CASTRO, R. C. L. *et al*. O programa teórico da residência em Medicina de Família e Comunidade do serviço de saúde comunitária do Grupo Hospitalar Conceição, Porto Alegre, RS. **Rev. Bras. Med. Fam. Comunidade**, Rio de Janeiro, v. 9, n. 33, p. 375-383, out./dez. 2014.

CASTRO, V. S.; NÓBREGA-THERRIEN, S. M. Residência de Medicina de Família e Comunidade: uma estratégia de qualificação. **Rev. Bras. Educ. Méd.**, Rio de Janeiro, v. 33, n. 2, p. 211-220, 2009.

CHRISTOFOLETTI, G. *et al*. Residência multiprofissional em saúde: inserção de atores no Sistema Único de Saúde. **Ciênc. Cuid. Saúde**, Maringá, v. 14, n. 3, p. 1.274-1.280, 2015.

COÊLHO, B. M.; ZANETTI, M. V.; LOTUFO NETO, F. Residência em Psiquiatria no Brasil: análise crítica. **Rev. Psiquiatr. Rio Gd. Sul.**, Porto Alegre, v. 27, n. 1, p. 13-22, abr. 2005.

COSTA, A. C. A. C.; COSTA, N. M. S. C.; PEREIRA, E. R. S. Educational environment assessment by multiprofessional residency students: new horizons based on evidence from the Dreem. **Med. Sci. Educ.**, New York, v. 31, n. 2, p. 429-437, abr. 2021.

COSTI, J. M. *et al*. Teaching acupuncture: the Brazilian medical residency programme. **Acupunct. Med.**, Washington, v. 30, n. 4, p. 350-353, Dic. 2012.

CRESPI-FLORES, V. G. *et al*. Strabismus surgery learning for Ophthalmology residents of university service. **Arq. Bras. Oftalmol.**, São Paulo, v. 75, n. 3, p. 188-191, May/June 2012.

CRESPO, A. N. Protocolo de avaliação e classificação dos programas de residência e de especialização em Otorrinolaringologia no Brasil. **Braz. J. Otorhinolaryngol.**, São Paulo, v. 79, n. 5, set./out. 2013. Supl. 1, p. 2-35.

D' ANDREA, F. F. Treinamento em psiquiatria com recursos limitados: considerações em torno de um programa de residência. **Rev. Bras. Med.**, Rio de Janeiro, v. 27, n. 8, p. 421-423, ago. 1970.

DEL CIAMPO, L. A.; RICCO, R. G.; DANELUZZI, J. C. Residência médica em Medicina Geral e Comunitária: proposta de um programa de formação de médicos generalistas. **Rev. Bras. Educ. Méd.**, Rio de Janeiro, v. 27, n. 3, p. 200-204, 2003.

DENADAI, R. *et al*. Treinamento formal em documentação fotográfica bidimensional padronizada durante a residência em Cirurgia Plástica. **Rev. Bras. Cir. Plást.**, São Paulo, v. 33, n. 4, p. 609-618, 2018.

DUARTE, J. E. S. *et al.* A gestão municipal e a residência multiprofissional em Saúde da Família: a experiência de Marília-SP. **Divulg. Saúde Debate**, Londrina, n. 32, p. 11-18, maio 2005.

ESPER, F. E. *et al.* Residência médica integrada para o Programa de Saúde da Família. **Rev. Méd. Minas Gerais**, Belo Horizonte, v. 23, n. 2, 2013.

ESTEVÃO, G.; CASTRO, G. B. Residência médica em Psiquiatria no H.S.P.E. "F.M.O.". **Temas (São Paulo)**, São Paulo, v. 19, n. 37, p. 7-11, dez. 1989.

FEIJÓ, L. P. *et al.* Estrutura do programa em treinamento de docência na residência: residente como professor. **Rev. Bras. Educ. Méd.**, Brasília, DF, v. 43, n. 1, set. 2019. Supl. 1, p. 341-348.

FERNANDES C. F. K., Avaliação das habilidades em laparoscopia dos residentes de Ginecologia e Obstetrícia após programa de treinamento. **Einstein-São Paulo.**, São Paulo, v. 14, n. 4, p. 468-472, 2016.

FERNANDES, C. R. *et al.* Currículo baseado em competências na residência médica. **Rev. Bras. Educ. Méd.**, Brasília, DF, v. 36, n. 1, p. 129-136, mar. 2012.

FERNANDES, C. R. *et al.* Implantação de residência em Anestesiologia no interior do Nordeste do Brasil: impacto nos processos de trabalho e na motivação profissional. **Rev. Bras. Anestesiol.**, Rio de Janeiro, v. 65, n. 2, p. 155-161, 2015.

PAIVA, M. P. F. *et al.* Self-assessment of knowledge in paliative care by Physicians resident of a university hospital. **Rev. Pesqui. (Univ. Fed. Estado Rio J.)**, Rio de Janeiro, v. 12, p. 716-722, 2020.

FERREIRA, O. S.; FIGUEIRA, F. Requisitos ideais para um programa de residência médica em Pediatria nos países em desenvolvimento. **AMB Rev. Assoc. Med. Bras.**, São Paulo, v. 24, n. 7, p. 258-260, 1978.

FERREIRA, R. C.; VARGA, C. R. R.; SILVA, R. F. Trabalho em equipe multiprofissional: a perspectiva dos residentes médicos em Saúde da Família. **Ciênc. Saúde Colet.**, Rio de Janeiro, v. 14, 2009. Supl. 1, p. 1.421-1.428.

FUNK, C. S. *et al.* Residência integrada em Saúde do Grupo Hospitalar Conceição: uma proposta de formação de odontólogos em saúde da família e comunidade. **Rev. Fac. Odontol. Porto Alegre**, Porto Alegre, v. 51, n. 3, p. 37-42, 2010.

GASPERIN, B. D.; ZANIRATI, T.; CAVAZZOLA, L. T. A realidade virtual pode ser tão boa como o treinamento em sala cirúrgica? Experiências de um programa de residência em Cirurgia Geral. **ABCD**: Arq. Bras. Cir. Dig., v. 31, n. 4, 2018.

GIGLIO, M. R. P. *et al.* Conhecimentos dos médicos residentes de Ginecologia e Obstetrícia sobre contracepção hormonal em situações especiais. **Rev. Bras. Educ. Méd.**, Rio de Janeiro, v. 41, n. 1, p. 69-78, 2017.

GOMES, F. M. S. *et al.* O ensino médico na atenção primária em pediatria: um programa para os residentes no Centro de Saúde-Escola da FMUSP. **Pediatria (São Paulo)**, São Paulo, v. 23, n. 1, p. 52-59, 2001.

GONCALVES, E. L.; MALIK, A. M. Residência médica em Administração Hospitalar e de Sistemas de Saúde. **Rev. Bras. Educ. Méd.**, Rio de Janeiro, v. 6, n. 1, p. 28-36, 1982.

IZECKSOHN, M. M. V. *et al.* Preceptoria em Medicina de Família e Comunidade: desafios e realizações em uma atenção primária à saúde em construção. **Ciên. Saúde Colet.**, Rio de Janeiro, v. 22, n. 3, p. 737-746, mar. 2017.

JUSTINO, A. L. A.; OLIVER, L. L.; MELO, T. P. Implantação do programa de residência em Medicina de Família e Comunidade da Secretaria Municipal de Saúde do Rio de Janeiro, Brasil. **Ciên. Saúde Colet.**, Rio de Janeiro, v. 21, n. 5, p. 1.471-1.480, maio 2016.

KISIL, M.; GARCÍA BATES, A. M.; TAYAR, E. Residência médica em Administração. **Educ. Med. Salud**, Washington, v. 18, n. 3, p. 288-298, 1984.

LAMOUNIER, J. A. Pós-graduação na área médica: residência médica e mestrado profissionalizante. **Rev. Méd. Minas Gerais**, Belo Horizonte, v. 10, n. 1, p. 54-55, mar. 2000.

LAMOUNIER, J. A. Programa integrado de pós-graduação, residência médica e mestrado na Faculdade de Medicina da Universidade Federal de Minas Gerais. **Rev. Hosp. Clin. Fac. Med. Univ. São Paulo.**, São Paulo, v. 49, n. 6, p. 264-266, 1994.

LAMOUNIER, J. A.; PEREIRA, A. A.; DE OLIVEIRA, H. N. Proposta de residência médica integrada com o mestrado na Faculdade de Medicina da UFMG: uma avaliação junto aos residentes. **Rev. Hosp. Clin. Fac. Med. Univ. São Paulo**, São Paulo, v. 51, n. 4, p. 147-149, 1996.

LANA-PEIXOTO, M. A. A residência médica e o título de especialista em Neurologia. **Arq. Neuropsiquiatr.**, São Paulo, v. 47, n. 4, p. 503-505, dez. 1989.

LEMOS, F. M. F. C. *et al.* Acquisition of skills in videolaparoscopic surgery by residents in General Surgery after training in a high fidelity simulator. **Sci. Med. (Porto Alegre)**, Porto Alegre, v. 28, n. 1, 2018.

LEONE, C. *et al.* Pesquisa em assistência primária: instrumento de ensino-aprendizagem na residência básica de Pediatria. **Pediatria (São Paulo)**, São Paulo, v. 17, n. 4, p. 165-169, 1995.

LESSA, G. M. Residência multiprofissional como experiência de atuação interdisciplinar na assistência à saúde da família. **Rev. Bras. Enferm.**, Brasília, DF, v.53, dez. 2000. Supl., p. 107-110.

LOPES, A. C.; OLIVEIRA, H. R.; CUNHA, C. L. A residência médica no Brasil. **Rev. Soc. Bras. Clín. Méd.**, São Paulo, v. 4, n. 1, p. 16-23, fev. 2006.

LOURENCAO, L. G. Work engagement among participants of residency and professional development programs in Nursing. **Rev. Bras. Enferm.**, Brasília, DF, v. 71, p. 1.487-1.492, 2018.

MACHADO, L. B. M. *et al.* O currículo de competências do programa de residência em Medicina de Família e Comunidade da Faculdade de Medicina da Universidade de São Paulo. **Rev. Bras. Med. Fam. Comunidade**, Rio de Janeiro, v. 13, n. 40, p. 1-16, dez. 2018.

MACHADO, L. D. S. *et al.* Representações de profissionais residentes acerca das estratégias pedagógicas utilizadas no processo formativo da residência multiprofissional. **Rev. Esc. Enferm. USP**, São Paulo, v. 52, 2018.

MACHIN, R. *et al.* Formação médica e assistência aos processos de abortamento: a perspectiva de residentes de duas universidades públicas em São Paulo, Brasil. **Interface (Botucatu)**, Botucatu, v. 23, jun. 2019.

MAGNABOSCO, G. *et al.* Opinião de egressos sobre o curso de residência em Gerência dos Serviços de Enfermagem. **Semina. Cienc. Biol. Saúde.**, Londrina, v. 36, n. 1, 2015. Supl. 1, p. 73-80.

MALUF, M. A. *et al.* Cardiovascular Surgery residency program: training coronary anastomosis using the arroyo simulator and Unifesp models. **Braz. J. Cardiovasc. Surg.**, São Paulo, v. 30, n. 5, p. 562-570, Sept./Oct. 2015.

MANISSADJIAN, A.; OKAY, Y. Residência no Departamento de Pediatria da Faculdade de Medicina da Universidade de São Paulo. I - Estágio em regime de residência básica. **Pediatria (São Paulo)**, São Paulo, v. 5, n. 5, p. 275-285, 1983.

MANISSADJIAN, A.; OKAY, Y. Residência no Departamento de Pediatria da Faculdade de Medicina da Universidade de São Paulo. II. Estágio em regime de residência opcional de terceiro ano. **Pediatria (São Paulo)**, São Paulo, v. 5, n. 6, p. 331-338, 1983.

MARCONDES, E. Estágio para residentes em zona rural. **Rev. Hosp. Clin. Fac. Med. São Paulo**, São Paulo, v. 31, n. 5, p. 425-429, 1976.

MAROJA, M. C. S.; ALMEIDA JÚNIOR, J. J. D.; NORONHA, C. A. Os desafios da formação problematizadora para profissionais de saúde em um programa de residência multiprofissional. **Interface (Botucatu)**, Botucatu, v. 24, 2020.

MARTINS, G. D. M.; CAREGNATO, R. C.; BARROSO, V. L.; RIBAS, D. C. Implementation of Multi-Professional Healthcare residency at a federal university: historical trajectory. **Rev. Gaúch. Enferm.**, Porto Alegre, v. 37, n. 3, Aug. 2016.

MASCARETTI, L. A. S. O ensino de saúde escolar no Centro de Saúde Escola "Prof. Samuel B. Pessoa" da Faculdade de Medicina da USP-Departamento de Pediatria. **Pediatria (São Paulo)**, São Paulo, v. 19, n. 4, p. 234-240, dez. 1997.

MAURO, G. P. *et al*. Prospective validation of a core curriculum progress as similation instrument for Radiation Oncology residentship. **Rep. Pract. Oncol. Radiother.**, Poznań, PL, 25, n. 6, p. 951-955, 2020.

MELO, D. S.; OLIVEIRA, M. H.; PERSEGUINO, M. G. Análise da incorporação de ferramentas para o apoio matricial em um programa de residência multiprofissional em Saúde. **Rev. Gest. Sist. Saúde.**, São Paulo, v. 9, n. 3, p. 535-553, set./dez. 2020.

MENDES, R. L. F.; SANTOS, A. M. C.; FREIRE, A. M. L. Perfil e trajetória profissional dos egressos da residência médica em Oftalmologia do estado de Alagoas. **Rev. Bras. Oftalmol.**, Rio de Janeiro, v. 79, n. 4, p. 253-257, 2020.

MILLAN, T.; DE CARVALHO, K. M. Satisfaction with Ophthalmology residency training from the perspective of recent graduates: a cross-sectional study. **BMC Medical Education**, London, v. 13, May 2013.

MOTTA, D. N. Uma proposta para o ensino de informática em saúde na residência médica. **Brasília Méd.**, Brasília, DF, v. 36, n. 3/4, p. 110-117, 1999.

MOURA-RIBEIRO, M. V.; SANCHES, C. S.; CIASCA, S. M. Residência médica em Neurologia Infantil no Brasil. **Arq. Neuropsiquiatr.**, v. 58, n. 3a, p. 777-780, set. 2000.

NASCIMENTO, D. D. G.; OLIVEIRA, M. A. C. Competências profissionais e o processo de formação na residência multiprofissional em Saúde da Família. **Saúde Soc.**, São Paulo, v. 19, n. 4, p. 814-827, 2010.

NASCIMENTO, D. D. G.; OLIVEIRA, M. A. C. A política de formação de profissionais da saúde para o SUS: considerações sobre a residência multiprofissional em Saúde da Família. **REME Rev. Min. Enferm.**, Belo Horizonte, v. 10, n. 4, p. 435-439, 2006.

NEVES, F. B. C. S. *et al.* Motivos relacionados à escolha da medicina intensiva como especialidade por médicos residentes. **Rev. Bras. Ter. Intensiva**, Rio de Janeiro, v. 21, n. 2, p. 135-140, 2009.

NEVES, T. M.; OLIVEIRA, A. S. D. Diagnóstico das ações de saúde de residentes multiprofissionais na atenção básica. **Rev. APS**, Juiz de Fora, v. 18, n. 3, 2015.

NOWINSKI, A. A importância da biblioteca hospitalar na formação do residente e a participação da Bireme. **Resid. Méd. (Brasília)**, Brasília, DF, v. 5, n. 1, p. 13-22, 1983.

NUNES, K. C.; NOGUEIRA, A. C. C.; LIMA, F. L. T. Perfil dos egressos de serviço social do programa de residência multiprofissional em oncologia do Inca. **Tempus**, Brasília, DF, v. 10, n. 4, p. 111-128, dez. 2016.

OKAY, Y.; MANISSADJIAN, A. Residência básica no Departamento de Pediatria da FMUSP: considerações sobre a inclusão de subespecialidades no seu programa. **Pediatria (São Paulo)**, São Paulo, v. 7, n. 2, p. 47-50, jun. 1985.

OLIVEIRA, A. F.; LEDERMAN, H. M.; BATISTA, N. A. Learning on human resources management in the Radiology residency program. **Radiol. Bras.**, Rio de Janeiro, v. 47, n. 2, p. 94-98, Mar./Apr. 2014.

OLIVEIRA, F. H. A. O.; PETEET, J. R.; MOREIRA-ALMEIDA, A. Religiosity and spirituality in Psychiatry residency programs: why, what, and how to teach? **Braz. J. Psychiatry**, São Paulo, v. 43, n. 4, July/Aug. 2021.

OLIVEIRA, F. P. *et al.* Brazilian More Doctors Program: assessing the implementation of the Education Axis from 2013 to 2015. **Interface (Botucatu)**, Botucatu, v. 23, 2019. Suppl. 1.

OLIVEIRA, F. P. *et al.* O Programa Mais Médicos e o reordenamento da formação da residência médica com enfoque na Medicina de Família e Comunidade. **Interface (Botucatu)**, Botucatu, v. 23, 2019. Supl. 1.

OLIVEIRA, J. A. A. Avaliação do ensino e treinamento de otorrinolaringologia nas residências médicas brasileiras. **Rev. Bras. Otorrinolaringol.**, Rio de Janeiro, v. 58, n. 3, p. 159-175, 1992.

OLIVIERI, D. P. Princípios e critérios para a organização de um planejamento de ensino: aplicação a um plano de residência médica. **Rev. Hosp. Clin. Fac. Med. São Paulo**, São Paulo, v. 31, n. 2, p. 130-139, mar./abr. 1976.

PAIZ, J. C.; DALLEGRAVE, D. Avaliação de um programa de residência multiprofissional como tecnologia educativa para consolidação do quadrilátero da formação em saúde. **Saúde Redes**, Porto Alegre, v. 3, n. 1, p. 18-26, 2017.

PAULA, A.; DAVIDOVICH, E. Internato e residência: o papel do treinamento graduado na racionalização da assistência médica. **Rev. Bras. Med.**, Rio de Janeiro, v. 28, n. 1, p. 26-32, jan. 1971.

PAULA, A. J. M. *et al.* Programa de residência em Psiquiatria: a proposta da UFJF. **HU Rev.**, Juiz de Fora, v. 18, n. 3, p. 151-160, dez. 1991.

PEREIRA, C. S. F; TAVARES, C. M. M. Significado da modalidade de preceptoria no âmbito da residência multiprofissional em Saúde num hospital universitário. **Rev. Cuba. Enferm.**, Havana, v. 32, n. 4, 2016.

PESSA, R. P.; OLIVEIRA, J. E. D.; SANTOS, J. E. Residência em Nutrição: resultados de 11 anos de existência como curso de especialização. **Rev. Nutr. PUCCAMP**, Campinas, v. 3, n. 2, p. 158-167, dez. 1990.

PETTA, H. L. Formação de médicos especialistas no SUS: descrição e análise da implementação do Programa Nacional de Apoio à Formação de Médicos Especialistas em Áreas Estratégicas (Pró-Residência). **Rev. Bras. Educ. Méd.**, Rio de Janeiro, v. 37, n. 1, p. 72-79, 2013.

PIAZZOLLA, L.; SCORALICK, F.; SOUSA, J. Clube de revista como estratégia de aprendizado na residência médica. **Brasília Méd.**, Brasília, DF, v. 49, n. 1, 2012.

PICCINATO, C. E. *et al.* Characteristics of role models who influenced medical residents to choose surgery as a specialty: exploratory study. **São Paulo Med. J.**, São Paulo, v. 135, n. 6, p. 529-534, Nov./Dic. 2017.

RAMOS, T. M.; RENNÓ, H. M. S. Formação na residência de Enfermagem na atenção básica/saúde da família sob ótica dos egressos. **Rev. Gaúch. Enferm.**, Porto Alegre, v. 39, ago. 2018.

RASSLAN, S. *et al.* Perfil do residente de cirurgia geral: quais as mudanças no século XXI? **Rev. Col. Bras. Cir.**, Rio de Janeiro, v. 45, n. 2, 2018.

RIBEIRO, K. R. B. *et al.* Ensino nas residências em Saúde: conhecimento dos preceptores sob análise de Shulman. **Rev. Bras. Enferm.**, Brasília, DF, v. 73, n. 4, jun. 2020.

RODRIGUEZ, C. A. *et al.* Neurology training program for the education of Psychiatry residents: experiences reported from Curitiba, Brazil. **Rev. Bras. Educ. Méd.**, Rio de Janeiro, v. 44, n. 4, p. 2020.

RODRÍGUEZ, C. A.; CASSIAS, A. L.; KOLLING, M. G. Proposta de um programa para a formação do residente em Medicina de Família e Comunidade. **Rev. Bras. Educ. Méd.**, Rio de Janeiro, v. 32, n. 1, p. 40-48, mar. 2008.

ROMÃO, G. S. *et al.* Profissionalismo na residência médica. **Femina**, Rio de Janeiro, v. 47, n. 7, p. 413-418, 2019.

ROMÃO, G. S.; SÁ, M. F. S. A formação orientada por competências e a matriz de competências em Ginecologia e Obstetrícia no Brasil. **Femina**, Rio de Janeiro, v. 47, n. 3, p. 147-151, 2019.

ROMÃO, G. S.; SÁ, M. F. S. Preceptoria e capacitação de preceptores de residência: tendências atuais. **Femina**, Rio de Janeiro, v. 47, n. 4, p. 224-226, 2019.

ROMÃO, G. S.; FERNANDES, C. E.; SÁ, M. F. S. D. Teste de progresso individual do residente em GO: relato da experiência do primeiro ano de implantação no Brasil. **Femina**, Rio de Janeiro, v. 47, n. 5, p. 282-287, 2019.

ROSA, I. L. Residência médica e hospital: vantagens e desvantagens. **Rev. Paul. Hosp.**, São Paulo, v. 29, n. 8, p. 242-246, 1981.

SALES, I. C. B.; BARROS FILHO, E. M. D.; OLIVEIRA, C. M. C. D. Registro clínico baseado em problemas como instrumento para desenvolver competências em programa de residência médica. **Rev. Bras. Educ. Méd.**, Rio de Janeiro, v. 45, n. 2, 2021.

SALVADOR, A. S. *et al.* Construindo a multiprofissionalidade: um olhar sobre a residência multiprofissional em Saúde da Família e Comunidade. **Rev. Bras. Ciênc. Saúde**, João Pessoa, v. 15, n. 3, dez. 2011.

SANCHEZ, N. R.; RODRIGUES, C. I. S. Avaliação de um programa de residência médica em Ginecologia e Obstetrícia. **Rev. Bras. Educ. Méd.**, Rio de Janeiro, v. 44, n. 2, 2020.

SANTOS, E. G.; SALLES, G. F. Are 2 years enough? Exploring technical skills acquisition among General Surgery residents in Brazil. **Teach. Learn. Med.**, Mahwah, NJ, v. 28, n. 3, p. 260-268, July/Sept. 2016.

SANTOS, E. G.; SALLES, G. F. C. M. Construção e validação de um instrumento de avaliação de habilidades técnicas para programas de residência em Cirurgia Geral. **Rev. Col. Bras. Cir.**, Rio de Janeiro, v. 42, n. 6, p. 407-412, dez. 2015.

SANTOS, F. J. B. A psicanálise na formação do psiquiatra: a experiência da residência médica em Psiquiatria do Hospital de Saúde Mental de Messejana – Fortaleza -CE. **J. Bras. Psiquiatr.**, Rio de Janeiro, v. 42, n. 5, p. 269-272, jun. 1993.

SANTOS, J. S., MARTINS, E. M. L. R.; ALMEIDA, T. C. Formação médica no SUS em Pernambuco: oferta de vagas de residência médica (2012 -2017). **Espaç. Saúde**, Londrina, v. 19, n. 2, p. 8-19, 2018.

SANTOS, R. A.; SNELL, L.; NUNES, M. P. T. Evaluation of the impact of collaborative work by teams from the National Medical Residency Committee and the Brazilian Society of Neurosurgery: retrospective and prospective study. **São Paulo Med. J.**, São Paulo, v. 134, n. 2, p. 103-109, 2016.

SANTOS, V. P.; WHITAKER, I. Y.; ZANEI, S. S. V. Especialização em Enfermagem modalidade residência em unidade de terapia intensiva: egressos no mercado de trabalho. **Rev. Gaúcha Enferm.**, Porto Alegre, v. 28, n. 2, p. 193-199, jun. 2007.

SETUBAL, M. S. V. *et al.* Breaking bad news training program based on video reviews and Spikes strategy: what do Perinatology residents think about it? **Rev. Bras. Ginecol. Obstet.**, Rio de Janeiro, v. 39, n. 10, p. 552-559, Oct. 2017.

SILVA, A. D. B.; JOGAIB, J. C.; JOSÉ, F. F. Residência odontológica no Hospital da Companhia Siderúrgica Nacional e a Escola de Odontologia de Volta Redonda. **An. Hosp. Sider. Nac.**, Volta Redonda, v. 5, n. 4, p. 27-36, 1981.

SILVA, C. T. *et al.* Residência multiprofissional como espaço intercessor para a educação permanente em saúde. **Texto Contexto Enferm.**, Florianópolis, v. 25, n. 1, 2016.

SILVA, J. C. *et al.* Percepção dos residentes sobre sua atuação no programa de residência multiprofissional. **Acta Paul. Enferm.**, São Paulo, v. 28, n. 2, p. 132-138, 2015.

SIMAS, K. B. F. *et al.* A residência de Medicina de Família e Comunidade no Brasil: breve recorte histórico. **Rev. Bras. Med. Fam. Comunidade**, Rio de Janeiro, v. 13, n. 40, p. 1-13, dez. 2018.

SIQUEIRA, V. N. et al. Training program for Cardiology residents to perform focused cardiac ultrasound examination with portable device. **Echocardiography**, New York, v. 32, n. 10, p. 1455-1462, Oct. 2015.

SOUSA, E. G. A residência médica em Pneumologia no Brasil. **J. Bras. Pneumol.**, Brasília, DF, v. 30, n. 3, p. 253-259, jun. 2004.

SOUSA, E. G.; KOCH, H. A. A residência médica em Diagnóstico por Imagem no Brasil. **Rev. Bras. Educ. Méd.**, Rio de Janeiro, v. 27, n. 2, p. 125-133, 2003.

SOUZA, C. P. J.; LIMA, F. M. L. S. O papel da psicoterapia de grupo na formação do residente em Psiquiatria. **Rev. Bras. Educ. Méd.**, Rio de Janeiro, v. 40, n. 1, p. 109-117, 2016.

SOUZA, S. V.; FERREIRA, B. J. Preceptoria: perspectivas e desafios na residência multiprofissional em Saúde. **ABCS Health Sci.**, Santo André, v. 44, n. 1, p. 15-21, 2019.

STORTI, M. M. T.; OLIVEIRA, F. P.; XAVIER, A. L. A expansão de vagas de residência de Medicina de Família e Comunidade por municípios e o Programa Mais Médicos. **Interface (Botucatu)**, Botucatu, v. 21, 2017. Supl. 1, p. 1.301-1.313.

TEIXEIRA, D. F. et al. Simulation in pediatric video surgery: training with simple and reproducible exercises elaborated by residents. **J. Laparoendosc. Adv. Surg. Tech. A.**, New York, v. 29, n. 10, p. 1.362-1.367, Oct. 2019.

TOSO, L. C.; SOUZA, J. M.; RIBEIRO, E. R. Diferentes pontos de vista na avaliação do médico residente em programas de Clínica Médica. **Ciênc. Cuid. Saúde**, Maringá, v. 18, n. 1, fev. 2019.

VAENA, M. M.; ALVES, L. A. Assessment of the knowledge and perceptions of Brazilian medical residents on Transfusion Medicine. **Hematol., Transfus. Cell Ther.**, Rio de Janeiro, v. 41, n. 1, p. 37-43, Jan./Mar. 2019.

VALENTE, A. A. M. O.; CALDATO, M. C. F. Matriz de competências para programas de residência médica em Endocrinologia e Metabologia. **Rev. Bras. Educ. Méd.**, v. 43, n. 1, p. 195-206, 2019. Supl. 1.

VENTURA, C. V. O. C. et al. Características e deficiências dos programas de pós-graduação em Oftalmologia no Brasil segundo pós-graduandos participantes. **Rev. Bras. Oftalmol.**, Rio de Janeiro, v. 71, n. 3, p. 173-179, maio/jun. 2012.

VIEIRA, A. E. Considerações sobre a residência médica e os cursos de especialização na área médica clínica. **AMB Rev. Assoc. Med. Bras.**, São Paulo, v. 22, n. 10, p. 399-400, 1976.

VILLAR, M. A. M.; CARDOSO, M. H. C. A. Residência médica em Pediatria: no campo de prática. **Cad. Saúde Pública**, Rio de Janeiro, v. 18, n. 1, p. 329-339, 2002.

VOLICH, R. M. Os dilemas da formação do médico e os tutores na residência de Clínica Médica da FMUSP. **Rev. Hosp. Univ.**, São Paulo, v. 11, n. 1/2, p. 59-63, dez. 2001.

YAMAMOTO, R. M. *et al.* Um modelo de ensino para médicos residentes na área de Pediatria Comunitária: a visita domiciliar contribuindo para uma formação profissional mais abrangente. **Pediatria (São Paulo)**, São Paulo, v. 20, n. 3, p. 172-178, set. 1998.

YAMAMOTO, R. M. *et al.* Residência básica de Pediatria: relato de uma experiência de avaliação do processo de ensino-aprendizagem em uma unidade básica de saúde. **Pediatria (São Paulo)**, São Paulo, v. 17, n. 2, p. 68-71, jun. 1995.

ZOPPE, E. H. C. C. *et al.* Teaching psychodynamics to Psychiatric residents through psychiatric outpatient interviews. **Acad. Psychiatry**, Washington, v. 33, n. 1, p. 51-55, 2009.

APÊNDICE E

ARTIGOS AFEITOS À ÊNFASE 2

Avaliação do desempenho dos residentes

ALBUQUERQUE, C. P. Inequality in the distribution of rheumatologists in Brazil: correlation with local of medical residency, Gross Domestic Product and Human Development Index. **Rev. Bras. Reumatol. Engl. Ed.**, Campinas, v. 54, n. 3, p. 166-171, May/June 2014.

AMORIM, R. B. C. *et al.* Gout treatment: survey of Brazilian Rheumatology residents. **Clin. Rheumatol.**, Brussels, v. 36, n. 5, p. 1.179-1.188, May 2017.

ANDRADE, M. C. *et al.* Factors associated with student performance on the medical residency test. **AMB Rev. Assoc. Med. Bras.**, São Paulo, v. 66, n. 10, p. 1.376-1.382, 2020.

ARAÚJO, T. A. M. performance on the medical residency test. **AMB Rev. Assoc. Med. Bras.**, São Paulo, v. 66, n. 10, p. 1.376-1.382, 2020.

ARAÚJO, T. A. M. *et al.* Multiprofissionalidade e interprofissionalidade em uma residência hospitalar: o olhar de residentes e preceptores. **Interface (Botucatu)**, Botucatu, v. 21, n. 62, p. 601-613, set. 2017.

BARCELOS, I. D. E. S.; ABRÃO, K. C.; ROMÃO, G. S. O residente como instrutor. **Femina**, Rio de Janeiro, v. 48, n. 11, p. 664-667, nov. 2020.

BARREIROS, B. C. *et al.* Estratégias didáticas ativas de ensino-aprendizagem para preceptores de Medicina de Família e Comunidade no Euract. **Rev. Bras. Educ. Méd.**, Brasília, DF, v. 44, n. 3, p. e102, ago. 2020.

BARRETO, R. M. S. *et al.* Validação de um programa de treinamento simulado de habilidades laparoscópicas por residentes de Cirurgia. **Rev. Bras. Educ. Méd.**, Rio de Janeiro, v. 43, n. 2, p. 106-113, jun. 2019.

BARRETO JUNIOR, J. *et al.* Cirurgia de catarata realizada por residentes: avaliação dos riscos. **Rev. Bras. Oftalmol.**, Rio de Janeiro, v. 69, n. 5, p. 301-305, 2010.

BERGER, C. B. *et al.* Supervisão de casos em programa de residência de Medicina de Família e Comunidade: proposta de instrumento para avaliação à distância. **Saúde Redes**, Porto Alegre, v. 6, n. 2, p. 183-194, set. 2020.

BEZERRA, R. L. V. *et al.* Cirurgia do estribo feita por médicos residentes: resultados na Universidade de Brasília. **Folha Méd.**, Rio de Janeiro, v. 112, abr. 1996. Supl. 2, p. 123-127.

BOTTI, S. H. O.; REGO, S. T. A. Docente-clínico: o complexo papel do preceptor na residência médica. **Physis (Rio J.).**, Rio de Janeiro, v. 21, n. 1, p. 65-85, 2011.

CALIL, L. C.; CONTEL, J. O. B. Estudo dos programas de residência médica em Psiquiatria do estado de São Paulo no ano de 1993. **Rev. Bras. Psiquiatr.**, São Paulo, v. 21, n. 3, p. 139-144, 1999.

CALIL, L. C. Proposta de um modelo pedagógico para programas de residência médica. **Rev. Bras. Med.**, Rio de Janeiro, v. 57, n. 7, p. 751-758, 2000.

CALIL, L. C. Verificação do cumprimento das exigências feitas pela Comissão Nacional de Residência Médica nos programas de residência médica em Psiquiatria do estado de São Paulo no ano de 1993. **J. Bras. Psiquiatr.**, Rio de Janeiro, v. 48, n. 8, p. 367-374, ago. 1999.

CARRICONDO, P. C. *et al.* Senior resident phaco emulsification learning curve. **Arq. Bras. Oftalmol.**, São Paulo, v. 73, n. 1, p. 66-69, Jan./Feb. 2010.

CASANOVA, I. A.; BATISTA, N. A.; MORENO, L. R. A educação interprofissional e a prática compartilhada em programas de residência multiprofissional em Saúde. **Interface (Botucatu)**, Botucatu, v. 22, 2018. Supl. 1, p. 1.325-1.337.

CASTRO, R. C. L. *et al.* O programa teórico da residência em Medicina de Família e Comunidade do serviço de saúde comunitária do Grupo Hospitalar Conceição, Porto Alegre, RS. **Rev. Bras. Med. Fam. Comunidade**, Rio de Janeiro, v. 9, n. 33, p. 375-383, out./dez. 2014.

CASTRO, V. S.; NÓBREGA-THERRIEN, S. M. Residência de Medicina de Família e Comunidade: uma estratégia de qualificação. **Rev. Bras. Educ. Méd.**, Rio de Janeiro, v. 33, n. 2, p. 211-220, 2009.

CHRISTOFOLETTI, G. *et al.* Residência multiprofissional em Saúde: inserção de atores no Sistema Único de Saúde. **Ciênc. Cuid. Saúde**, Maringá, v. 14, n. 3, p. 1.274-1.280, 2015.

CICARELLI, D. D. *et al.* Importância do treinamento de residentes em eventos adversos durante anestesia: experiência com o uso do simulador computadorizado. **Rev. Bras. Anestesiol.**, Rio de Janeiro, v. 55, n. 2, p. 151-157, 2005.

COÊLHO, B. M.; ZANETTI, M. V.; LOTUFO NETO, F. Residência em Psiquiatria no Brasil: análise crítica. **Rev. Psiquiatr. Rio Gd. Sul.**, Porto Alegre, v. 27, n. 1, p. 13-22, abr. 2005.

COSTA, A. C. A. C.; COSTA, N. M. S. C.; PEREIRA, E. R. S. Educational environment assessment by multiprofessional residency students: new horizons based on evidence from the Dreem. **Med. Sci. Educ.**, New York, v. 31, n. 2, p. 429-437, Apr. 2021.

COSTA, D. *et al.* Resultados de estapedectomias em um serviço de residência médica. **Folha Méd.**, Rio de Janeiro, v. 101, n. 1, p. 41-43, jul. 1990.

COSTI, J. M. *et al.* Teaching acupuncture: the Brazilian medical residency programme. **Acupunct. Med.**, Washington, v. 30, n. 4, p. 350-353, Dic. 2012.

CRESPI-FLORES, V. G. *et al.* Strabismus surgery learning for Ophthalmology residents of university service. **Arq. Bras. Oftalmol.**, São Paulo, v. 75, n. 3, p. 188-191, May/June 2012.

CRESPO, A. N. Protocolo de avaliação e classificação dos programas de residência e de especialização em Otorrinolaringologia no Brasil. **Braz. J. Otorhinolaryngol.**, São Paulo, v. 79, n. 5, set./out. 2013. Supl. 1, p. 2-35.

CUTAIT, R. *et al.* Exame para ingresso na residência médica de Coloproctologia: a experiência do Hospital Sírio Libanês (São Paulo, SP). **Rev. bras. Colo-Proctol.**, Rio de Janeiro, v. 26, n. 4, p. 394-398, out./dez. 2006.

DEL CIAMPO, L. A.; RICCO, R. G.; DANELUZZI, J. C. Residência médica em Medicina Geral e Comunitária: proposta de um programa de formação de médicos generalistas. **Rev. Bras. Educ. Méd.**, Rio de Janeiro, v. 27, n. 3, p. 200-204, 2003.

DOMINGUES, F. G. P.; CREMA, A. S.; YAMANE, Y. Complicações intra-operatórias da facoemulsificação durante a residência médica. **Rev. Bras. Oftalmol.**, Rio de Janeiro, v. 59, n. 4, p. 275-279, abr. 2000.

DUARTE, J. E. S. *et al.* A gestão municipal e a residência multiprofissional em Saúde da Família: a experiência de Marília-SP. **Divulg. Saúde Debate**, Londrina, n. 32, p. 11-18, maio 2005.

FEIJÓ, L. P. *et al.* Estrutura do programa em treinamento de docência na residência: residente como professor. **Rev. Bras. Educ. Méd.**, Brasília, DF, v. 43, n. 1, set. 2019. Supl. 1, p. 341-348.

FERNANDES C. F. K. *et al.* Avaliação das habilidades em laparoscopia dos residentes de Ginecologia e Obstetrícia após programa de treinamento. **Einstein-São Paulo.**, São Paulo, v. 14, n. 4, p. 468-472, 2016.

FERNANDES, C. R. *et al.* Currículo baseado em competências na residência médica. **Rev. Bras. Educ. Méd.**, Brasília, DF, v. 36, n. 1, p. 129-136, mar. 2012.

FERREIRA, O. S.; FIGUEIRA, F. Requisitos ideais para um programa de residência médica em Pediatria nos países em desenvolvimento. **AMB Rev. Assoc. Med. Bras.**, São Paulo, v. 24, n. 7, p. 258-260, 1978.

GASPERIN, B. D.; ZANIRATI, T.; CAVAZZOLA, L. T. A realidade virtual pode ser tão boa como o treinamento em sala cirúrgica? Experiências de um programa de residência em Cirurgia Geral. **ABCD**: Arq. Bras. Cir. Dig., v. 31, n. 4, 2018.

GIGLIO, M. R. P. *et al.* Conhecimentos dos médicos residentes de Ginecologia e Obstetrícia sobre contracepção hormonal em situações especiais. **Rev. Bras. Educ. Méd.**, Rio de Janeiro, v. 41, n. 1, p. 69-78, 2017.

GOMES, F. M. S. *et al.* O ensino médico na atenção primária em Pediatria: um programa para os residentes no Centro de Saúde-Escola da FMUSP. **Pediatria (São Paulo)**, São Paulo, v. 23, n. 1, p. 52-59, 2001.

GONCALVES, E. L.; MALIK, A. M. Residência médica em Administração Hospitalar e de Sistemas de Saúde. **Rev. Bras. Educ. Méd.**, Rio de Janeiro, v. 6, n. 1, p. 28-36, 1982.

GOUVEIA, P. A. D. *et al.* Factors associated with burnout syndrome in medical residents of a university hospital. **Rev. Assoc. Med. Bras.**, São Paulo, v. 63, n. 6, p. 504-511, June 2017.

GUIDO, L. D. *et al.* Burnout syndrome in multiprofessional residents of a public university. **Rev. Esc. Enferm. USP.**, São Paulo, v. 46, n. 6, p. 1.477-1.482, Dic. 2012.

IZECKSOHN, M. M. V. *et al.* Preceptoria em Medicina de Família e Comunidade: desafios e realizações em uma atenção primária à saúde em construção. **Ciên. Saúde Colet.**, Rio de Janeiro, v. 22, n. 3, p. 737-746, mar. 2017.

JUSTINO, A. L. A.; OLIVER, L. L.; MELO, T. P. Implantação do programa de residência em Medicina de Família e Comunidade da Secretaria Municipal de

Saúde do Rio de Janeiro, Brasil. **Ciên. Saúde Colet.**, Rio de Janeiro, v. 21, n. 5, p. 1.471-1.480, maio 2016.

LEONE, C. *et al.* Pesquisa em assistência primária: instrumento de ensino-aprendizagem na residência básica de Pediatria. **Pediatria (São Paulo)**, São Paulo, v. 17, n. 4, p. 165-169, 1995.

LEONE, C. R.; JACOB, C. M. A. Residência médica no Departamento de Pediatria da FMUSP: sistema de avaliação. **Pediatria (São Paulo)**, São Paulo, v. 19, n. 3, p. 164-169, set. 1997.

LEMOS, F. M. F. C. *et al.* Acquisition of skills in videolaparoscopic surgery by residents in General Surgery after training in a high fidelity simulator. **Sci. Med. (Porto Alegre)**, Porto Alegre, v. 28, n. 1, 2018.

LOPES, A. C.; OLIVEIRA, H. R. D.; CUNHA, C. L. A residência médica no Brasil. **Rev. Soc. Bras. Clín. Méd.**, São Paulo, v. 4, n. 1, p. 16-23, fev. 2006.

MACHADO, L. B. M. *et al.* O currículo de competências do programa de residência em Medicina de Família e Comunidade da Faculdade de Medicina da Universidade de São Paulo. **Rev. Bras. Med. Fam. Comunidade**, Rio de Janeiro, v. 13, n. 40, p. 1-16, dez. 2018.

MACHADO, L. D. S. *et al.* Representações de profissionais residentes acerca das estratégias pedagógicas utilizadas no processo formativo da residência multiprofissional. **Rev. Esc. Enferm. USP**, São Paulo, v. 52, 2018.

MALAVAZZI, G. R. *et al.* Reverse order method for teaching cataract surgery to residents. **BMJ Open Ophthalmology**, [London], v. 4, n. 1, 2019.

MALUF, M. A. *et al.* CARDIOVASCULAR SURGERY residency program: training coronary anastomosis using the arroyo simulator and Unifesp models. **Braz. J. Cardiovasc. Surg.**, São Paulo, v. 30, n. 5, p. 562-570, Sept./Oct. 2015.

MANISSADJIAN, A.; OKAY, Y. Residência no Departamento de Pediatria da Faculdade de Medicina da Universidade de São Paulo. I - Estágio em regime de residência básica. **Pediatria (São Paulo)**, São Paulo, v. 5, n. 5, p. 275-285, 1983.

MANISSADJIAN, A.; OKAY, Y. Residência no Departamento de Pediatria da Faculdade de Medicina da Universidade de São Paulo. II. Estágio em regime de residência opcional de terceiro ano. **Pediatria (São Paulo)**, São Paulo, v. 5, n. 6, p. 331-338, 1983.

MATTEI, T. A. *et al.* Implementing "free-hand" technique training for pedicle screw instrumentation in neurosurgical residency. **J. Bras. Neurocir.**, v. 21, n. 2, p. 80-87, 2010.

MAURO, G. P. *et al.* Prospective validation of a core curriculum progress as similation instrument for Radiation Oncology residentship. **Rep. Pract. Oncol. Radiother.**, Poznań, PL, 25, n. 6, p. 951-955, 2020.

MILLAN, T.; CARVALHO, K. M. Satisfaction with Ophthalmology residency training from the perspective of recent graduates: a cross-sectional study. **BMC Medical Education**, London, v. 13, May 2013.

MOREIRA, F. A. *et al.* National examination of Brazilian residents and specialization trainees in radiology and diagnostic imaging: a tool for evaluating the qualifications of future radiologists. **Clinics**, São Paulo, v. 62, n. 6, p. 691-698, 2007.

OLIVEIRA, F. P. *et al.* O Programa Mais Médicos e o reordenamento da formação da residência médica com enfoque na Medicina de Família e Comunidade. **Interface (Botucatu)**, Botucatu, v. 23, 2019. Supl. 1.

OLIVEIRA, F. H. A. O.; PETEET, J. R.; MOREIRA-ALMEIDA, A. Religiosity and spirituality in Psychiatry residency programs: why, what, and how to teach? **Braz. J. Psychiatry**, São Paulo, v. 43, n. 4, July/Aug. 2021.

OLIVEIRA, R. A.; MARRONI, C. A. Residência médica: 25 anos no Brasil. **Diagn. Tratamento**, São Paulo, v. 8, n. 1, p. 31-34, mar. 2003.

OLIVEIRA FILHO, G. R.; VIEIRA, J. E. The relationship of learning environment, quality of life, and study strategies measures to Anesthesiology resident academic performance. **Anesth. Analg.**, Cleveland, v. 104, n. 6, p. 1.467-1.472, June 2007.

OLIVIERI, D. P. Princípios e critérios para a organização de um planejamento de ensino: aplicação a um plano de residência médica. **Rev. Hosp. Clin. Fac. Med. São Paulo**, São Paulo, v. 31, n. 2, p. 130-139, mar./abr. 1976.

PAIVA, M. P. F. *et al.* Self-assessment of knowledge in palliative care by Physicians resident of a university hospital. **Rev. Pesqui. (Univ. Fed. Estado Rio J.)**, Rio de Janeiro, v. 12, p. 716-722, 2020.

PAIZ, J. C.; DALLEGRAVE, D. Avaliação de um programa de residência multiprofissional como tecnologia educativa para consolidação do quadrilátero da formação em saúde. **Saúde Redes**, Porto Alegre, v. 3, n. 1, p. 18-26, 2017.

RASSLAN, S. *et al.* Perfil do residente de Cirurgia Geral: quais as mudanças no século XXI? **Rev. Col. Bras. Cir.**, Rio de Janeiro, v. 45, n. 2, 2018.

RODRÍGUEZ, C. A.; CASSIAS, A. L.; KOLLING, M. G. Proposta de um programa para a formação do residente em Medicina de Família e Comunidade. **Rev. Bras. Educ. Méd.**, Rio de Janeiro, v. 32, n. 1, p. 40-48, mar. 2008.

RODRIGUEZ, C. A. *et al.* Neurology training program for the education of Psychiatry residents: experiences reported from Curitiba, Brazil. **Rev. Bras. Educ. Méd.**, Rio de Janeiro, v. 44, n. 4, p. 2020.

ROMÃO, G. S.; SÁ, M. F. S. Preceptoria e capacitação de preceptores de residência: tendências atuais. **Femina**, Rio de Janeiro, v. 47, n. 4, p. 224-226, 2019.

ROMÃO, G. S. *et al.* Profissionalismo na residência médica. **Femina**, Rio de Janeiro, v. 47, n. 7, p. 413-418, 2019.

ROMÃO, G. S.; FERNANDES, C. E.; SÁ, M. F. S. Teste de progresso individual do residente em GO: relato da experiência do primeiro ano de implantação no Brasil. **Femina**, Rio de Janeiro, v. 47, n. 5, p. 282-287, 2019.

ROSA, I. L. Residência médica e hospital: vantagens e desvantagens. **Rev. Paul. Hosp.**, São Paulo, v. 29, n. 8, p. 242-246, 1981.

SALES, I. C. B.; BARROS FILHO, E. M.; OLIVEIRA, C. M. C. Registro clínico baseado em problemas como instrumento para desenvolver competências em programa de residência médica. **Rev. Bras. Educ. Méd.**, Rio de Janeiro, v. 45, n. 2, 2021.

SALVADOR, A. S. *et al.* Construindo a multiprofissionalidade: um olhar sobre a residência multiprofissional em Saúde da Família e Comunidade. **Rev. Bras. Ciênc. Saúde**, João Pessoa, v. 15, n. 3, dez. 2011.

SANCHEZ, N. R.; RODRIGUES, C. I. S. Avaliação de um programa de residência médica em Ginecologia e Obstetrícia. **Rev. Bras. Educ. Méd.**, Rio de Janeiro, v. 44, n. 2, 2020.

SANTOS, E. G.; SALLES, G. F. Are 2 years enough? Exploring technical skills acquisition among General Surgery residents in Brazil. **Teach. Learn. Med.**, Mahwah, NJ, v. 28, n. 3, p. 260-268, July/Sept. 2016.

SANTOS, E. G.; SALLES, G. F. C. M. Construção e validação de um instrumento de avaliação de habilidades técnicas para programas de residência em Cirurgia Geral. **Rev. Col. Bras. Cir.**, Rio de Janeiro, v. 42, n. 6, p. 407-412, dez. 2015.

SANTOS, R. A.; SNELL, L.; NUNES, M. P. T. Evaluation of the impact of collaborative work by teams from the National Medical Residency Committee and the Brazilian Society of Neurosurgery: retrospective and prospective study. **São Paulo Med. J.**, São Paulo, v. 134, n. 2, p. 103-109, 2016.

SETUBAL, M. S. V. *et al.* Improving perinatology residents' skills in breaking bad news: a randomized intervention study. **Rev. Bras. Ginecol. Obstet.**, São Paulo, v. 40, n. 3, p. 137-146, Mar. 2018.

SETUBAL, M. S. V. *et al.* Breaking bad news training program based on video reviews and Spikes strategy: what do Perinatology residents think about it? **Rev. Bras. Ginecol. Obstet.**, Rio de Janeiro, v. 39, n. 10, p. 552-559, Oct. 2017.

SILVA, A. D. B.; JOGAIB, J. C.; JOSÉ, F. F. Residência odontológica no Hospital da Companhia Siderúrgica Nacional e a Escola de Odontologia de Volta Redonda. **An. Hosp. Sider. Nac.**, Volta Redonda, v. 5, n. 4, p. 27-36, 1981.

SILVA, L. C. B. A. *et al.* Preliminary study of a teaching model for ultrasound-guided peripheral nerve blockade and effects on the learning curve in Veterinary Anesthesia residents. **Vet. Anaesth. Analg.**, Oxford, v. 44, n. 3, p. 684-687, May 2017.

SILVA, J. P. *et al.* Randomized study of effectiveness of computerized ultrasound simulators for an introductory course for residents in Brazil. **J. Educ. Eval. Health. Prof.**, Chuncheon, KOR, v. 13, p. 16, 2016.

SOUSA, E. G.; KOCH, H. A. A residência médica em Diagnóstico por Imagem no Brasil. **Rev. Bras. Educ. Méd.**, Rio de Janeiro, v. 27, n. 2, p. 125-133, 2003.

SOUSA, E. G. A residência médica em Pneumologia no Brasil. **J. Bras. Pneumol.**, Brasília, DF, v. 30, n. 3, p. 253-259, jun. 2004.

SOUZA, C. P. J.; LIMA, F. M. L. S. O papel da psicoterapia de grupo na formação do residente em Psiquiatria. **Rev. Bras. Educ. Méd.**, Rio de Janeiro, v. 40, n. 1, p. 109-117, 2016.

TEIXEIRA, D. F. *et al.* Simulation in pediatric video surgery: training with simple and reproducible exercises elaborated by residents. **J. Laparoendosc. Adv. Surg. Tech. A.**, New York, v. 29, n. 10, p. 1.362-1.367, Oct. 2019.

TORRICELLI, F. C. *et al.* Laparoscopic skill laboratory in urological surgery: tools and methods for resident training. **Int. Braz. J. Urol.**, Rio de Janeiro, v. 37, n. 1, p. 108-111, Jan./Feb. 2011.

TOSO, L. C.; SOUZA, J. M.; RIBEIRO, E. R. Diferentes pontos de vista na avaliação do médico residente em programas de Clínica Médica. **Ciênc. Cuid. Saúde**, Maringá, v. 18, n. 1, fev. 2019.

VAENA, M. M.; ALVES, L. A. Assessment of the knowledge and perceptions of Brazilian medical residents on Transfusion Medicine. **Hematol. Transfus. Cell Ther.**, Rio de Janeiro, v. 41, n. 1, p. 37-43, Jan./Mar. 2019.

VELHO, M. T. A. C. *et al.* Residência médica em um hospital universitário: a visão dos residentes. **Rev. Bras. Educ. Méd.**, Rio de Janeiro, v. 36, n. 3, p. 351-357, 2012.

VILLAR, M. A. M.; CARDOSO, M. H. C. A. Residência médica em Pediatria: no campo de prática. **Cad. Saúde Pública**, Rio de Janeiro, v. 18, n. 1, p. 329-339, 2002.

YAMAMOTO, R. M. *et al.* Residência básica de Pediatria: relato de uma experiência de avaliação do processo de ensino-aprendizagem em uma unidade básica de saúde. **Pediatria (São Paulo)**, São Paulo, v. 17, n. 2, p. 68-71, jun. 1995.

YAMAMOTO, R. M. *et al.* Um modelo de ensino para médicos residentes na área de Pediatria Comunitária: a visita domiciliar contribuindo para uma formação profissional mais abrangente. **Pediatria (São Paulo)**, São Paulo, v. 20, n. 3, p. 172-178, set. 1998.

ZOPPE, E. H. C. C. *et al.* Teaching psychodynamics to Psychiatric residents through psychiatric outpatient interviews. **Acad. Psychiatry**, Washington, v. 33, n. 1, p. 51-55, 2009.

APÊNDICE F

ARTIGOS AFEITOS À ÊNFASE 3

Ensino-aprendizagem de habilidades/técnicas inerentes às especialidades

ABATH, G. M. Medicina familiar no Brasil. **Educ. Med. Salud**, Washington, v. 19, n. 1, p. 48-73, 1985.

ALBUQUERQUE, C. P. Inequality in the distribution of rheumatologists in Brazil: correlation with local of medical residency, Gross Domestic Product and Human Development Index. **Rev. Bras. Reumatol. Engl. Ed.**, Campinas, v. 54, n. 3, p. 166-171, maio/jun. 2014.

AMORIM, R. B. C. *et al*. Gout treatment: survey of Brazilian Rheumatology residents. **Clin Rheumatol.**, Brussels, v. 36, n. 5, p. 1.179-1.188, May 2017.

ANDERSON, M. I. P. *et al*. Bases para expansão e desenvolvimento adequados de programas de residência em Medicina de Família e Comunidade. **Rev. Bras. Med. Fam. Comunidade**, Rio de Janeiro, v. 3, n. 11, p. 180-198, nov. 2007.

ANDRADE, M. C. *et al*. Factors associated with student performance on the medical residency test. **AMB Rev. Assoc. Med. Bras.**, São Paulo, v. 66, n. 10, p. 1.376-1.382, 2020.

ARAÚJO, T. A. M. *et al*. Multiprofissionalidade e interprofissionalidade em uma residência hospitalar: o olhar de residentes e preceptores. **Interface (Botucatu)**, Botucatu, v. 21, n. 62, p. 601-613, set. 2017.

ARRUDA, G. M. M. S. *et al*. O desenvolvimento da colaboração interprofissional em diferentes contextos de residência multiprofissional em Saúde da Família. **Interface (Botucatu)**, Botucatu, v. 22, 2018. Supl. 1, p. 1.309-1.323.

AZEVEDO, A. C.; BEVILACQUA, R. G.; SAMPAIO, S. A. P. Capacidade de formação dos programas de residência médica no estado de São Paulo: abordagem quantitativa. O caso da pediatria. **Rev. Bras. Educ. Méd.**, Rio de Janeiro, v. 13, n. 1-3, p. 5-14, dez. 1989.

BAPTISTA, F. V. D. *et al.* Contributions of residents from multiple specializations in managing the Covid-19 pandemic in the largest public hospital Brazil. **Clinics (São Paulo)**, São Paulo, v. 75, 2020.

BARCELOS, I. D. E. S.; ABRÃO, K. C.; ROMÃO, G. S. O residente como instrutor. **Femina**, Rio de Janeiro, v. 48, n. 11, p. 664-667, nov. 2020.

BARREIROS, B. C. *et al.* Estratégias didáticas ativas de ensino-aprendizagem para preceptores de Medicina de Família e Comunidade no Euract. **Rev. Bras. Educ. Méd.**, Brasília, DF, v. 44, n. 3, p. e102, ago. 2020.

BARRETO, R. M. S. *et al.* Validação de um programa de treinamento simulado de habilidades laparoscópicas por residentes de Cirurgia. **Rev. Bras. Educ. Méd.**, Rio de Janeiro, v. 43, n. 2, p. 106-113, jun. 2019.

BARRETO JUNIOR, J. *et al.* Cirurgia de catarata realizada por residentes: avaliação dos riscos. **Rev. Bras. Oftalmol.**, Rio de Janeiro, v. 69, n. 5, p. 301-305, 2010.

BATISTA, K. T.; PACHECO, L. M. S.; SILVA, L. M. Avaliação dos programas de residência médica em Cirurgia Plástica no Distrito Federal. **Rev. Bras. Cir. Plást.**, São Paulo, v. 28, n. 1, p. 20-28, mar. 2013.

BERGER, C. B. *et al.* Supervisão de casos em programa de residência de Medicina de Família e Comunidade: proposta de instrumento para avaliação à distância. **Saúde Redes**, Porto Alegre, v. 6, n. 2, p. 183-194, set. 2020.

BERNARDO, M. S. *et al.* A formação e o processo de trabalho na residência multiprofissional em Saúde como estratégia inovadora. **Rev. Bras. Enferm.**, v. 73, n. 6, set. 2020.

BEVILACQUA, R. G.; SAMPAIO, S. A. P.; AZEVEDO, A. C. Una experiencia de administración de programas de residencia médica. **Educación Médica y Salud**, Washington, v. 24, n. 4, p. 448-451, 1990.

BEZERRA, R. L. V. *et al.* Cirurgia do estribo feita por médicos residentes: resultados na Universidade de Brasília. **Folha Méd.**, Rio de Janeiro, v. 112, abr. 1996. Supl. 2, p. 123-127.

BIROLINI, D. A residência médica e as especialidades. **Rev. Paul. Med.**, São Paulo, v. 100, n. 3, p. 38-39, nov./dez. 1982.

BOTEGA, N. J. Consultation-liaison psychiatry in Brazil: Psychiatric residency training. **Gen. Hosp. Psychiatr.**, New York, v. 14, n. 3, p. 186-191, 1992.

BOTEGA, N. J. Residência de Psiquiatria no hospital geral: uma enquete nacional. **J. Bras. Psiquiatr.**, Rio de Janeiro, v. 40, n. 8, p. 419-422, set. 1991.

BOTTI, S. H. O.; REGO, S. Processo ensino-aprendizagem na residência médica. **Rev. Bras. Educ. Méd.**, Brasília, DF, v. 34, n. 1, p. 132-140, mar. 2010.

BOTTI, S. H. O.; REGO, S. T. A. Docente-clínico: o complexo papel do preceptor na residência médica. **Physis (Rio J.)**, Rio de Janeiro, v. 21, n. 1, p. 65-85, 2011.

BRITO, L. G. O. *et al.* Impact of Covid-19 on Brazilian medical residencies in Obstetrics and Gynecology. **Int. J. Gynaecol. Obstet.**, Baltimore, v. 150, n. 3, p. 411-412, Sept. 2020.

BUSATO JUNIOR, W. F. S.; GIRARDI, F.; ALMEIDA, G. L. Training of Brazilian Urology residents in laparoscopy: results of a national survey. **Int. Braz. J. Urol.**, Rio de Janeiro, v. 46, n. 2, p. 203-213, Mar./Apr. 2020.

CALIL, L. C. Verificação do cumprimento das exigências feitas pela Comissão Nacional de Residência Médica nos programas de residência médica em Psiquiatria do estado de São Paulo no ano de 1993. **J. Bras. Psiquiatr.**, Rio de Janeiro, v. 48, n. 8, p. 367-374, ago. 1999.

CALIL, L. C. Proposta de um modelo pedagógico para programas de residência médica. **Rev. Bras. Med.**, Rio de Janeiro, v. 57, n. 7, p. 751-758, 2000.

CALIL, L. C.; CONTEL, J. O. B. Estudo dos programas de residência médica em Psiquiatria do estado de São Paulo no ano de 1993. **Rev. Bras. Psiquiatr.**, São Paulo, v. 21, n. 3, p. 139-144, 1999.

CARNEIRO, N. G. D. *et al.* Integração das residências de Medicina de Família e Comunidade do estado de Pernambuco utilizando videoconferência. **Rev. Bras. Ciênc. Saúde**, Brasília, DF, v. 18, n. 3, p. 235-240, 2014.

CARRICONDO, P. C. *et al.* Senior resident phaco emulsification learning curve. **Arq. Bras. Oftalmol.**, São Paulo, v. 73, n. 1, p. 66-69, Jan./Feb. 2010.

CARVALHO, K. M. *et al.* Experience with an internet-based course for Ophthalmology residents. **Rev. Bras. Educ. Méd.**, Rio de Janeiro, v. 36, n. 1, p. 63-67, Mar. 2012.

CARVALHO, M. J. *et al.* Investigating compliance with standard precautions during residency physicians in Gynecology and Obstetrics. **Clinics (São Paulo)**, São Paulo, v. Preceptores de residência médica: perfil epidemiológico e capacitação pedagógica. **Rev. Bras. Educ. Méd.**, Rio de Janeiro, v. 44, n. 4, 2020.

CASANOVA, I. A.; BATISTA, N. A.; MORENO, L. R. A educação interprofissional e a prática compartilhada em programas de residência multiprofissional em Saúde. **Interface (Botucatu)**, Botucatu, v. 22, 2018. Supl. 1, p. 1.325-1.337.

CASTELLS, M. A.; CAMPOS, C. E. A.; ROMANO, V. F. Residência em Medicina de Família e Comunidade: atividades da preceptoria. **Rev. Bras. Educ. Méd.**, Brasília, DF, v. 40, n. 3, p. 461-469, set. 2016.

CASTRO, R. C. L. *et al*. O programa teórico da residência em Medicina de Família e Comunidade do serviço de saúde comunitária do Grupo Hospitalar Conceição, Porto Alegre, RS. **Rev. Bras. Med. Fam. Comunidade**, Rio de Janeiro, v. 9, n. 33, p. 375-383, out./dez. 2014.

CASTRO, V. S.; NÓBREGA-THERRIEN, S. M. Residência de Medicina de Família e Comunidade: uma estratégia de qualificação. **Rev. Bras. Educ. Méd.**, Rio de Janeiro, v. 33, n. 2, p. 211-220, 2009.

CHRISTOFOLETTI, G. *et al*. Residência multiprofissional em Saúde: inserção de atores no Sistema Único de Saúde. **Ciênc. Cuid. Saúde**, Maringá, v. 14, n. 3, p. 1.274-1.280, 2015.

CICARELLI, D. D. *et al*. Importância do treinamento de residentes em eventos adversos durante anestesia: experiência com o uso do simulador computadorizado. **Rev. Bras. Anestesiol.**, Rio de Janeiro, v. 55, n. 2, p. 151-157, 2005.

COÊLHO, B. M.; ZANETTI, M. V.; LOTUFO NETO, F. Residência em Psiquiatria no Brasil: análise crítica. **Rev. Psiquiatr. Rio Gd. Sul.**, Porto Alegre, v. 27, n. 1, p. 13-22, abr. 2005.

COSTA, A. C. A. C.; COSTA, N. M. S. C.; PEREIRA, E. R. S. Educational environment assessment by multiprofessional residency students: new horizons based on evidence from the Dreem. **Med. Sci. Educ.**, New York, v. 31, n. 2, p. 429-437, Apr. 2021.

COSTA, D. *et al*. Resultados de estapedectomias em um serviço de residência médica. **Folha Méd.**, Rio de Janeiro, v. 101, n. 1, p. 41-43, jul. 1990.

COSTI, J. M. *et al*. Teaching acupuncture: the Brazilian medical residency programme. **Acupunct. Med.**, Washington, v. 30, n. 4, p. 350-353, Dic. 2012.

G. *et al*. Strabismus surgery learning 188-191,Otorrinolarigologiano Brasil.

CRESPI-FLORES, V. G. *et al*. Strabismus surgery learning for Ophthalmology residents of university service. **Arq. Bras. Oftalmol.**, São Paulo, v. 75, n. 3, p. 188-191, May/June 2012.

CRESPO, A. N. Protocolo de avaliação e classificação dos programas de residência e de especialização em Otorrinolaringologia no Brasil. **Braz. J. Otorhinolaryngol.**, São Paulo, v. 79, n. 5, set./out. 2013. Supl. 1, p. 2-35.

D' ANDREA, F. F. Treinamento em psiquiatria com recursos limitados: considerações em torno de um programa de residência. **Rev. Bras. Med.**, Rio de Janeiro, v. 27, n. 8, p. 421-423, ago. 1970.

DANTAS, L. S. *et al*. Perfil de competências de preceptores para a atenção primária em saúde. **Rev. Abeno**, Brasília, v. 19, n. 2, p. 156-166, 2019.

DE MARCO, M. A. *et al*. Medical residency: factors relating to "difficulty in helping" in the resident physician-patient relationship. **São Paulo Med. J.**, São Paulo, v. 129, n. 1, p. 5-10, 2011.

DEL CIAMPO, L. A.; RICCO, R. G.; DANELUZZI, J. C. Residência médica em Medicina Geral e Comunitária: proposta de um programa de formação de médicos generalistas. **Rev. Bras. Educ. Méd.**, Rio de Janeiro, v. 27, n. 3, p. 200-204, 2003.

DEMOGALSKI, J. T. *et al*. Qualificação da residência multiprofissional em Saúde: opiniões críticas de preceptores. **Rev. Pesqui. (Univ. Fed. Estado Rio J.)**, Rio de Janeiro, v. 13, p. 136-143, 2021.

DENADAI, R. *et al*. Treinamento formal em documentação fotográfica bidimensional padronizada durante a residência em Cirurgia Plástica. **Rev. Bras. Cir. Plást.**, São Paulo, v. 33, n. 4, p. 609-618, 2018.

DOMINGUES, F. G. P.; CREMA, A. S.; YAMANE, Y. Complicações intra-operatórias da facoemulsificação durante a residência médica. **Rev. Bras. Oftalmol.**, Rio de Janeiro, v. 59, n. 4, p. 275-279, abr. 2000.

DUARTE, J. E. S. *et al*. A gestão municipal e a residência multiprofissional em Saúde da família: a experiência de Marília-SP. **Divulg. Saúde Debate**, Londrina, n. 32, p. 11-18, maio 2005.

ESPER, F. E. *et al*. Residência médica integrada para o Programa de Saúde da Família. **Rev. Méd. Minas Gerais**, Belo Horizonte, v. 23, n. 2, 2013.

ESTEVÃO, G.; CASTRO, G. B. Residência médica em Psiquiatria no H.S.P.E. "F.M.O.". **Temas (São Paulo)**, São Paulo, v. 19, n. 37, p. 7-11, dez. 1989.

FEIJÓ, L. P. *et al.* Estrutura do programa em treinamento de docência na residência: residente como professor. **Rev. Bras. Educ. Méd.**, Brasília, DF, v. 43, n. 1, p. 341-348, set. 2019. Supl. 1.

FERNANDES C. F. K. *et al.* Avaliação das habilidades em laparoscopia dos residentes de Ginecologia e Obstetrícia após programa de treinamento. **Einstein-São Paulo.**, São Paulo, v. 14, n. 4, p. 468-472, 2016.

FERNANDES, C. R. *et al.* Currículo baseado em competências na residência médica. **Rev. Bras. Educ. Méd.**, Brasília, DF, v. 36, n. 1, p. 129-136, mar. 2012.

FERNANDES, C. R.*et al.* Implantação de residência em Anestesiologia no interior do Nordeste do Brasil: impacto nos processos de trabalho e na motivação profissional. **Rev. Bras. Anestesiol.**, Rio de Janeiro, v. 65, n. 2, p. 155-161, 2015.

FERREIRA, O. S.; FIGUEIRA, F. Requisitos ideais para um programa de residência médica em Pediatria nos países em desenvolvimento. **AMB Rev. Assoc. Med. Bras.**, São Paulo, v. 24, n. 7, p. 258-260, 1978.

FERREIRA, R. C.; VARGA, C. R. R.; SILVA, R. F. Trabalho em equipe multiprofissional: a perspectiva dos residentes médicos em Saúde da Família. **Ciênc. Saúde Colet.**, Rio de Janeiro, v. 14, 2009. Supl. 1, p. 1.421-1.428.

FORSTER, A. C.; JORGE, J. H. S.; PRÓSPERO, U. O. S. Considerações sobre a residência médica em Ribeirão Preto: 1988. **Saúde em Debate**, Rio de Janeiro, n. 30, p. 79-82, dez. 1990.

FUNK, C. S. *et al.* Residência integrada em saúde do Grupo Hospitalar Conceição: uma proposta de formação de odontólogos em Saúde da Família e Comunidade. **Rev. Fac. Odontol. Porto Alegre**, Porto Alegre, v. 51, n. 3, p. 37-42, 2010.

GARCIA, A. P. *et al.* Preceptoria na residência de Medicina de Família e Comunidade da Universidade de São Paulo: políticas e experiências. **Rev. Bras. Med. Fam. Comunidade**, Rio de Janeiro, v. 13, n. 40, p. 1-8, 2018.

GASPERIN, B. D.; ZANIRATI, T.; CAVAZZOLA, L. T. A realidade virtual pode ser tão boa como o treinamento em sala cirúrgica? Experiências de um programa de residência em Cirurgia Geral. **ABCD**: Arq. Bras. Cir. Dig., São Paulo, v. 31, n. 4, 2018.

GIGLIO, M. R. P. *et al.* Conhecimentos dos médicos residentes de Ginecologia e Obstetrícia sobre contracepção hormonal em situações especiais. **Rev. Bras. Educ. Méd.**, Rio de Janeiro, v. 41, n. 1, p. 69-78, 2017.

GOMES, F. M. S. *et al.* O ensino médico na atenção primária em pediatria: um programa para os residentes no Centro de Saúde-Escola da FMUSP. **Pediatria (São Paulo)**, São Paulo, v. 23, n. 1, p. 52-59, 2001.

GONCALVES, E. L.; MALIK, A. M. Residência médica em Administração Hospitalar e de Sistemas de Saúde. **Rev. Bras. Educ. Méd.**, Rio de Janeiro, v. 6, n. 1, p. 28-36, 1982.

HERBELLA, F. A. M. *et al.* Avaliação do treinamento e expectativas profissionais em residentes de cirurgia. **Rev. Col. Bras. Cir.**, Rio de Janeiro, v. 38, n. 4, p. 280-284, 2011.

IZECKSOHN, M. M. V. *et al.* Preceptoria em Medicina de Família e Comunidade: desafios e realizações em uma atenção primária à saúde em construção. **Ciên. Saúde Colet.**, Rio de Janeiro, v. 22, n. 3, p. 737-746, mar. 2017.

KISIL, M.; GARCÍA BATES, A. M.; TAYAR, E. Residência médica em Administração. **Educ. Med. Salud**, Washington, v. 18, n. 3, p. 288-298, 1984.

LEMOS, F. M. F. C. *et al.* Acquisition of skills in videolaparoscopic surgery by residents in General Surgery after training in a high fidelity simulator. **Sci. Med. (Porto Alegre)**, Porto Alegre, v. 28, n. 1, 2018.

LEONE, C. *et al.* Pesquisa em assistência primária: instrumento de ensino-aprendizagem na residência básica de Pediatria. **Pediatria (São Paulo)**, São Paulo, v. 17, n. 4, p. 165-169, 1995.

LESSA, G. M. Residência multiprofissional como experiência de atuação interdisciplinar na assistência à saúde da família. **Rev. Bras. Enferm.**, Brasília, DF, v. 53, p. 107-110, dez. 2000. Supl.

LIMA, G. P. V. Ensino em serviço de enfermeiras obstétricas na modalidade de residência: o papel da preceptoria. **Cogitare Enferm.**, Curitiba, v. 24, 2019.

LOPES, A. C.; OLIVEIRA, H. R.; CUNHA, C. L. A residência médica no Brasil. **Rev. Soc. Bras. Clín. Méd.**, São Paulo, v. 4, n. 1, p. 16-23, fev. 2006.

MACHADO, L. B. M. *et al.* O currículo de competências do programa de residência em Medicina de Família e Comunidade da Faculdade de Medicina da Universidade de São Paulo. **Rev. Bras. Med. Fam. Comunidade**, Rio de Janeiro, v. 13, n. 40, p. 1-16, dez. 2018.

MACHADO, L. D. S. *et al.* Representações de profissionais residentes acerca das estratégias pedagógicas utilizadas no processo formativo da residência multiprofissional. **Rev. Esc. Enferm. USP**, São Paulo, v. 52, 2018.

MACHIN, R. *et al.* Formação médica e assistência aos processos de abortamento: a perspectiva de residentes de duas universidades públicas em São Paulo, Brasil. **Interface (Botucatu)**, Botucatu, v. 23, jun. 2019.

MAGNABOSCO, G. *et al.* Opinião de egressos sobre o curso de residência em Gerência dos Serviços de Enfermagem. **Semina. Cienc. Biol. Saúde.**, Londrina, v. 36, n. 1, 2015. Supl. 1, p. 73-80.

MALAVAZZI, G. R. *et al.* Reverse order method for teaching cataract surgery to residents. **BMJ Open Ophthalmology**, [London], v. 4, n. 1, 2019.

MALUF, M. A. *et al.* Cardiovascular Surgery residency program: training coronary anastomosis using the arroyo simulator and Unifesp models. **Braz. J. Cardiovasc. Surg.**, São Paulo, v. 30, n. 5, p. 562-570, Sept./Oct. 2015.

MANISSADJIAN, A.; OKAY, Y. Residência no Departamento de Pediatria da Faculdade de Medicina da Universidade de São Paulo. I - Estágio em regime de residência básica. **Pediatria (São Paulo)**, São Paulo, v. 5, n. 5, p. 275-285, 1983.

MANISSADJIAN, A.; OKAY, Y. Residência no Departamento de Pediatria da Faculdade de Medicina da Universidade de São Paulo. II. Estágio em regime de residência opcional de terceiro ano. **Pediatria (São Paulo)**, São Paulo, v. 5, n. 6, p. 331-338, 1983.

MAROJA, M. C. S.; ALMEIDA JÚNIOR, J. J.; NORONHA, C. A. Os desafios da formação problematizadora para profissionais de saúde em um programa de residência multiprofissional. **Interface (Botucatu)**, Botucatu, v. 24, 2020.

MARTINEZ-SILVEIRA, M. S.; ODDONE, N. Information-seeking behavior of medical residents in Clinical Practice in Bahia, Brazil. **J. Med. Libr. Assoc.**, Chicago, v. 96, n. 4, p. 381-384, Oct. 2008.

MARTINS, G. D. M. *et al.* Implementation of multi-professional healthcare residency at a federal university: historical trajectory. **Rev. Gaúch. Enferm.**, Porto Alegre, v. 37, n. 3, ago. 2016.

MASCARETTI, L. A. S. O ensino de saúde escolar no Centro de Saúde Escola "Prof. Samuel B. Pessoa" da Faculdade de Medicina da USP-Departamento de Pediatria. **Pediatria (São Paulo)**, São Paulo, v. 19, n. 4, p. 234-240, dez. 1997.

MATTEI, T. A. *et al.* Implementing "free-hand" technique training for pedicle screw instrumentation in neurosurgical residency. **J. Bras. Neurocir.**, São Paulo, v. 21, n. 2, p. 80-87, 2010.

MELO, D. S.; OLIVEIRA, M. H.; PERSEGUINO, M. G. Análise da incorporação de ferramentas para o apoio matricial em um programa de residência multiprofissional em Saúde. **Rev. Gest. Sist. Saúde.**, São Paulo, v. 9, n. 3, p. 535-553, set./dez. 2020.

MENDES, R. L. F.; SANTOS, A. M. C.; FREIRE, A. M. L. Perfil e trajetória profissional dos egressos da residência médica em Oftalmologia do estado de Alagoas. **Rev. Bras. Oftalmol.**, Rio de Janeiro, v. 79, n. 4, p. 253-257, 2020.

MILLAN, T.; CARVALHO, K. M. Satisfaction with Ophthalmology residency training from the perspective of recent graduates: a cross-sectionalstudy. **BMC Medical Education**, London, v. 13, May 2013.

MOTTA, D. N. Uma proposta para o ensino de informática em saúde na residência médica. **Brasília Méd.**, Brasília, DF, v. 36, n. 3/4, p. 110-117, 1999.

NASCIMENTO, D. D. G.; OLIVEIRA, M. A. C. Competências profissionais e o processo de formação na residência multiprofissional em Saúde da Família. **Saúde Soc.**, São Paulo, v. 19, n. 4, p. 814-827, 2010.

NASCIMENTO, L. A.; TRAMONTINI, C. C.; GARANHANI, M. L. O processo de aprendizagem do residente de anestesiologia: uma reflexão sobre o cuidado ao paciente. **Rev. Bras. Educ. Méd.**, Brasília, DF, v. 35, n. 3, p. 350-358, set. 2011.

NEVES, T. M.; OLIVEIRA, A. S. Diagnóstico das ações de saúde de residentes multiprofissionais na atenção básica. **Rev. APS**, Juiz de Fora, v.18, n. 3, 2015.

NOWINSKI, A. A importância da biblioteca hospitalar na formação do residente e a participação da Bireme. **Resid. Méd. (Brasília)**, Brasília, DF, v. 5, n. 1, p. 13-22, 1983.

NUNES, K. C.; NOGUEIRA, A. C. C.; LIMA, F. L. T. Perfil dos egressos de serviço social do programa de residência multiprofissional em Oncologia do Inca. **Tempus**, Brasília, DF, v. 10, n. 4, p. 111-128, dez. 2016.

OKAY, Y.; MANISSADJIAN, A. Residência básica no Departamento de Pediatria da FMUSP: considerações sobre a inclusão de subespecialidades no seu programa. **Pediatria (São Paulo)**, São Paulo, v. 7, n. 2, p. 47-50, jun. 1985.

OLIVEIRA, A. F.; LEDERMAN, H. M.; BATISTA, N. A. Learning on human resources management in the Radiology residency program. **Radiol. Bras.**, Rio de Janeiro, v. 47, n. 2, p. 94-98, Mar./Apr. 2014.

OLIVEIRA, F. P. *et al.* O Programa Mais Médicos e o reordenamento da formação da residência médica com enfoque na Medicina de Família e Comunidade. **Interface (Botucatu)**, Botucatu, v. 23, 2019. Supl. 1.

OLIVEIRA, F. H. A. O.; PETEET, J. R.; MOREIRA-ALMEIDA, A. Religiosity and spirituality in Psychiatry residency programs: why, what, and how to teach? **Braz. J. Psychiatry**, São Paulo, v. 43, n. 4, July/Aug. 2021.

OLIVEIRA, J. A. A. Avaliação do ensino e treinamento de otorrinolaringologia nas residências médicas brasileiras. **Rev. Bras. Otorrinolaringol.**, Rio de Janeiro, v. 58, n. 3, p. 159-175, 1992.

OLIVEIRA FILHO, G. R.; VIEIRA, J. E. The relationship of learning environment, quality of life, and study strategies measures to Anesthesiology resident academic performance. **Anesth. Analg.**, Cleveland, v. 104, n. 6, p. 1467-1472, June 2007.

OLIVEIRA FILHO, G. R.; STURM, E. J. H.; SARTORATO, A. E. Compliance with common program requirements in Brazil: its effects on resident's perceptions about quality of life and the educational environment. **Acad. Med.**, Philadelphia, v. 80, n. 1, p. 98-102, 2005.

OLIVIERI, D. P. Princípios e critérios para a organização de um planejamento de ensino: aplicação a um plano de residência médica. **Rev. Hosp. Clin. Fac. Med. São Paulo**, São Paulo, v. 31, n. 2, p. 130-139, mar./abr. 1976.

PAIVA, M. P. F. *et al.* Self-assessment of knowledge in palliative care by Physicians resident of a university hospital. **Rev. Pesqui. (Univ. Fed. Estado Rio J.)**, Rio de Janeiro, v. 12, p. 716-722, 2020.

PAIZ, J. C.; DALLEGRAVE, D. Avaliação de um programa de residência multiprofissional como tecnologia educativa para consolidação do quadrilátero da formação em saúde. **Saúde Redes**, Porto Alegre, v. 3, n. 1, p. 18-26, 2017.

PAULA, A.; DAVIDOVICH, E. Internato e residência: o papel do treinamento graduado na racionalização da assistência médica. **Rev. Bras. Med.**, Rio de Janeiro, v. 28, n. 1, p. 26-32, jan. 1971.

PAULA, A. J. M. *et al.* Programa de residência em Psiquiatria: a proposta da UFJF. **HU Rev.**, Juiz de Fora, v. 18, n. 3, p. 151-160, dez. 1991.

PEÇANHA, A. J. Análise e avaliação quanto à quantidade e qualificação dos preceptores das residências médicas em Gastrenterologia no Brasil. **GED Gastroenterol. Endosc. Dig.**, São Paulo, v. 13, n. 4, p. 157-163, dez. 1994.

PEREIRA, C. S. F; TAVARES, C. M. M. Significado da modalidade de preceptoria no âmbito da residência multiprofissional em Saúde num hospital universitário. **Rev. Cuba.** PETERLINI, M.*et al.* Anxiety and depression in the first year of medical residency training. **Med. Educ.**, Oxford, v. 36, n. 1, p. 66-72, Jan. 2002.

PETTA, H. L. Formação de médicos especialistas no SUS: descrição e análise da implementação do Programa Nacional de Apoio à Formação de Médicos Especialistas em Áreas Estratégicas (Pró-Residência). **Rev. Bras. Educ. Méd.**, Rio de Janeiro, v. 37, n. 1, p. 72-79, 2013.

PIAZZOLLA, L. P.; SCORALICK, F. M.; SOUSA, J. B. Clube de revista como estratégia de aprendizado na residência médica. **Brasília Méd.**, Brasília, DF, v. 49, n. 1, 2012.

PICCINATO, C. E. *et al.* Characteristics of role models who influenced medical residents to choose surgery as a specialty: exploratory study. **São Paulo Med. J.**, São Paulo, v. 135, n. 6, p. 529-534, Nov./Dic. 2017.

PINTO, F. C. F. *et al.* Perfil dos egressos da residência médica em Cirurgia Geral de uma universidade do interior paulista. **Rev. Bras. Educ. Méd.**, Rio de Janeiro, v. 42, n. 4, 2018.

POCHAT, V. D. *et al.* Atividades de dissecção de cadáveres e residência médica: relato da experiência do serviço de cirurgia plástica do Hospital Universitário Professor Edgard Santos da Universidade Federal da Bahia. **Rev. Bras. Cir. Plást.**, São Paulo, 26, n. 4, p. 561-565, 2011.

PONTE NETO, O. A. *et al.* Auto avaliação como estratégia educativa no contexto do programa de residência multiprofissional em Saúde da Família e Saúde Mental. **Tempus (Brasília)**, Brasília, DF, v. 10, n. 4, p. 247-263, 2016.

RAMOS, T. M.; RENNÓ, H. M. S. Formação na residência de Enfermagem na atenção básica/saúde da família sob ótica dos egressos. **Rev. Gaúcha Enferm.**, Porto Alegre, v. 39, ago. 2018.

RASSLAN, S. *et al.* Perfil do residente de Cirurgia Geral: quais as mudanças no século XXI? **Rev. Col. Bras. Cir.**, Rio de Janeiro, v. 45, n. 2, 2018.

RODRIGUES, J. M. *et al.* Projetos políticos e pedagógicos de residência de Enfermagem ao Idoso na perspectiva freiriana. **Rev. Bras. Enferm.**, Brasília, DF, v. 72, nov.2019. Supl. 2, p. 36-42.

RODRIGUEZ, C. A. *et al.* Neurology training program for the education of Psychiatry residents: experiences reported from Curitiba, Brazil. **Rev. Bras. Educ. Méd.**, Rio de Janeiro, v. 44, n. 4, p. 2020.

RODRÍGUEZ, C. A.; CASSIAS, A. L.; KOLLING, M. G. Proposta de um programa para a formação do residente em Medicina de Família e Comunidade. **Rev. Bras. Educ. Méd.**, Rio de Janeiro, v. 32, n. 1, p. 40-48, mar. 2008.

ROMÃO, G. S. *et al.* Profissionalismo na residência médica. **Femina**, Rio de Janeiro, v. 47, n. 7, p. 413-418, 2019.

ROMÃO, G. S.; SÁ, M. F. S. A formação orientada por competências e a matriz de competências em Ginecologia e Obstetrícia no Brasil. **Femina**, Rio de Janeiro, v. 47, n. 3, p. 147-151, 2019.

ROMÃO, G. S.; FERNANDES, C. E.; SÁ, M. F. S. Teste de progresso individual do residente em GO: relato da experiência do primeiro ano de implantação no Brasil. **Femina**, Rio de Janeiro, v. 47, n. 5, p. 282-287, 2019.

ROMÃO, G. S.; SÁ, M. F. S. Preceptoria e capacitação de preceptores de residência: tendências atuais. **Femina**, Rio de Janeiro, v. 47, n. 4, p. 224-226, 2019.

ROSA, I. L. Residência médica e hospital: vantagens e desvantagens. **Rev. Paul. Hosp.**, São Paulo, v. 29, n. 8, p. 242-246, 1981.

SALES, I. C. B.; BARROS FILHO, E. M.; OLIVEIRA, C. M. C. Registro clínico baseado em problemas como instrumento para desenvolver competências em programa de residência médica. **Rev. Bras. Educ. Méd.**, Rio de Janeiro, v. 45, n. 2, 2021.

SALVADOR, A. S. *et al.* Construindo a multiprofissionalidade: um olhar sobre a residência multiprofissional em Saúde da Família e Comunidade. **Rev. Bras. Ciênc. Saúde**, João Pessoa, v. 15, n. 3, dez. 2011.

SANCHEZ, N. R.; RODRIGUES, C. I. S. Avaliação de um programa de residência médica em Ginecologia e Obstetrícia. **Rev. Bras. Educ. Méd.**, Rio de Janeiro, v. 44, n. 2, 2020.

SANTOS, E. G. *et al.* Avaliação da preceptoria na residência médica em Cirurgia Geral, no centro cirúrgico, comparação entre um hospital universitário e um hospital não universitário. **Rev. Col. Bras. Cir.**, Rio de Janeiro, v. 39, n. 6, p. 547-552, 2012.

SANTOS, E. G.; SALLES, G. F. Are 2 years enough? Exploring technical skills acquisition among General Surgery residents in Brazil. **Teach. Learn. Med.**, Mahwah, NJ, v. 28, n. 3, p. 260-268, July/Sept. 2016.

SANTOS, E. G. Residência médica em Cirurgia Geral no Brasil: muito distante da realidade profissional. **Rev. Col. Bras. Cir.**, Rio de Janeiro, v. 36, n. 3, p. 271-276, jul. 2009.

SANTOS, E. G.; SALLES, G. F. C. M. Construção e validação de um instrumento de avaliação de habilidades técnicas para programas de residência em Cirurgia Geral. **Rev. Col. Bras. Cir.**, Rio de Janeiro, v. 42, n. 6, p. 407-412, dez. 2015.

SANTOS, F. J. B. A psicanálise na formação do psiquiatra: a experiência da residência médica em Psiquiatria do Hospital de Saúde Mental de Messejana – Fortaleza -CE. **J. Bras. Psiquiatr.**, Rio de Janeiro, v. 42, n. 5, p. 269-272, jun. 1993.

SANT'ANA, E. R. R. B.; PEREIRA, E. R. S. Preceptoria médica em serviço de emergência e urgência hospitalar na perspectiva de médicos. **Rev. Bras. Educ. Méd.**, Rio de Janeiro, v. 40, n. 2, p. 204-215, jun. 2016.

SAVI, M. G. M.; SILVA, E. L. O uso da informação e a prática clínica de médicos residentes. **Perspect. Ciênc. Inf.**, Belo Horizonte, v. 16, n. 3, p. 232-254, set. 2011.

SETUBAL, M. S. V. *et al.* Breaking bad news training program based on video reviews and Spikes strategy: what do Perinatology residents think about it? **Rev. Bras. Ginecol. Obstet.**, Rio de Janeiro, v. 39, n. 10, p. 552-559, Oct. 2017.

SETUBAL, M. S. V. *et al.* Improving perinatology residents' skills in breaking bad news: a randomized intervention study. **Rev. Bras. Ginecol. Obstet.**, São Paulo, v. 40, n. 3, p. 137-146, Mar. 2018.

SILVA, A. D. B.; JOGAIB, J. C.; JOSÉ, F. F. Residência odontológica no Hospital da Companhia Siderúrgica Nacional e a Escola de Odontologia de Volta Redonda. **An. Hosp. Sider. Nac.**, Volta Redonda, v. 5, n. 4, p. 27-36, 1981.

SILVA, C. T. *et al.* Residência multiprofissional como espaço intercessor para a educação permanente em saúde. **Texto Contexto Enferm.**, Florianópolis, v. 25, n. 1, 2016.

SILVA, J. P. *et al.* Randomized study of effectiveness of computerized ultrasound simulators for an introductory course for residents in Brazil. **J. Educ. Eval. Health. Prof.**, Chuncheon, KOR, v. 13, p. 16, 2016.

SILVA, L. C. B. A. *et al.* Preliminary study of a teaching model for ultrasound-guided peripheral nerve blockade and effects on the learning curve in Veterinary Anesthesia residents. **Vet. Anaesth. Analg.**, Oxford, v. 44, n. 3, p. 684-687, May 2017.

SIQUEIRA, V. N. *et al.* Training program for Cardiology residents to perform focused cardiac ultrasound examination with portable device. **Echocardiography.**, New York, v. 32, n. 10, p. 1.455-1.462, Oct. 2015.

SÓRIA, H. L. Z. *et al.* Histerectomia e as doenças ginecológicas benignas: o que está sendo praticado na residência médica no Brasil? **Rev. Bras. Ginecol. Obstet.**, Rio de Janeiro, v. 29, n. 2, p. 67-73, 2007.

SOUSA, E. G. A residência médica em Pneumologia no Brasil. **J. Bras. Pneumol.**, Brasília, DF, v. 30, n. 3, p. 253-259, jun. 2004.

SOUZA, C. P. J.; LIMA, F. M. L. S. O papel da psicoterapia de grupo na formação do residente em Psiquiatria. **Rev. Bras. Educ. Méd.**, Rio de Janeiro, v. 40, n. 1, p. 109-117, 2016.

SOUZA, S. V.; FERREIRA, B. J. Preceptoria: perspectivas e desafios na residência multiprofissional em Saúde. **ABCS Health Sci.**, Santo André, v. 44, n. 1, p. 15-21, 2019.

STORTI, M. M. T.; OLIVEIRA, F. P.; XAVIER, A. L. A expansão de vagas de residência de Medicina de Família e Comunidade por municípios e o Programa Mais Médicos. **Interface (Botucatu)**, Botucatu, v. 21, 2017. Supl. 1, p. 1.301-1.313.

TEIXEIRA, D. F. *et al.* Simulation in pediatric video surgery: training with simple and reproducible exercises elaborated by residents. **J. Laparoendosc. Adv. Surg. Tech. A.**, New York, v. 29, n. 10, p. 1.362-1.367, Oct. 2019.

TORRICELLI, F. C. *et al.* Laparoscopic skill laboratory in urological surgery: tools and methods for resident training. **Int. Braz. J. Urol.**, Rio de Janeiro, v. 37, n. 1, p. 108-111, Jan./Feb. 2011.

TOSO, L. C.; SOUZA, J. M.; RIBEIRO, E. R. Diferentes pontos de vista na avaliação do médico residente em programas de Clínica Médica. **Ciênc. Cuid. Saúde**, Maringá, v. 18, n. 1, fev. 2019.

VAENA, M. M.; ALVES, L. A. Assessment of the knowledge and perceptions of Brazilian medical residents on Transfusion Medicine. **Hematol. Transfus. Cell Ther.**, Rio de Janeiro, v. 41, n. 1, p. 37-43, Jan./Mar. 2019.

VALENTE, A. A. M. O.; CALDATO, M. C. F. Matriz de competências para programas de residência médica em Endocrinologia e Metabologia. **Rev. Bras. Educ. Méd.**, Rio de Janeiro, 43, n. 1, 2019. Supl. 1, p. 195-206.

VELHO, M. T. A. C. *et al.* Residência médica em um hospital universitário: a visão dos residentes. **Rev. Bras. Educ. Méd.**, Rio de Janeiro, v. 36, n. 3, p. 351-357, 2012.

VENTURA, C. V. O. C. *et al.* Características e deficiências dos programas de pós-graduação em Oftalmologia no Brasil segundo pós-graduandos participantes. **Rev. Bras. Oftalmol.**, Rio de Janeiro, v. 71, n. 3, p. 173-179, maio/jun. 2012.

VILLAR, M. A. M.; CARDOSO, M. H. C. A. Residência médica em Pediatria: no campo de prática. **Cad. Saúde Pública**, Rio de Janeiro, v. 18, n. 1, p. 329-339, 2002.

VOLICH, R. M. Os dilemas da formação do médico e os tutores na residência de Clínica Médica da FMUSP. **Rev. Hosp. Univ.**, São Paulo, v. 11, n. 1/2, p. 59-63, dez. 2001.

WUILLAUME, S. M.; BATISTA, N. A. O preceptor na residência médica em Pediatria: principais atributos. **J. Pediatr. (Rio J.)**, Rio de Janeiro, v. 76, n. 5, p. 333-338, 2000.

YAMAMOTO, R. M. *et al.* Residência básica de Pediatria: relato de uma experiência de avaliação do processo de ensino-aprendizagem em uma unidade básica de saúde. **Pediatria (São Paulo)**, São Paulo, v. 17, n. 2, p. 68-71, jun. 1995.

YAMAMOTO, R. M. *et al.* Um modelo de ensino para médicos residentes na área de Pediatria Comunitária: a visita domiciliar contribuindo para uma formação profissional mais abrangente. **Pediatria (São Paulo)**, São Paulo, v. 20, n. 3, p. 172-178, set. 1998.

YUNES, J.; WINGE, M. E.; HERRERA, N. A. Residência na área da Saúde. **AMB Rev. Assoc. Med. Bras.**, São Paulo, v. 25, n. 7, p. 260-264, 1979.

ZOPPE, E. H. C. C. *et al.* Teaching psychodynamics to Psychiatric residents through psychiatric outpatient interviews. **Acad. Psychiatry**, Washington, v. 33, n. 1, p. 51-55, 2009.

APÊNDICE G

ARTIGOS AFEITOS À ÊNFASE 4

Estratégias educacionais mediadas por tecnologias

ANDERSON, M. I. P. *et al*. Bases para expansão e desenvolvimento adequados de programas de residência em Medicina de Família e Comunidade. **Rev. Bras. Med. Fam. Comunidade**, Rio de Janeiro, v. 3, n. 11, p. 180-198, nov. 2007.

BERGER, C. B. *et al*. Supervisão de casos em programa de residência de Medicina de Família e Comunidade: proposta de instrumento para avaliação à distância. **Saúde Redes**, Porto Alegre, v. 6, n. 2, p. 183-194, set. 2020.

CALIL, L. C. Proposta de um modelo pedagógico para programas de residência médica. **Rev. Bras. Med.**, Rio de Janeiro, v. 57, n. 7, p. 751-758, 2000.

CARVALHO, K. M. *et al*. Experience with an internet-based course for Ophthalmology residents. **Rev. Bras. Educ. Méd.**, Rio de Janeiro, v. 36, n. 1, p. 63-67, Mar. 2012.

GASPERIN, B. D.; ZANIRATI, T.; CAVAZZOLA, L. T. A realidade virtual pode ser tão boa como o treinamento em sala cirúrgica? Experiências de um programa de residência em Cirurgia Geral. **ABCD**: Arq. Bras. Cir. Dig., São Paulo, v. 31, n. 4, 2018.

MACHADO, L. D. S. *et al*. Representações de profissionais residentes acerca das estratégias pedagógicas utilizadas no processo formativo da residência multiprofissional. **Rev. Esc. Enferm. USP**, São Paulo, v. 52, 2018.

MARTINEZ-SILVEIRA, M. S.; ODDONE, N. Information-seeking behavior of medical residents in Clinical Practice in Bahia, Brazil. **J. Med. Libr. Assoc.**, Chicago, v. 96, n. 4, p. 381-384, Oct. 2008.

MELO, D. S.; OLIVEIRA, M. H.; PERSEGUINO, M. G. Análise da incorporação de ferramentas para o apoio matricial em um programa de residência multiprofissional em Saúde. **Rev. Gest. Sist. Saúde.**, São Paulo, v. 9, n. 3, p. 535-553, set./dez. 2020.

MOTTA, D. N. Uma proposta para o ensino de informática em saúde na residência médica. **Brasília Méd.**, Brasília, DF, v. 36, n. 3/4, p. 110-117, 1999.

OLIVEIRA, J. A. A. Avaliação do ensino e treinamento de otorrinolaringologia nas residências médicas brasileiras. **Rev. Bras. Otorrinolaringol.**, Rio de Janeiro, v. 58, n. 3, p. 159-175, 1992.

PETTA, H. L. Formação de médicos especialistas no SUS: descrição e análise da implementação do Programa Nacional de Apoio à Formação de Médicos Especialistas em Áreas Estratégicas (Pró-Residência). **Rev. Bras. Educ. Méd.**, Rio de Janeiro, v. 37, n. 1, p. 72-79, 2013.

VENTURA, C. V. O. C. *et al.* Características e deficiências dos programas de pós-graduação em Oftalmologia no Brasil segundo pós-graduandos participantes. **Rev. Bras. Oftalmol.**, Rio de Janeiro, v. 71, n. 3, p. 173-179, maio/jun. 2012.

TEIXEIRA, D. F. *et al.* Simulation in pediatric videosurgery: training with simple and reproducible exercises elaborated by residents. **J. Laparoendosc. Adv. Surg. Tech. A.**, New York, v. 29, n. 10, p. 1.362-1.367, Oct. 2019.

APÊNDICE H

ARTIGOS AFEITOS À ÊNFASE 5

Perspectivas de residentes, ex-residentes, preceptores e gestores sobre a oferta de programas de residência

ABATH, G. M. Medicina familiar no Brasil. **Educ. Med. Salud**, Washington, v. 19, n. 1, p. 48-73, 1985.

ABREU-REIS, P. *et al.* Psychological aspects and quality of life in medical residency. **Rev. Col. Bras. Cir.**, Rio de Janeiro, v. 46, n. 1, Mar. 2019.

AMORIM, R. B. C. *et al.* Gout treatment: survey of Brazilian Rheumatology residents. **Clin. Rheumatol.**, Brussels, v. 36, n. 5, p. 1.179-1.188, May 2017.

ARAÚJO, T. A. M. *et al.* Multiprofissionalidade e interprofissionalidade em uma residência hospitalar: o olhar de residentes e preceptores. **Interface (Botucatu)**, Botucatu, v. 21, n. 62, p. 601-613, set. 2017.

ARRUDA, G. M. M. S. *et al.* O desenvolvimento da colaboração interprofissional em diferentes contextos de residência multiprofissional em Saúde da Família. **Interface (Botucatu)**, Botucatu, v. 22, 2018. Supl. 1, p. 1.309-1.323.

AZEVEDO, A. C.; BEVILACQUA, R. G.; SAMPAIO, S. A. P. Capacidade de formação dos programas de residência médica no estado de São Paulo: abordagem quantitativa. O caso da pediatria. **Rev. Bras. Educ. Méd.**, Rio de Janeiro, v. 13, n. 1-3, p. 5-14, dez. 1989.

BAPTISTA, F. V. D. *et al.* Contributions of residents from multiple specializations in managing the Covid-19 pandemic in the largest public hospital Brazil. **Clinics (São Paulo)**, São Paulo, v. 75, 2020.

BARRÊTO, D. S. *et al.* The More Doctors Program and Family and Community Medicine residencies: articulated strategies of expansion and interiorization of medical education. **Interface (Botucatu)**, Botucatu, v. 23, 2019. Suppl. 1.

BARRETO, R. M. S. *et al.* Validação de um programa de treinamento simulado de habilidades laparoscópicas por residentes de Cirurgia. **Rev. Bras. Educ. Méd.**, Rio de Janeiro, v. 43, n. 2, p. 106-113, jun. 2019.

BATISTA, K. T.; PACHECO, L. M. S.; SILVA, L. M. Avaliação dos programas de residência médica em Cirurgia Plástica no Distrito Federal. **Rev. Bras. Cir. Plást.**, São Paulo, v. 28, n. 1, p. 20-28, mar. 2013.

BEKER, K. K.; FELICIANO, A. B.; MACHADO, M. L. T. Atuação como apoiadores em saúde: reflexões sobre a formação na residência multiprofissional. **Tempus**, Brasília, DF, v. 10, n. 4, p. 151-169, dez. 2016.

BERGER, C. B. *et al.* Supervisão de casos em programa de residência de Medicina de Família e Comunidade: proposta de instrumento para avaliação à distância. **Saúde Redes**, Porto Alegre, v. 6, n. 2, p. 183-194, set. 2020.

BEVILACQUA, R. G.; SAMPAIO, S. A.; AZEVEDO, A. C. Situação de trabalho de médicos egressos de programas de residência médica no estado de São Paulo. **Rev. Assoc. Med. Bras.**, São Paulo, v. 38, n. 3, p. 127-137, jul./set. 1992.

BOTEGA, N. J. Residência de Psiquiatria no hospital geral: uma enquete nacional. **J. Bras. Psiquiatr.**, Rio de Janeiro, v. 40, n. 8, p. 419-422, set. 1991.

BRITO, L. G. O. *et al.* Impact of Covid-19 on Brazilian medical residencies in Obstetrics and Gynecology. **Int. J. Gynaecol. Obstet.**, Baltimore, v. 150, n. 3, p. 411-412, Sept. 2020.

BOTEGA, N. J. Consultation-liaison psychiatry in Brazil: Psychiatric residency training. **Gen. Hosp. Psychiatr.**, New York, v. 14, n. 3, p. 186-191, 1992.

BOTTI, S. H. O.; REGO, S. T. A. Docente-clínico: o complexo papel do preceptor na residência médica. **Physis (Rio J.)**, Rio de Janeiro, v. 21, n. 1, p. 65-85, 2011.

BUSATO JUNIOR, W. F. S.; GIRARDI, F.; ALMEIDA, G. L. Training of Brazilian Urology residents in laparoscopy: results of a national survey. **Int. Braz. J. Urol.**, Rio de Janeiro, v. 46, n. 2, p. 203-213, Mar./Apr. 2020.

CALIL, L. C. Verificação do cumprimento das exigências feitas pela Comissão Nacional de Residência Médica nos programas de residência médica em Psiquiatria do estado de São Paulo no ano de 1993. **J. Bras. Psiquiatr.**, Rio de Janeiro, v. 48, n. 8, p. 367-374, ago. 1999.

CALIL, L. C.; CONTEL, J. O. B. Estudo dos programas de residência médica em Psiquiatria do estado de São Paulo no ano de 1993. **Rev. Bras. Psiquiatr.**, São Paulo, v. 21, n. 3, p. 139-144, 1999.

CARNEIRO, N. G. D. *et al.* Integração das residências de Medicina de Família e Comunidade do estado de Pernambuco utilizando videoconferência. **Rev. Bras. Ciênc. Saúde**, Brasília, DF, v.18, n. 3, p. 235-240, 2014.

CARVALHO, K. M. *et al.* Experience with an internet-based course for Ophthalmology residents. **Rev. Bras. Educ. Méd.**, Rio de Janeiro, v. 36, n. 1, p. 63-67, Mar. 2012.

CARVALHO, M. J. *et al.* Investigating compliance with standard precautions during residency physicians in Gynecology and Obstetrics. **Clinics (São Paulo)**, São Paulo, v. 71, n. 7, p. 387-391, July 2016.

CARVALHO FILHO, A. M. *et al.* Preceptores de residência médica: perfil epidemiológico e capacitação pedagógica. **Rev. Bras. Educ. Méd.**, Rio de Janeiro, v. 44, n. 4, 2020.

CASANOVA, I. A.; BATISTA, N. A.; MORENO, L. R. A educação interprofissional e a prática compartilhada em programas de residência multiprofissional em Saúde. **Interface (Botucatu)**, Botucatu, v. 22, 2018. Supl. 1, p. 1.325-1.337.

CASTRO, V. S.; NÓBREGA-THERRIEN, S. M. Residência de Medicina de Família e Comunidade: uma estratégia de qualificação. **Rev. Bras. Educ. Méd.**, Rio de Janeiro, v. 33, n. 2, p. 211-220, 2009.

CHEHUEN *et al.* 31, n. CICARELLI, D. D. *et al.* Importância do treinamento de residentes em eventos adversos durante anestesia: experiência com o uso do simulador computadorizado. **Rev. Bras. Anestesiol.**, Rio de Janeiro, v. 55, n. 2, p. 151-157, 2005.

COÊLHO, B. M.; ZANETTI, M. V.; LOTUFO NETO, F. Residência em Psiquiatria no Brasil: análise crítica. **Rev. Psiquiatr. Rio Gd. Sul.**, Porto Alegre, v. 27, n. 1, p. 13-22, abr. 2005.

COSTA, A. C. A. C.; COSTA, N. M. S. C.; PEREIRA, E. R. S. Educational environment assessment by multiprofessional residency students: new horizons based on evidence from the DREEM. **Med. Sci. Educ.**, New York, v. 31, n. 2, p. 429-437, Apr. 2021.

CRESPI-FLORES, V. G. *et al.* Strabismus surgery learning for Ophthalmology residents of university service. **Arq. Bras. Oftalmol.**, São Paulo, v. 75, n. 3, p. 188-191, May/June 2012.

CRESPO, A. N. Protocolo de avaliação e classificação dos programas de residência e de especialização em Otorrinolaringologia no Brasil. **Braz. J. Otorhinolaryngol.**, São Paulo, v. 79, n. 5, set./out. 2013. Supl. 1, p. 2-35.

DANTAS, L. S. *et al.* Perfil de competências de preceptores para a atenção primária em saúde. **Rev. Abeno**, Brasília, DF, v. 19, n. 2, p. 156-166, 2019.

D'ANDREA, F. F. Treinamento em psiquiatria com recursos limitados: considerações em torno de um programa de residência. **Rev. Bras. Med.**, Rio de Janeiro, v. 27, n. 8, p. 421-423, ago. 1970.

DE MARCO, M. A. *et al.* Medical residency: factors relating to "difficulty in helping" in the resident physician-patient relationship. **São Paulo Med. J.**, São Paulo, v. 129, n. 1, p. 5-10, 2011.

DEMOGALSKI, J. T. *et al.* Qualificação da residência multiprofissional em Saúde: opiniões críticas de preceptores. **Rev. Pesqui. (Univ. Fed. Estado Rio J., Online)**, Rio de Janeiro, v. 13, p. 136-143, 2021.

DENADAI, R.; MURARO, C. A. S.; RAPOSO-AMARAL, C. E. Residents perceptions of plastic surgeons as craniofacial surgery specialists. **J. Craniofac. Surg.**, Boston, v. 26, n. 8, p. 2.334-2.338, 2015.

FERNANDES C. F. K. *et al.* Avaliação das habilidades em laparoscopia dos residentes de Ginecologia e Obstetrícia após programa de treinamento. **Einstein-São Paulo.**, São Paulo, v. 14, n. 4, p. 468-472, 2016.

FERNANDES, C. R. *et al.* Currículo baseado em competências na residência médica. **Rev. Bras. Educ. Méd.**, Brasília, DF, v. 36, n. 1, p. 129-136, mar. 2012.

FERNANDES, C. R. *et al.* Implantação de residência em Anestesiologia no interior do Nordeste do Brasil: impacto nos processos de trabalho e na motivação profissional. **Rev. Bras. Anestesiol.**, Rio de Janeiro, v. 65, n. 2, p. 155-161, 2015.

FERREIRA, R. C.; VARGA, C. R. R.; SILVA, R. F. Trabalho em equipe multiprofissional: a perspectiva dos residentes médicos em Saúde da Família. **Ciênc. Saúde Colet.**, Rio de Janeiro, v. 14, 2009. Supl. 1, p. 1.421-1.428.

FOCACCIA, R.; ELIAS, P. M.; AMATO NETO, V. Residência médica em Doenças Infecciosas e Parasitárias no Hospital das Clínicas da Faculdades de Medicina da Universidade de São Paulo. **Rev. Hosp. Clin. Fac. Med. Univ. São Paulo**, São Paulo, v. 43, n. 3, p. 171-175, jun. 1988.

GOMES, F. M. S. *et al.* O ensino médico na atenção primária em pediatria: um programa para os residentes no Centro de Saúde-Escola da FMUSP. **Pediatria (São Paulo)**, São Paulo, v. 23, n. 1, p. 52-59, 2001.

GOUVEIA, P. A. D. *et al.* Factors associated with burnout syndrome in medical residents of a university hospital. **Rev. Assoc. Med. Bras.**, São Paulo, v. 63, n. 6, p. 504-511, June 2017.

GUIDO, L. G. *et al.* Burnout syndrome in multiprofessional residents of a public university. **Rev. Esc. Enferm. USP.**, São Paulo, v. 46, n. 6, p. 1.477-1.482, Dic. 2012.

HERBELLA, F. A. M. *et al.* Avaliação do treinamento e expectativas profissionais em residentes de Cirurgia. **Rev. Col. Bras. Cir.**, Rio de Janeiro, v. 38, n. 4, p. 280-284, 2011.

JUSTINO, A. L. A.; OLIVER, L. L.; MELO, T. P. Implantação do programa de residência em Medicina de Família e Comunidade da Secretaria Municipal de Saúde do Rio de Janeiro, Brasil. **Ciên. Saúde Colet.**, Rio de Janeiro, v. 21, n. 5, p. 1.471-1.480, maio 2016.

GADELHA, A. K. S.; BARRETO, I. C. H. C. Residência integrada em Saúde: percepção dos atores da ênfase em saúde da família e comunidade. **Interface (Botucatu)**, Botucatu, v. 22, set. 2018. Supl. 1, p. 1.339-1.351.

LAFRAIA, F. M. *et al.* Attitudes and experiences during training and professional expectations in generation-y surgical residents. **AMB Rev. Assoc. Med. Bras.**, São Paulo, v. 65, n. 3, p. 348-354, 2019.

LAMOUNIER, J. A.; PEREIRA, A. A.; OLIVEIRA, H. N. Proposta de residência médica integrada com o mestrado na Faculdade de Medicina da UFMG: uma avaliação junto aos residentes. **Rev. Hosp. Clin. Fac. Med. Univ. São Paulo**, São Paulo, v. 51, n. 4, p. 147-149, 1996.

LEMOS, F. M. F. C. *et al.* Acquisition of skills in videolaparoscopic surgery by residents in General Surgery after training in a high fidelity simulator. **Sci. Med. (Porto Alegre)**, Porto Alegre, v. 28, n. 1, 2018.

LESSA, G. M. Residência multiprofissional como experiência de atuação interdisciplinar na assistência à saúde da família. **Rev. Bras. Enferm.**, Brasília, DF, v. 53, p. 107-110, dez. 2000. Supl.

LEVI, G. C. Quinze anos de residência médica em Moléstias Infecciosas e Parasitárias. **Rev. Méd. Iamspe**, São Paulo, v. 12, n. 1/4, p. 13-17, 1981.

LIMA, E. J. F. *et al.* Reasons for choosing a reference hospital during the application for medical residency programs: a cross-sectional study. **Adv. Med. Educ. Pract.**, Auckland, NZ, v. 12, p. 273-279, 2021.

LIMA, G. P. V. Ensino em serviço de enfermeiras obstétricas na modalidade de residência: o papel da preceptoria. **Cogitare Enferm.**, Curitiba, v. 24, 2019.

LIMA, M. D. C.; ARAÚJO, E. C.; LIMA, A. P. O. A imagem da psiquiatria segundo os médicos residentes do Hospital Universitário da Universidade Federal da Paraíba. **CCS**, João Pessoa, v. 7, n. 2, p. 36-39, abr. 1985.

LOPES, G. T.; BAPTISTA, S. S. O desafio da convivência: o cotidiano dos atores que integram a residência de Enfermagem no Hospital Universitário Pedro Ernesto - Hupe/Uerj. **Rev. Enferm. Uerj**, Rio de Janeiro, v. 6, n. 1, p. 233-242, jun. 1998.

LOURENÇÃO, L. G. Work engagement among participants of residency and professional development programs in Nursing. **Rev. Bras. Enferm.**, Brasília, DF, v. 71, p. 1.487-1.492, 2018.

MACHADO, L. D. S. *et al.* Representações de profissionais residentes acerca das estratégias pedagógicas utilizadas no processo formativo da residência multiprofissional. **Rev. Esc. Enferm. USP**, São Paulo, v. 52, 2018.

MACHIN, R. *et al.* Formação médica e assistência aos processos de abortamento: a perspectiva de residentes de duas universidades públicas em São Paulo, Brasil. **Interface (Botucatu)**, Botucatu, v. 23, jun. 2019.

MAGNABOSCO, G. *et al.* Opinião de egressos sobre o curso de residência em Gerência dos Serviços de Enfermagem. **Semina. Ciênc. Biol. Saúde.**, Londrina, v. 36, n. 1, 2015. Supl. 1, p. 73-80.

MARCOLINO, J. A. M. *et al.* Tutoria com médicos residentes em Anestesiologia: o programa da Irmandade da Santa Casa de Misericórdia de São Paulo. **Rev. Bras. Anestesiol.**, Rio de Janeiro, v. 54, n. 3, p. 438-447, jun. 2004.

MARCONDES, E. Estágio para residentes em zona rural. **Rev. Hosp. Clin. Fac. Med. São Paulo**, São Paulo, v. 31, n. 5, p. 425-429, 1976.

MAROJA, M. C. S.; ALMEIDA JÚNIOR, J. J.; NORONHA, C. A. Os desafios da formação problematizadora para profissionais de saúde em um programa de residência multiprofissional. **Interface (Botucatu)**, Botucatu, v. 24, 2020.

MARTINEZ-SILVEIRA, M. S.; ODDONE, N. Information-seeking behavior of medical residents in Clinical Practice in Bahia, Brazil. **J. Med. Libr. Assoc.**, Chicago, v. 96, n. 4, p. 381-384, Oct. 2008.

MARTINS, G. D. M. *et al.* Implementation of multi-professional Healthcare residency at a federal university: historical trajectory. **Rev. Gaúch. Enferm.**, Porto Alegre, v. 37, n. 3, Aug. 2016.

MATOS, F. V. *et al.* Egressos da residência de Medicina de Família e Comunidade em Minas Gerais. **Rev. Bras. Educ. Méd.**, Rio de Janeiro, v. 38, n. 2, p. 198-204, 2014.

MACEDO, P. C. M. *et al.* Health-related quality of life predictors during medical residency in a random, stratified sample of residents. **Rev Bras. Psiquiatr.**, Rio de Janeiro, v. 31, n. 2, p. 119-124, June 2009.

MENDES, R. L. F.; SANTOS, A. M. C.; FREIRE, A. M. L. Perfil e trajetória profissional dos egressos da residência médica em Oftalmologia do estado de Alagoas. **Rev. Bras. Oftalmol.**, Rio de Janeiro, v. 79, n. 4, p. 253-257, 2020.

MILLAN, T.; CARVALHO, K. M. Satisfaction with Ophthalmology residency training from the perspective of recent graduates: a cross-section study. **BMC Medical Education**, London, v. 13, May 2013.

MOURA-RIBEIRO, M. V. L.; SANCHES, C. S.; CIASCA, S. M. Residência médica em Neurologia Infantil no Brasil. **Arq. Neuropsiquiatr.**, São Paulo, v. 58, n. 3a, p. 777-780, set. 2000.

NASCIMENTO, D. D. G.; OLIVEIRA, M. A. C. Competências profissionais e o processo de formação na residência multiprofissional em Saúde da Família. **Saúde Soc.**, São Paulo, v. 19, n. 4, p. 814-827, 2010.

NASCIMENTO, L. A.; TRAMONTINI, C. C.; GARANHANI, M. L. O processo de aprendizagem do residente de Anestesiologia: uma reflexão sobre o cuidado ao paciente. **Rev. Bras. Educ. Méd.**, Brasília, DF, v. 35, n. 3, p. 350-358, set. 2011

NETO, J. A. *et al.* Perfil dos residentes do Hospital Universitário da Universidade Federal de Juiz de Fora. **HU Rev.**, Juiz de Fora, v. 31, n. 3, p. 11-16, 2005.

NEVES, F. B. C. S. *et al.* Motivos relacionados à escolha da medicina intensiva como especialidade por médicos residentes. **Rev. Bras. Ter. Intensiva**, Rio de Janeiro, v. 21, n. 2, p. 135-140, 2009.

NOGUEIRA-MARTINS, L. A.; STELLA, R. C. R.; NOGUEIRA, H. E. A pioneering experience in Brazil: the creation of a center for assistance and research for medical residents (Napreme) at the Escola Paulista de Medicina, Federal University of São Paulo. **São Paulo Med. J.**, São Paulo, v. 115, n. 6, p. 1.570-1.574, Dic. 1997.

NUNES, K. C.; NOGUEIRA, A. C. C.; LIMA, F. L. T. Perfil dos egressos de serviço social do programa de residência multiprofissional em Oncologia do Inca. **Tempus**, Brasília, DF, v. 10, n. 4, p. 111-128, dez. 2016.

OLIVEIRA, A. F.; LEDERMAN, H. M.; BATISTA, N. A. Learning on human resources management in the Radiology residency program. **Radiol. Bras.**, Rio de Janeiro, v. 47, n. 2, p. 94-98, Mar./Apr. 2014.

OLIVEIRA FILHO, G. R.; STURM, E. J. H.; SARTORATO, A. E. Compliance with common program requirements in Brazil: its effects on resident's perceptions about quality of life and the educational environment. **Acad. Med.**, Philadelphia, v. 80, n. 1, p. 98-102, 2005.

OLIVEIRA FILHO, G. R.; VIEIRA, J. E. The relationship of learning environment, quality of life, and study strategies measures to Anesthesiology resident academic performance. **Anesth. Analg.**, Cleveland, v. 104, n. 6, p. 1.467-1.472, June 2007.

PAIVA, M. P. F. *et al.* Self-assessment of knowledge in palliative care by Physicians resident of a university hospital. **Rev. Pesqui. (Univ. Fed. Estado Rio J.)**, Rio de Janeiro, v. 12, p. 716-722, 2020.

PAIZ, J. C.; DALLEGRAVE, D. Avaliação de um programa de residência multiprofissional como tecnologia educativa para consolidação do quadrilátero da formação em saúde. **Saúde Redes**, Porto Alegre, v. 3, n. 1, p. 18-26, 2017.

PAULA, A.; DAVIDOVICH, E. Internato e residência: o papel do treinamento graduado na racionalização da assistência médica. **Rev. Bras. Med.**, Rio de Janeiro, v. 28, n. 1, p. 26-32, jan. 1971.

PEÇANHA, A. J. Análise e avaliação quanto à quantidade e qualificação dos preceptores das residências médicas em Gastrenterologia no Brasil. **GED Gastroenterol. Endosc. Dig.**, São Paulo, v. 13, n. 4, p. 157-163, dez. 1994.

PEREIRA, C. S. F; TAVARES, C. M. M. Significado da modalidade de preceptoria no âmbito da residência multiprofissional em Saúde num hospital universitário. **Rev. Cuba. Enferm.**, Havana, v. 32, n. 4, 2016.

PESSA, R. P.; OLIVEIRA, J. E. D.; SANTOS, J. E. Residência em Nutrição: resultados de 11 anos de existência como curso de especialização. **Rev. Nutr. Puccamp**, Campinas, v. 3, n. 2, p. 158-167, dez. 1990.

Rev. Cuba. Enferm., Havana, v. 32, n. 4, 2016.

PESSA, R. P.; OLIVEIRA, J. E. D.; SANTOS, J. E. Residência em Nutrição: resultados de 11 anos de existência como curso de especialização. **Rev. Nutr. Puccamp**, Campinas, v. 3, n. 2, p. 158-167, dez. 1990.

PETERLINI, M. *et al.* Anxiety and depression in the first year of medical residency training. **Med. Educ.**, Oxford, v. 36, n. 1, p. 66-72, Jan. 2002.

PICCINATO, C. E. *et al.* Characteristics of role models who influenced medical residents to choose surgery as a specialty: exploratory study. **São Paulo Med. J.**, São Paulo, v. 135, n. 6, p. 529-534, Nov./Dic. 2017.

PINTO, F. C. F. *et al.* Perfil dos egressos da residência médica em Cirurgia Geral de uma universidade do interior paulista. **Rev. Bras. Educ. Méd.**, Rio de Janeiro, v. 42, n. 4, 2018.

PONTE NETO, O. A. *et al.* Auto avaliação como estratégia educativa no contexto do programa de residência multiprofissional em Saúde da Família e Saúde Mental. **Tempus (Brasília)**, Brasília, DF, v. 10, n. 4, p. 247-263, 2016.

PONTES, S. M.; TORREÃO, L. A. Influência da participação de estudantes em ligas acadêmicas na escolha da especialidade para o programa de residência médica da Bahia 2017. **Rev. Med. (São Paulo)**, São Paulo, v. 98, n. 3, p. 160-167, 2019.

RAMOS, T. M.; RENNÓ, H. M. S. Formação na residência de Enfermagem na atenção básica/saúde da família sob ótica dos egressos. **Rev. Gaúcha Enferm.**, Porto Alegre, v. 39, ago. 2018.

RASSLAN, S. *et al.* Perfil do residente de cirurgia geral: quais as mudanças no século XXI? **Rev. Col. Bras. Cir.**, Rio de Janeiro, v. 45, n. 2, 2018.

REZENDE, G. L. *et al.* A qualidade de vida entre os residentes de Otorrinolaringologia do Distrito Federal. **Braz. J. Otorhinolaryngol.**, São Paulo, v. 77, n. 4, p. 466-472, 2011.

RIBEIRO, K. R. B. *et al.* Ensino nas residências em Saúde: conhecimento dos preceptores sob análise de Shulman. **Rev. Bras. Enferm.**, Brasília, DF, v. 73, n. 4, jun. 2020.

RODRIGUES, E. T. *et al.* Perfil e trajetória profissional dos egressos da residência em Medicina de Família e Comunidade do estado de São Paulo. **Rev. Bras. Educ. Méd.**, Rio de Janeiro, v. 41, n. 4, 2017.

RODRIGUES, J. M. *et al.* Projetos políticos e pedagógicos de residência de Enfermagem ao Idoso na perspectiva freiriana. **Rev. Bras. Enferm.**, Brasília, DF, v. 72, nov. 2019. Supl. 2, p. 36-42.

RODRIGUES, L. H. G.; DUQUE, T. B.; SILVA, R. M. Fatores associados à escolha da especialidade de medicina de família e comunidade. **Rev. Bras. Educ. Méd.**, Rio de Janeiro, v. 44, n. 3, 2020.

SALES, I. C. B.; BARROS FILHO, E. M.; OLIVEIRA, C. M. C. Registro clínico baseado em problemas como instrumento para desenvolver competências em programa de residência médica. **Rev. Bras. Educ. Méd.**, Rio de Janeiro, v. 45, n. 2, 2021.

SALVADOR, A. S. *et al.* Construindo a multiprofissionalidade: um olhar sobre a residência multiprofissional em Saúde da Família e Comunidade. **Rev. Bras. Ciênc. Saúde**, João Pessoa, v. 15, n. 3, dez. 2011.

SANCHEZ, N. R.; RODRIGUES, C. I. S. Avaliação de um programa de residência médica em Ginecologia e Obstetrícia. **Rev. Bras. Educ. Méd.**, Rio de Janeiro, v. 44, n. 2, 2020.

SANTOS, E. G. *et al.* Avaliação da preceptoria na residência médica em Cirurgia Geral, no centro cirúrgico, comparação entre um hospital universitário e um hospital não universitário. **Rev. Col. Bras. Cir.**, Rio de Janeiro, v. 39, n. 6, p. 547-552, 2012.

SANT'ANA, E. R. R. B.; PEREIRA, E. R. S. Preceptoria médica em serviço de emergência e urgência hospitalar na perspectiva de médicos. **Rev. Bras. Educ. Méd.**, Rio de Janeiro, v. 40, n. 2, p. 204-215, jun. 2016.

SANTOS, V. P.; WHITAKER, I. Y.; ZANEI, S. S. V. Especialização em Enfermagem modalidade residência em unidade de terapia intensiva: egressos no mercado de trabalho. **Rev. Gaúcha Enferm.**, Porto Alegre, v. 28, n. 2, p. 193-199, jun. 2007.

SAVI, M. G. M.; SILVA, E. L. O uso da informação e a prática clínica de médicos residentes. **Perspect. Ciênc. Inf.**, Belo Horizonte, v. 16, n. 3, p. 232-254, set. 2011.

SETUBAL, M. S. V. *et al.* Improving Perinatology residents' skills in breaking bad news: a randomized intervention study. **Rev. Bras. Ginecol. Obstet.**, São Paulo, v. 40, n. 3, p. 137-146, Mar. 2018.

SETUBAL, M. S. V. *et al.* Breaking bad news training program based on video reviews and Spikes strategy: what do Perinatology residents think about it? **Rev. Bras. Ginecol. Obstet.**, Rio de Janeiro, v. 39, n. 10, p. 552-559, Oct. 2017.

SILVA, C. A. *et al.* Pediatras após a residência médica: um questionário sobre dados e problemas pessoais/profissionais. **Rev. Paul. Pediatr.**, São Paulo, v. 39, 2020.

SILVA, C. T. *et al.* Residência multiprofissional como espaço intercessor para a educação permanente em saúde. **Texto Contexto Enferm.**, Florianópolis, v. 25, n. 1, 2016.

SILVA, G. C. C.; KOCH, H. A.; SOUSA, E. G. O perfil do médico em formação em radiologia e diagnóstico por imagem. **Radiol. Bras.**, Rio de Janeiro, v. 40, n. 2, p. 99-103, abr. 2007.

SILVA, J. C. *et al.* Percepção dos residentes sobre sua atuação no programa de residência multiprofissional. **Acta Paul. Enferm.**, São Paulo, v. 28, n. 2, p. 132-138, 2015.

SOUSA, E. G. A residência médica em Pneumologia no Brasil. **J. Bras. Pneumol.**, Brasília, DF, v. 30, n. 3, p. 253-259, jun. 2004.

SOUZA, C. P. J.; LIMA, F. M. L. S. O papel da psicoterapia de grupo na formação do residente em Psiquiatria. **Rev. Bras. Educ. Méd.**, Rio de Janeiro, v. 40, n. 1, p. 109-117, 2016.

SOUZA, S. V.; FERREIRA, B. J. Preceptoria: perspectivas e desafios na residência multiprofissional em Saúde. **ABCS Health Sci.**, Santo André, v. 44, n. 1, p. 15-21, 2019.

TEIXEIRA, D. F. *et al.* Simulation in pediatric video surgery: training with simple and reproducible exercises elaborated by residents. **J. Laparoendosc. Adv. Surg. Tech. A.**, New York, v. 29, n. 10, p. 1.362-1.367, Oct. 2019.

TOMASICH, F. D. S. *et al.* Current perspectives in Surgical Oncology medical residency. **Appl. Cancer Res.**, Ribeirão Preto, v. 26, n. 2, p. 61-65, 2006.

TORRES, R. A. T.; FISCHER, F. M. Time management of internal Medicine medical residentes. **Rev. Assoc. Med. Bras.**, São Paulo, v. 65, n. 8, p. 1.048-1.054, 2019.

TOSO, L. C.; SOUZA, J. M.; RIBEIRO, E. R. Diferentes pontos de vista na avaliação do médico residente em programas de Clínica Médica. **Ciênc. Cuid. Saúde**, Maringá, v. 18, n. 1, fev. 2019.

VAENA, M. M.; ALVES, L. A. Assessment of the knowledge and perceptions of Brazilian medical residents on Transfusion Medicine. **Hematol. Transfus. Cell Ther.**, Rio de Janeiro, v. 41, n. 1, p. 37-43, Jan./Mar. 2019.

VELHO, M. T. A. C. *et al.* Residência médica em um hospital universitário: a visão dos residentes. **Rev. Bras. Educ. Méd.**, Rio de Janeiro, v. 36, n. 3, p. 351-357, 2012.

VENTURA, C. V. O. C. *et al.* Características e deficiências dos programas de pós-graduação em Oftalmologia no Brasil segundo pós-graduandos participantes. **Rev. Bras. Oftalmol.**, Rio de Janeiro, v. 71, n. 3, p. 173-179, maio/jun. 2012.

VILLAR, M. A. M.; CARDOSO, M. H. C. A. Residência médica em Pediatria: no campo de prática. **Cad. Saúde Pública**, Rio de Janeiro, v. 18, n. 1, p. 329-339, 2002.

WUILLAUME, S. M.; BATISTA, N. A. O preceptor na residência médica em Pediatria: principais atributos. **J. Pediatr. (Rio J.)**, Rio de Janeiro, v. 76, n. 5, p. 333-338, 2000.

ZOPPE, E. H. C. C. *et al.* Teaching psychodynamics to Psychiatric residents through psychiatric outpatient interviews. **Acad. Psychiatry**, Washington, v. 33, n. 1, p. 51-55, 2009.

APÊNDICE I

ARTIGOS AFEITOS À ÊNFASE 6

Instâncias e mecanismos de gestão e governança

ABATH, G. M. Medicina familiar no Brasil. **Educ. Med. Salud**, Washington, v. 19, n. 1, p. 48-73, 1985.

ALBUQUERQUE, C. P.; SANTOS-NETO, L. L. Evolução da formação de reumatologistas no Brasil: a opção pela residência médica. **Rev. Bras. Reumatol. Engl. Ed.**, Campinas, v. 57, n. 6, p. 507-513, nov./dez. 2017.

ALBUQUERQUE, C. P. Inequality in the distribution of rheumatologists in Brazil: correlation with local of medical residency, Gross Domestic Product and Human Development Index. **Rev. Bras. Reumatol. Engl. Ed.**, Campinas, v. 54, n. 3, p. 166-171, May/June 2014.

ALESSIO, M. M.; SOUSA, M. F. Regulação da formação de especialistas: inter-relações com o Programa Mais Médicos. **Physis (Rio J.)**, Rio de Janeiro, v. 26, n. 2, p. 633-667, 2016.

ANDERSON, M. I. P. *et al*. Bases para expansão e desenvolvimento adequados de programas de residência em Medicina de Família e Comunidade. **Rev. Bras. Med. Fam. Comunidade**, Rio de Janeiro, v. 3, n. 11, p. 180-198, nov. 2007.

ARRUDA, G. M. M. S. *et al*. O desenvolvimento da colaboração interprofissional em diferentes contextos de residência multiprofissional em Saúde da Família. **Interface (Botucatu)**, Botucatu, v. 22, 2018. Supl. 1, p. 1.309-1.323.

AZEVEDO, A. C.; BEVILACQUA, R. G.; SAMPAIO, S. A. P. Capacidade de formação dos programas de residência médica no estado de São Paulo: abordagem quantitativa. O caso da pediatria. **Rev. Bras. Educ. Méd.**, Rio de Janeiro, v. 13, n. 1-3, p. 5-14, dez. 1989.

BARBOSA, H. A residência médica no Brasil. **Resid. méd. (Brasília)**, Brasília, v. 6, n. 1/2, p. 2-12, 1984.

BARBOSA, L. T. O ensino pós-graduado de Pediatria no programa de residência do Hospital dos Servidores do Estado. **Rev. Bras. Med.**, Rio de Janeiro, v. 26, n. 12, p. 726-729, 1969.

BARCELOS, I. D. E. S.; ABRÃO, K. C.; ROMÃO, G. S. O residente como instrutor. **Femina**, Rio de Janeiro, v. 48, n. 11, p. 664-667, nov. 2020.

BARRÊTO, D. S. *et al.* The More Doctors Program and Family and Community Medicine residencies: articulated strategies of expansion and interiorization of medical education. **Interface (Botucatu)**, Botucatu, v. 23, 2019. Suppl. 1.

BAPTISTA, F. V. D. *et al.* Contributions of residents from multiple specializations in managing the Covid-19 pandemic in the largest public hospital Brazil. **Clinics (São Paulo)**, São Paulo, v. 75, 2020.

BEKER, K. K.; FELICIANO, A. B.; MACHADO, M. L. T. Atuação como apoiadores em saúde: reflexões sobre a formação na residência multiprofissional. **Tempus**, Brasília, DF, v. 10, n. 4, p. 151-169, dez. 2016.

BEVILACQUA, R. G.; SAMPAIO, S. A. P.; AZEVEDO, A. C. Una experiencia de administración de programas de residencia médica. **Educación Médica y Salud**, Washington, v. 24, n. 4, p. 448-451, 1990.

BEVILACQUA, R. G.; SAMPAIO, S. A.; AZEVEDO, A. C. Situação de trabalho de médicos egressos de programas de residência médica no estado de São Paulo. **Rev. Assoc. Med. Bras.**, São Paulo, v. 38, n. 3, p. 127-137, jul./set. 1992.

BIROLINI, D. A residência médica e as especialidades. **Rev. Paul. Med.**, São Paulo, v. 100, n. 3, p. 38-39, nov./dez. 1982.

BOÉCHAT, A. L. *et al.* Proposta de um programa básico para a formação do médico residente em Radiologia e Diagnóstico por Imagem. **Radiol. Bras.**, Rio de Janeiro, v. 40, n. 1, p. 33-37, 2007.

BOTEGA, N. J. Consultation-liaison psychiatry in Brazil: Psychiatric residency training. **Gen. Hosp. Psychiatr.**, New York, v. 14, n. 3, p. 186-191, 1992.

BRITO, L. G. O. *et al.* Impact of Covid-19 on Brazilian medical residencies in Obstetrics and Gynecology. **Int. J. Gynaecol. Obstet.**, Baltimore, v. 150, n. 3, p. 411-412, Sept. 2020.

CALIL, L. C.; CONTEL, J. O. B. Estudo dos programas de residência médica em Psiquiatria do estado de São Paulo no ano de 1993. **Rev. Bras. Psiquiatr.**, São Paulo, v. 21, n. 3, p. 139-144, 1999.

CALIL, L. C. Proposta de um modelo pedagógico para programas de residência médica. **Rev. Bras. Med.**, Rio de Janeiro, v. 57, n. 7, p. 751-758, 2000.

CALIL, L. C. Verificação do cumprimento das exigências feitas pela Comissão Nacional de Residência Médica nos programas de residência médica em Psiquiatria do estado de São Paulo no ano de 1993. **J. Bras. Psiquiatr.**, Rio de Janeiro, v. 48, n. 8, p. 367-374, ago. 1999.

CARNEIRO, N. G. D. et al. Integração das residências de Medicina de Família e Comunidade do estado de Pernambuco utilizando videoconferência. **Rev. Bras. Ciênc. Saúde**, Brasília, DF, v. 18, n. 3, p. 235-240, 2014.

CARRICONDO, P. C. et al. Senior resident phacoemulsification learning curve. **Arq. Bras. Oftalmol.**, São Paulo, v. 73, n. 1, p. 66-69, Jan./Feb. 2010.

CARVALHO, M. J. et al. Investigating compliance with standard precautions during residency physicians in Gynecology and Obstetrics. **Clinics (São Paulo)**, São Paulo, v. 71, n. 7, p. 387-391, July 2016.

CARVALHO FILHO, A. M. et al. Preceptores de residência médica: perfil epidemiológico e capacitação pedagógica. **Rev. Bras. Educ. Méd.**, Rio de Janeiro, v. 44, n. 4, 2020.

CASANOVA, I. A.; BATISTA, N. A.; MORENO, L. R. A educação interprofissional e a prática compartilhada em programas de residência multiprofissional em Saúde. **Interface (Botucatu)**, Botucatu, v. 22, 2018. Supl. 1, p. 1.325-1.337.

CASTELLS, M. A.; CAMPOS, C. E. A.; ROMANO, V. F. Residência em Medicina de Família e Comunidade: atividades da preceptoria. **Rev. Bras. Educ. Méd.**, Brasília, DF, v. 40, n. 3, p. 461-469, set. 2016.

CASTRO, V. S.; NÓBREGA-THERRIEN, S. M. Residência de Medicina de Família e Comunidade: uma estratégia de qualificação. **Rev. Bras. Educ. Méd.**, Rio de Janeiro, v. 33, n. 2, p. 211-220, 2009.

CHEHUEN NETO, J. A. et al. Perfil dos residentes do Hospital Universitário da Universidade Federal de Juiz de Fora. **HURev.**, Juiz de Fora, v. 31, n. .

COÊLHO, B. M.; ZANETTI, M. V.; LOTUFO NETO, F. Residência em Psiquiatria no Brasil: análise crítica. **Rev. Psiquiatr. Rio Gd. Sul.**, Porto Alegre, v. 27, n. 1, p. 13-22, abr. 2005.

COSTA, A. C. A. C.; COSTA, N. M. S. C.; PEREIRA, E. R. S. Educational environment assessment by multiprofessional residency students: new horizons based on evidence from the Dreem. **Med. Sci. Educ.**, New York, v. 31, n. 2, p. 429-437, Apr. 2021.

COSTI, J. M. *et al.* Teaching acupuncture: the Brazilian medical residency programme. **Acupunct. Med.**, Washington, v. 30, n. 4, p. 350-353, Dic. 2012.

CRESPO, A. N. Protocolo de avaliação e classificação dos programas de residência e de especialização em Otorrinolaringologia no Brasil. **Braz. J. Otorhinolaryngol.**, São Paulo, v. 79, n. 5, set./out. 2013. Supl. 1, p. 2-35.

CUTAIT, R. *et al.* Exame para ingresso na residência médica de Coloproctologia: a experiência do Hospital Sírio Libanês (São Paulo, SP). **Rev. bras. Colo-Proctol.**, Rio de Janeiro, v. 26, n. 4, p. 394-398, out./dez. 2006.

D' ANDREA, F. F. Treinamento em psiquiatria com recursos limitados: considerações em torno de um programa de residência. **Rev. Bras. Med.**, Rio de Janeiro, v. 27, n. 8, p. 421-423, ago. 1970.

DANTAS, L. S. *et al.* Perfil de competências de preceptores para a atenção primária em saúde. **Rev. Abeno**, Brasília, DF, v. 19, n. 2, p. 156-166, 2019.

DEL CIAMPO, L. A.; RICCO, R. G.; DANELUZZI, J. C. Residência médica em Medicina Geral e Comunitária: proposta de um programa de formação de médicos generalistas. **Rev. Bras. Educ. Méd.**, Rio de Janeiro, v. 27, n. 3, p. 200-204, 2003.

DEMOGALSKI, J. T. *et al.* Qualificação da residência multiprofissional em Saúde: opiniões críticas de preceptores. **Rev. Pesqui. (Univ. Fed. Estado Rio J., Online)**, Rio de Janeiro, v. 13, p. 136-143, 2021.

DENADAI, R.; MURARO, C. A. S.; RAPOSO-AMARAL, C. E. Residents perceptions of plastic surgeons as craniofacial surgery specialists. **J. Craniofac. Surg.**, Boston, v. 26, n. 8, p. 2.334-2.338, 2015.

DUARTE, J. E. S. *et al.* A gestão municipal e a residência multiprofissional em Saúde da família: a experiência de Marília-SP. **Divulg. Saúde Debate**, Londrina, n. 32, p. 11-18, maio 2005.

ESTEVÃO, G.; CASTRO, G. B. Residência médica em Psiquiatria no H.S.P.E. "F.M.O.". **Temas (São Paulo)**, São Paulo, v. 19, n. 37, p. 7-11, dez. 1989.

FERNANDES, C. R. *et al.* Currículo baseado em competências na residência médica. **Rev. Bras. Educ. Méd.**, Brasília, DF, v. 36, n. 1, p. 129-136, mar. 2012.

FERNANDES, C. R. *et al.* Implantação de residência em Anestesiologia no interior do Nordeste do Brasil: impacto nos processos de trabalho e na motivação profissional. **Rev. Bras. Anestesiol.**, Rio de Janeiro, v. 65, n. 2, p. 155-161, 2015.

FERREIRA, O. S.; FIGUEIRA, F. Requisitos ideais para um programa de residência médica em Pediatria nos países em desenvolvimento. **AMB Rev. Assoc. Med. Bras.**, São Paulo, v. 24, n. 7, p. 258-260, 1978.

FERREIRA, R. C.; VARGA, C. R. R.; SILVA, R. F. Trabalho em equipe multiprofissional: a perspectiva dos residentes médicos em Saúde da Família. **Ciênc. Saúde Colet.**, Rio de Janeiro, v. 14, 2009. Supl. 1, p. 1.421-1.428.

FEUERWERKER, L. Mudanças na educação médica e residência médica no Brasil. **Interface (Botucatu)**, Botucatu, v. 2, n. 3, p. 51-71, ago. 1998.

FOCACCIA, R.; ELIAS, P. M.; AMATO NETO, V. Residência médica em Doenças Infecciosas e Parasitárias no Hospital das Clínicas da Faculdades de Medicina da Universidade de São Paulo. **Rev. Hosp. Clin. Fac. Med. Univ. São Paulo**, São Paulo, v. 43, n. 3, p. 171-175, jun. 1988.

FORSTER, A. C.; JORGE, J. H. S.; PRÓSPERO, U. O. S. Considerações sobre a residência médica em Ribeirão Preto: 1988. **Saúde em Debate**, Rio de Janeiro, n. 30, p. 79-82, dez. 1990.

FUNK, C. S. *et al.* Residência integrada em saúde do Grupo Hospitalar Conceição: uma proposta de formação de odontólogos em saúde da família e comunidade. **Rev. Fac. Odontol. Porto Alegre**, Porto Alegre, v. 51, n. 3, p. 37-42, 2010.

GADELHA, A. K. S.; BARRETO, I. C. H. C. Residência integrada em Saúde: percepção dos atores da ênfase em saúde da família e comunidade. **Interface (Botucatu)**, Botucatu, v. 22, set. 2018. Supl. 1, p. 1.339-1.351.

GARCIA, A. P. *et al.* Preceptoria na residência de Medicina de Família e Comunidade da Universidade de São Paulo: políticas e experiências. **Rev. Bras. Med. Fam. Comunidade**, Rio de Janeiro, v. 13, n. 40, p. 1-8, 2018.

GONCALVES, E. L.; MALIK, A. M. Residência médica em Administração Hospitalar e de Sistemas de Saúde. **Rev. Bras. Educ. Méd.**, Rio de Janeiro, v. 6, n. 1, p. 28-36, 1982.

IZECKSOHN, M. M. V. *et al.* Preceptoria em Medicina de Família e Comunidade: desafios e realizações em uma atenção primária à saúde em construção. **Ciên. Saúde Colet.**, Rio de Janeiro, v. 22, n. 3, p. 737-746, mar. 2017.

JUSTINO, A. L. A.; OLIVER, L. L.; MELO, T. P. Implantação do programa de residência em Medicina de Família e Comunidade da Secretaria Municipal de Saúde do Rio de Janeiro, Brasil. **Ciên. Saúde Colet.**, Rio de Janeiro, v. 21, n. 5, p. 1.471-1.480, maio 2016.

KISIL, M.; GARCÍA BATES, A. M.; TAYAR, E. Residência médica em Administração. **Educ. Med. Salud**, Washington, v. 18, n. 3, p. 288-298, 1984.

LAFRAIA, F. M. et al. Attitudes and experiences during training and professional expectations in generation-y surgical residents. **AMB Rev. Assoc. Med. Bras.**, São Paulo, v. 65, n. 3, p. 348-354, 2019.

LAMOUNIER, J. A. Programa integrado de pós-graduação, residência médica e mestrado na Faculdade de Medicina da Universidade Federal de Minas Gerais. **Rev. Hosp. Clin. Fac. Med. Univ. São Paulo.**, São Paulo, v. 49, n. 6, p. 264-266, 1994.

LANA-PEIXOTO, M. A. A residência médica e o título de especialista em Neurologia. **Arq. Neuropsiquiatr.**, São Paulo, v. 47, n. 4, p. 503-505, dez. 1989.

LESSA, G. M. Residência multiprofissional como experiência de atuação interdisciplinar na assistência à saúde da família. **Rev. Bras. Enferm.**, Brasília, DF, v. 53, p. 107-110, dez. 2000. Supl.

LIMA, E. J. F. et al. Reasons for choosing a reference hospital during the application for medical residency programs: a cross-sectional study. **Adv. Med. Educ. Pract.**, Auckland, NZ, v. 12, p. 273-279, 2021.

LIMA, G. P. V. Ensino em serviço de enfermeiras obstétricas na modalidade de residência: o papel da preceptoria. **Cogitare Enferm.**, Curitiba, v. 24, 2019.

LIMA, M. D. C.; ARAÚJO, E. C.; LIMA, A. P. O. A imagem da psiquiatria segundo os médicos residentes do Hospital Universitário da Universidade Federal da Paraíba. **CCS**, João Pessoa, v. 7, n. 2, p. 36-39, abr. 1985.

LOPES, A. C.; OLIVEIRA, H. R.; CUNHA, C. L. A residência médica no Brasil. **Rev. Soc. Bras. Clín. Méd.**, São Paulo, v. 4, n. 1, p. 16-23, fev. 2006.

LOPES, G. T.; BAPTISTA, S. S. A trajetória da residência de Enfermagem no Brasil. **Esc. Anna Nery Rev. Enferm.**, Rio de Janeiro, v. 3, n. 1, p. 58-71, abr. 1999.

MACEDO, P. C. M. et al. Health-related quality of life predictors during medical residency in a random, stratified sample of residents. **Rev Bras. Psiquiatr.**, Rio de Janeiro, v. 31, n. 2, p. 119-124, June 2009.

MACHADO, L. B. M. *et al.* O currículo de competências do programa de residência em Medicina de Família e Comunidade da Faculdade de Medicina da Universidade de São Paulo. **Rev. Bras. Med. Fam. Comunidade**, Rio de Janeiro, v. 13, n. 40, p. 1-16, dez. 2018.

MALUF, M. A. *et al.* Cardiovascular Surgery residency program: training coronary anastomosis using the arroyo simulator and Unifesp models. **Braz. J. Cardiovasc. Surg.**, São Paulo, v. 30, n. 5, p. 562-570, Sept./Oct. 2015.

MANISSADJIAN, A.; OKAY, Y. Residência no Departamento de Pediatria da Faculdade de Medicina da Universidade de São Paulo. I - Estágio em regime de residência básica. **Pediatria (São Paulo)**, São Paulo, v. 5, n. 5, p. 275-285, 1983.

MANISSADJIAN, A.; OKAY, Y. Residência no Departamento de Pediatria da Faculdade de Medicina da Universidade de São Paulo. II. Estágio em regime de residência opcional de terceiro ano. **Pediatria (São Paulo)**, São Paulo, v. 5, n. 6, p. 331-338, 1983.

MARCOLINO, J. A. M. *et al.* Tutoria com médicos residentes em Anestesiologia: o programa da Irmandade da Santa Casa de Misericórdia de São Paulo. **Rev. Bras. Anestesiol.**, Rio de Janeiro, v. 54, n. 3, p. 438-447, jun. 2004.

MARCONDES, E. Estágio para residentes em zona rural. **Rev. Hosp. Clin. Fac. Med. São Paulo**, São Paulo, v. 31, n. 5, p. 425-429, 1976.

MARTINS, E. M. L. R. *et al.* Política de residência médica e carência de especialistas em ginecologia e obstetrícia no sus em Pernambuco. **Trab. Educ. Saúde**, Rio de Janeiro, v. 15, n. 3, p. 843-856, 2017.

MARTINS, G. D. M. *et al.* Implementation of multi-professional Healthcare residency at a federal university: historical trajectory. **Rev. Gaúch. Enferm.**, Porto Alegre, v. 37, n. 3, Aug. 2016.

MASCARETTI, L. A. S. O ensino de saúde escolar no Centro de Saúde Escola "Prof. Samuel B. Pessoa" da Faculdade de Medicina da USP-Departamento de Pediatria. **Pediatria (São Paulo)**, São Paulo, v. 19, n. 4, p. 234-240, dez. 1997.

MATOS, F. V. *et al.* Egressos da residência de Medicina de Família e Comunidade em Minas Gerais. **Rev. Bras. Educ. Méd.**, Rio de Janeiro, v. 38, n. 2, p. 198-204, 2014.

MELO, D. S.; OLIVEIRA, M. H.; PERSEGUINO, M. G. Análise da incorporação de ferramentas para o apoio matricial em um programa de residência multiprofissional em Saúde. **Rev. Gest. Sist. Saúde.**, São Paulo, v. 9, n. 3, p. 535-553, set./dez. 2020.

MOREIRA, F. A. *et al.* National examination of Brazilian residents and specialization trainees in radiology and diagnostic imaging: a tool for evaluating the qualifications of future radiologists. **Clinics (São Paulo)**, São Paulo, v. 62, n. 6, p. 691-698, 2007.

MOURA-RIBEIRO, M. V. L.; SANCHES, C. S.; CIASCA, S. M. Residência médica em Neurologia Infantil no Brasil. **Arq. Neuropsiquiatr.**, São Paulo, v. 58, n. 3a, p. 777-780, set. 2000.

NASCIMENTO, D. D. G.; OLIVEIRA, M. A. C. A política de formação de profissionais da saúde para o SUS: considerações sobre a residência multiprofissional em Saúde da família. **REME Rev. Min. Enferm.**, Belo Horizonte, v. 10, n. 4, p. 435-439, 2006.

NASCIMENTO, L. A.; TRAMONTINI, C. C.; GARANHANI, M. L. O processo de aprendizagem do residente de Anestesiologia: uma reflexão sobre o cuidado ao paciente. **Rev. Bras. Educ. Méd.**, Brasília, DF, v. 35, n. 3, p. 350-358, set. 2011.

NETO, J. A. *et al.* Perfil dos residentes do Hospital Universitário da Universidade Federal de Juiz de Fora. **HU Rev.**, Juiz de Fora, v. 31, n. 3, p. 11-16, 2005.

NEVES, T. M.; OLIVEIRA, A. S. Diagnóstico das ações de saúde de residentes multiprofissionais na atenção básica. **Rev. APS**, Juiz de Fora, v. 18, n. 3, 2015.

NOGUEIRA-MARTINS, L. A.; STELLA, R. C. R.; NOGUEIRA, H. E. A pioneering experience in Brazil: the creation of a center for assistance and research for medical residents (Napreme) at the Escola Paulista de Medicina, Federal University of São Paulo. **São Paulo Med. J.**, São Paulo, v. 115, n. 6, p. 1.570-1.574, Dic. 1997.

NOWINSKI, A. A importância da biblioteca hospitalar na formação do residente e a participação da Bireme. **Resid. Méd. (Brasília)**, Brasília, DF, v. 5, n. 1, p. 13-22, 1983.

OLIVEIRA, A. F.; LEDERMAN, H. M.; BATISTA, N. A. Learning on human resources management in the Radiology residency program. **Radiol. Bras.**, Rio de Janeiro, v. 47, n. 2, p. 94-98, Mar./Apr. 2014.

OLIVEIRA, F. P. *et al.* Brazilian More Doctors Program: assessing the implementation of the Education Axis from 2013 to 2015. **Interface (Botucatu)**, Botucatu, v. 23, 2019. Suppl. 1.

OLIVEIRA, F. P. *et al.* O Programa Mais Médicos e o reordenamento da formação da residência médica com enfoque na Medicina de Família e Comunidade. **Interface (Botucatu)**, Botucatu, v. 23, 2019. Supl. 1.

OLIVEIRA, R. A.; MARRONI, C. A. Residência médica: 25 anos no Brasil. **Diagn. Tratamento**, São Paulo, v. 8, n. 1, p. 31-34, mar. 2003.

OLIVEIRA FILHO, G. R.; STURM, E. J. H.; SARTORATO, A. E. Compliance with common program requirements in Brazil: its effects on resident's perceptions about quality of life and the educational environment. **Acad. Med.**, Philadelphia, v. 80, n. 1, p. 98-102, 2005.

PAIZ, J. C.; DALLEGRAVE, D. Avaliação de um programa de residência multiprofissional como tecnologia educativa para consolidação do quadrilátero da formação em saúde. **Saúde Redes**, Porto Alegre, v. 3, n. 1, p. 18-26, 2017.

PAULA, A.; DAVIDOVICH, E. Internato e residência: o papel do treinamento graduado na racionalização da assistência médica. **Rev. Bras. Med.**, Rio de Janeiro, v. 28, n. 1, p. 26-32, jan. 1971.

PAULA, A. J. M. *et al.* Programa de residência em Psiquiatria: a proposta da UFJF. **HU Rev.**, Juiz de Fora, v. 18, n. 3, p. 151-160, dez. 1991.

PEÇANHA, A. J. Análise e avaliação quanto à quantidade e qualificação dos preceptores das residências médicas em Gastrenterologia no Brasil. **GED Gastroenterol. Endosc. Dig.**, São Paulo, v. 13, n. 4, p. 157-163, dez. 1994.

PESSA, R. P.; OLIVEIRA, J. E. D.; SANTOS, J. E. Residência em Nutrição: resultados de 11 anos de existência como curso de especialização. **Rev. Nutr. Puccamp**, Campinas, v. 3, n. 2, p. 158-167, dez. 1990.

PETTA, H. L. Formação de médicos especialistas no SUS: descrição e análise da implementação do Programa Nacional de Apoio à Formação de Médicos Especialistas em Áreas Estratégicas (Pró-Residência). **Rev. Bras. Educ. Méd.**, Rio de Janeiro, v. 37, n. 1, p. 72-79, 2013.

PINTO, F. C. F. *et al.* Perfil dos egressos da residência médica em Cirurgia Geral de uma universidade do interior paulista. **Rev. Bras. Educ. Méd.**, Rio de Janeiro, v. 42, n. 4, 2018.

POCHAT, V. D. *et al.* Atividades de dissecção de cadáveres e residência médica: relato da experiência do serviço de cirurgia plástica do Hospital Universitário Professor Edgard Santos da Universidade Federal da Bahia. **Rev. Bras. Cir. Plást.**, São Paulo, 26, n. 4, p. 561-565, 2011.

PONTE NETO, O. A. *et al.* Auto avaliação como estratégia educativa no contexto do programa de residência multiprofissional em Saúde da Família e Saúde Mental. **Tempus (Brasília)**, Brasília, DF, v. 10, n. 4, p. 247-263, 2016.

REZENDE, G. L. *et al.* A qualidade de vida entre os residentes de Otorrinolaringologia do Distrito Federal. **Braz. J. Otorhinolaryngol.**, São Paulo, v. 77, n. 4, p. 466-472, 2011.

RODRIGUES, L. H. G.; DUQUE, T. B.; SILVA, R. M. Fatores associados à escolha da especialidade de Medicina de Família e Comunidade. **Rev. Bras. Educ. Méd.**, Rio de Janeiro, v. 44, n. 3, 2020.

RODRIGUES, J. M. *et al.* Projetos políticos e pedagógicos de residência de Enfermagem ao Idoso na perspectiva freiriana. **Rev. Bras. Enferm.**, Brasília, DF, v. 72, nov. 2019. Supl. 2, p. 36-42.

RODRÍGUEZ, C. A.; CASSIAS, A. L.; KOLLING, M. G. Proposta de um programa para a formação do residente em Medicina de Família e Comunidade. **Rev. Bras. Educ. Méd.**, Rio de Janeiro, v. 32, n. 1, p. 40-48, mar. 2008.

ROMÃO, G. S.; SÁ, M. F. S. A formação orientada por competências e a matriz de competências em Ginecologia e Obstetrícia no Brasil. **Femina**, Rio de Janeiro, v. 47, n. 3, p. 147-151, 2019.

ROMÃO, G. S.; FERNANDES, C. E.; SÁ, M. F. S. Teste de progresso individual do residente em GO: relato da experiência do primeiro ano de implantação no Brasil. **Femina**, Rio de Janeiro, v. 47, n. 5, p. 282-287, 2019.

ROSA, I. L. Residência médica e hospital: vantagens e desvantagens. **Rev. Paul. Hosp.**, São Paulo, v. 29, n. 8, p. 242-246, 1981.

SALVADOR, A. S. *et al.* Construindo a multiprofissionalidade: um olhar sobre a residência multiprofissional em Saúde da Família e Comunidade. **Rev. Bras. Ciênc. Saúde**, João Pessoa, v. 15, n. 3, dez. 2011.

SAMPAIO, S. A. P. *et al.* O programa de residência médica do Governo do Estado de São Paulo: análise histórica e tendências de desenvolvimento. **Cad. Fundap**, São Paulo, n. 21, p. 216-227, 1997.

SANCHEZ, N. R.; RODRIGUES, C. I. S. Avaliação de um programa de residência médica em Ginecologia e Obstetrícia. **Rev. Bras. Educ. Méd.**, Rio de Janeiro, v. 44, n. 2, 2020.

SARMENTO, L. F. *et al.* A distribuição regional da oferta de formação na modalidade residência multiprofissional em Saúde. **Saúde debate**, Londrina, v. 41, n. 113, p. 415-424, 2017.

SANT'ANA, E. R. R. B.; PEREIRA, E. R. S. Preceptoria médica em serviço de emergência e urgência hospitalar na perspectiva de médicos. **Rev. Bras. Educ. Méd.**, Rio de Janeiro, v. 40, n. 2, p. 204-215, jun. 2016.

SANTOS, E. G.; SALLES, G. F. Are 2 years enough? Exploring technical skills acquisition among General Surgery residents in Brazil. **Teach. Learn. Med.**, Mahwah, NJ, v. 28, n. 3, p. 260-268, July/Sept. 2016.

SANTOS, E. G. Residência médica em Cirurgia Geral no Brasil: muito distante da realidade profissional. **Rev. Col. Bras. Cir.**, Rio de Janeiro, v. 36, n. 3, p. 271-276, jul. 2009.

SANTOS, J. S., MARTINS, E. M. L. R.; ALMEIDA, T. C. Formação médica no SUS em Pernambuco: oferta de vagas de residência médica (2012 -2017). **Espaç. Saúde**, Curitiba, v. 19, n. 2, p. 8-19, 2018.

SANTOS, M. A. Uma nova residência. **Pediatria (São Paulo)**, São Paulo, v. 4, n. 2, p. 85-87, 1982.

SANTOS, R. A.; SNELL, L.; NUNES, M. P. T. Evaluation of the impact of collaborative work by teams from the National Medical Residency Committee and the Brazilian Society of Neurosurgery: retrospective and prospective study. **São Paulo Med. J.**, São Paulo, v. 134, n. 2, p. 103-109, 2016.

SANTOS, V. P.; WHITAKER, I. Y.; ZANEI, S. S. V. Especialização em Enfermagem modalidade residência em unidade de terapia intensiva: egressos no mercado de trabalho. **Rev. Gaúcha Enferm.**, Porto Alegre, v. 28, n. 2, p. 193-199, jun. 2007.

SILVA, A. D. B.; JOGAIB, J. C.; JOSÉ, F. F. Residência odontológica no Hospital da Companhia Siderúrgica Nacional e a Escola de Odontologia de Volta Redonda. **An. Hosp. Sider. Nac.**, Volta Redonda, v.5, n. 4, p. 27-36, 1981.

SILVA, C. T. *et al.* Residência multiprofissional como espaço intercessor para a educação permanente em saúde. **Texto Contexto Enferm.**, Florianópolis, v. 25, n. 1, 2016.

SILVA, L. O.; MELO, I. B.; TEIXEIRA, L. A. S. Interface entre oferta de vagas de residência médica, demanda por médicos especialistas e mercado de trabalho. **Rev. Bras. Educ. Méd.**, Rio de Janeiro, 43, n. 1, 2019. Supl. 1, p. 119-126.

SILVA, M. G. C.; ARREGI, M. M. U. Residência médica na área de Cancerologia no Brasil: distribuição dos programas e da oferta de vagas por região em 2003. **Rev. Bras. Cancerol.**, Rio de Janeiro, v. 51, n. 1, p. 5-13, 2005.

SILVA, M. G. C.; ARREGI, M. M. U.; MATOS, C. M. M. Residência médica na área de Cancerologia no Brasil: distribuição dos programas e da oferta de vagas por região em 2010. **Rev. Bras. Cancerol.**, Rio de Janeiro, v. 59, n. 1, p. 25-31, 2013.

SILVA, M. G. C.; ROCHA FILHO, F. S. Residência médica em Clínica Médica no Ceará em 2003: oferta de vagas e perfil da concorrência. **Rev. Bras. Educ. Méd.**, Rio de Janeiro, v. 31, n. 2, p. 127-136, 2007.

SIMAS, K. B. F. *et al.* A residência de Medicina de Família e Comunidade no Brasil: breve recorte histórico. **Rev. Bras. Med. Fam. Comunidade**, Rio de Janeiro, v. 13, n. 40, p. 1-13, dez. 2018.

SIQUEIRA, V. N. *et al.* Training program for Cardiology residents to perform focused cardiac ultrasound examination with portable device. **Echocardiography.**, New York, v. 32, n. 10, p. 1.455-1.462, Oct. 2015.

SOUSA, E. G.; KOCH, H. A. A residência médica em Diagnóstico por Imagem no Brasil. **Rev. Bras. Educ. Méd.**, Rio de Janeiro, v. 27, n. 2, p. 125-133, 2003.

SOUSA, E. G. A residência médica em Pneumologia no Brasil. **J. Bras. Pneumol.**, Brasília, DF, v. 30, n. 3, p. 253-259, jun. 2004.

SOUZA, E. G. Situação atual dos programas de residência médica. **Rev. Bras. Coloproctol.**, Rio de Janeiro, v. 3, n. 4, p. 163-166, 1983.

STORTI, M. M. T.; OLIVEIRA, F. P.; XAVIER, A. L. A expansão de vagas de residência de Medicina de Família e Comunidade por municípios e o Programa Mais Médicos. **Interface (Botucatu)**, Botucatu, v. 21, 2017. Supl. 1, p. 1.301-1.313.

TOFFOLI, S. F. L.; FERREIRA FILHO, O. F.; ANDRADE, D. F. D. Proposta de seleção unificada aos programas de residência médica. **Rev. Assoc. Med. Bras.**, São Paulo, v. 59, n. 6, p. 583-588, 2013.

TORRES, R. A. T.; FISCHER, F. M. Time management of Internal Medicine medical residents. **Rev. Assoc. Med. Bras.**, São Paulo, v. 65, n. 8, p. 1.048-1.054, 2019.

TOSO, L. C.; SOUZA, J. M.; RIBEIRO, E. R. Diferentes pontos de vista na avaliação do médico residente em programas de Clínica Médica. **Ciênc. Cuid. Saúde**, Maringá, v. 18, n. 1, fev. 2019.

VIEIRA, A. E. Considerações sobre a residência médica e os cursos de especialização na área médica clínica. **AMB Rev. Assoc. Med. Bras.**, São Paulo, v. 22, n. 10, p. 399-400, 1976.

XIMENES FILHO, J. A.; SILVA, M. G. C. Otorhinolaryngology medical residency in Ceará in 2003: openings and applicants profiles. **Braz. J. Otorhinolaryngol.**, São Paulo, v. 72, n. 6, p. 826-830, Nov./Dic. 2006.

XIMENES FILHO, J. A.; SILVA, M. G. C. Residência médica em Otorrinolaringologia no Ceará em 2003: oferta de vagas e perfil da concorrência. **Rev. Bras. Otorrinolaringol.**, São Paulo, v. 72, n. 6, p. 826-830, 2006.

YUNES, J.; WINGE, M. E.; HERRERA, N. A. Residência na área da Saúde. **AMB Rev. Assoc. Med. Bras.**, São Paulo, v. 25, n. 7, p. 260-264, 1979.

ZOPPE, E. H. C. C. *et al.* Teaching psychodynamics to Psychiatric residents through psychiatric outpatient interviews. **Acad. Psychiatry**, Washington, v. 33, n. 1, p. 51-55, 2009.

APÊNDICE J

OBJETO-ÊNFASE 1

Currículo e adoção da abordagem por competências na formação especializada no modelo residência

ALBUQUERQUE, C. P. Inequality in the distribution of rheumatologists in Brazil: correlation with local of medical residency, Gross Domestic Product and Human Development Index. **Rev. Bras. Reumatol. Engl. Ed.**, Campinas, v. 54, n. 3, p. 166-171, May/June 2014.

ANDERSON, M. I. P. *et al.* Bases para expansão e desenvolvimento adequados de programas de residência em Medicina de Família e Comunidade. **Rev. Bras. Med. Fam. Comunidade**, Rio de Janeiro, v. 3, n. 11, p. 180-198, nov. 2007.

ARRUDA, G. M. M. S. *et al.* O desenvolvimento da colaboração interprofissional em diferentes contextos de residência multiprofissional em Saúde da Família. **Interface (Botucatu)**, Botucatu, v. 22, 2018. Supl. 1, p. 1.309-1.323.

BARCELOS, I. D. E. S.; ABRÃO, K. C.; ROMÃO, G. S. O residente como instrutor. **Femina**, Rio de Janeiro, v. 48, n. 11, p. 664-667, nov. 2020.

BIROLINI, D. A residência médica e as especialidades. **Rev. Paul. Med.**, São Paulo, v. 100, n. 3, p. 38-39, nov./dez. 1982.

CALIL, L. C. Proposta de um modelo pedagógico para programas de residência médica. **Rev. Bras. Med.**, Rio de Janeiro, v. 57, n. 7, p. 751-758, 2000.

CASTELLS, M. A.; CAMPOS, C. E. A.; ROMANO, V. F. Residência em Medicina de Família e Comunidade: atividades da preceptoria. **Rev. Bras. Educ. Méd.**, Brasília, DF, v. 40, n. 3, p. 461-469, set. 2016.

CASTRO, R. C. L. *et al.* O programa teórico da residência em Medicina de Família e Comunidade do serviço de saúde comunitária do Grupo Hospitalar Conceição, Porto Alegre, RS. **Rev. Bras. Med. Fam. Comunidade**, Rio de Janeiro, v. 9, n. 33, p. 375-383, out./dez. 2014.

COSTI, J. M. *et al.* Teaching acupuncture: the Brazilian medical residency programme. **Acupunct. Med.**, Washington, v. 30, n. 4, p. 350-353, Dic. 2012.

D'ANDREA, F. F. Treinamento em psiquiatria com recursos limitados: considerações em torno de um programa de residência. **Rev. Bras. Med.**, Rio de Janeiro, v. 27, n. 8, p. 421-423, ago. 1970.

DEL CIAMPO, L. A.; RICCO, R. G.; DANELUZZI, J. C. Residência médica em Medicina Geral e Comunitária: proposta de um programa de formação de médicos generalistas. **Rev. Bras. Educ. Méd.**, Rio de Janeiro, v. 27, n. 3, p. 200-204, 2003.

ESPER, F. E. *et al.* Residência médica integrada para o Programa de Saúde da Família. **Rev. Méd. Minas Gerais**, Belo Horizonte, v. 23, n. 2, 2013.

ESTEVÃO, G.; CASTRO, G. B. Residência médica em psiquiatria no H.S.P.E. "F.M.O.". **Temas (São Paulo)**, São Paulo, v. 19, n. 37, p. 7-11, dez. 1989.

FERNANDES, C. R. *et al.* Currículo baseado em competências na residência médica. **Rev. Bras. Educ. Méd.**, Brasília, DF, v. 36, n. 1, p. 129-136, mar. 2012.

FUNK, C. S. *et al.* Residência integrada em saúde do Grupo Hospitalar Conceição: uma proposta de formação de odontólogos em saúde da família e comunidade. **Rev. Fac. Odontol. Porto Alegre**, Porto Alegre, v. 51, n. 3, p. 37-42, 2010.

GONCALVES, E. L.; MALIK, A. M. Residência médica em Administração Hospitalar e de Sistemas de Saúde. **Rev. Bras. Educ. Méd.**, Rio de Janeiro, v. 6, n. 1, p. 28-36, 1982.

KISIL, M.; GARCÍA BATES, A. M.; TAYAR, E. Residência médica em Administração. **Educ. Med. Salud**, Washington, v. 18, n. 3, p. 288-298, 1984.

LAMOUNIER, J. A. Pós-graduação na área médica: residência médica e mestrado profissionalizante. **Rev. Méd. Minas Gerais**, Belo Horizonte, v. 10, n. 1, p. 54-55, mar. 2000.

LAMOUNIER, J. A. Programa integrado de pós-graduação, residência médica e mestrado na Faculdade de Medicina da Universidade Federal de Minas Gerais. **Rev. Hosp. Clin. Fac. Med. Univ. São Paulo.**, São Paulo, v. 49, n. 6, p. 264-266, 1994.

LEONE, C. *et al.* Pesquisa em assistência primária: instrumento de ensino-aprendizagem na residência básica de Pediatria. **Pediatria (São Paulo)**, São Paulo, v. 17, n. 4, p. 165-169, 1995.

LESSA, G. M. Residência multiprofissional como experiência de atuação interdisciplinar na assistência à saúde da família. **Rev. Bras. Enferm.**, Brasília, DF, v.53, dez. 2000. Supl., p. 107-110.

MACHADO, L. B. M. *et al.* O currículo de competências do programa de residência em Medicina de Família e Comunidade da Faculdade de Medicina da Universidade de São Paulo. **Rev. Bras. Med. Fam. Comunidade**, Rio de Janeiro, v. 13, n. 40, p. 1-16, dez. 2018.

MANISSADJIAN, A.; OKAY, Y. Residência no Departamento de Pediatria da Faculdade de Medicina da Universidade de São Paulo. I - Estágio em regime de residência básica. **Pediatria (São Paulo)**, São Paulo, v. 5, n. 5, p. 275-285, 1983.

MANISSADJIAN, A.; OKAY, Y. Residência no Departamento de Pediatria da Faculdade de Medicina da Universidade de São Paulo. II. Estágio em regime de residência opcional de terceiro ano. **Pediatria (São Paulo)**, São Paulo, v. 5, n. 6, p. 331-338, 1983.

MARCONDES, E. Estágio para residentes em zona rural. **Rev. Hosp. Clin. Fac. Med. São Paulo**, São Paulo, v. 31, n. 5, p. 425-429, 1976.

MAROJA, M. C. S.; ALMEIDA JÚNIOR, J. J.; NORONHA, C. A. Os desafios da formação problematizadora para profissionais de saúde em um programa de residência multiprofissional. **Interface (Botucatu)**, Botucatu, v. 24, 2020.

MASCARETTI, L. A. S. O ensino de saúde escolar no Centro de Saúde Escola "Prof. Samuel B. Pessoa" da Faculdade de Medicina da USP-Departamento de Pediatria. **Pediatria (São Paulo)**, São Paulo, v. 19, n. 4, p. 234-240, dez. 1997.

MOTTA, D. N. Uma proposta para o ensino de informática em saúde na residência médica. **Brasília Méd.**, Brasília, DF, v. 36, n. 3/4, p. 110-117, 1999.

NASCIMENTO, D. D. G.; OLIVEIRA, M. A. C. Competências profissionais e o processo de formação na residência multiprofissional em Saúde da Família. **Saúde Soc.**, São Paulo, v. 19, n. 4, p. 814-827, 2010.

NOWINSKI, A. A importância da biblioteca hospitalar na formação do residente e a participação da Bireme. **Resid. Méd. (Brasília)**, Brasília, DF, v. 5, n. 1, p. 13-22, 1983.

OKAY, Y.; MANISSADJIAN, A. Residência básica no Departamento de Pediatria da FMUSP: considerações sobre a inclusão de subespecialidades no seu programa. **Pediatria (São Paulo)**, São Paulo, v. 7, n. 2, p. 47-50, jun. 1985.

OLIVEIRA, A. F.; LEDERMAN, H. M.; BATISTA, N. A. Learning on human resources management in the Radiology residency program. **Radiol. Bras.**, Rio de Janeiro, v. 47, n. 2, p. 94-98, Mar./Apr. 2014.

OLIVEIRA, F. P. *et al.* O Programa Mais Médicos e o reordenamento da formação da residência médica com enfoque na Medicina de Família e Comunidade. **Interface (Botucatu)**, Botucatu, v. 23, 2019. Supl. 1.

OLIVEIRA, F. H. A. O.; PETEET, J. R.; MOREIRA-ALMEIDA, A. Religiosity and spirituality in Psychiatry residency programs: why, what, and how to teach? **Braz. J. Psychiatry**, São Paulo, v. 43, n. 4, July/Aug. 2021.

OLIVIERI, D. P. Princípios e critérios para a organização de um planejamento de ensino: aplicação a um plano de residência médica. **Rev. Hosp. Clin. Fac. Med. São Paulo**, São Paulo, v. 31, n. 2, p. 130-139, mar./abr. 1976.

PAULA, A.; DAVIDOVICH, E. Internato e residência: o papel do treinamento graduado na racionalização da assistência médica. **Rev. Bras. Med.**, Rio de Janeiro, v. 28, n. 1, p. 26-32, jan. 1971.

PAULA, A. J. M. *et al.* Programa de residência em Psiquiatria: a proposta da UFJF. **HU Rev.**, Juiz de Fora, v. 18, n. 3, p. 151-160, dez. 1991.

RODRIGUEZ, C. A. *et al.* Neurology training program for the education of Psychiatry residents: experiences reported from Curitiba, Brazil. **Rev. Bras. Educ. Méd.**, Rio de Janeiro, v. 44, n. 4, p. 2020.

RODRÍGUEZ, C. A.; CASSIAS, A. L.; KOLLING, M. G. Proposta de um programa para a formação do residente em Medicina de Família e Comunidade. **Rev. Bras. Educ. Méd.**, Rio de Janeiro, v. 32, n. 1, p. 40-48, mar. 2008.

ROMÃO, G. S. *et al.* Profissionalismo na residência médica. **Femina**, Rio de Janeiro, v. 47, n. 7, p. 413-418, 2019.

ROMÃO, G. S.; SÁ, M. F. S. A formação orientada por competências e a matriz de competências em Ginecologia e Obstetrícia no Brasil. **Femina**, Rio de Janeiro, v. 47, n. 3, p. 147-151, 2019.

SANTOS, F. J. B. A psicanálise na formação do psiquiatra: a experiência da residência médica em Psiquiatria do Hospital de Saúde Mental de Messejana – Fortaleza-CE. **J. Bras. Psiquiatr.**, Rio de Janeiro, v. 42, n. 5, p. 269-272, jun. 1993.

SOUZA, C. P. J.; LIMA, F. M. L. S. O papel da psicoterapia de grupo na formação do residente em Psiquiatria. **Rev. Bras. Educ. Méd.**, Rio de Janeiro, v. 40, n. 1, p. 109-117, 2016.

VALENTE, A. A. M. O.; CALDATO, M. C. F. Matriz de competências para programas de residência médica em Endocrinologia e Metabologia. **Rev. Bras. Educ. Méd.**, Rio de Janeiro, 43, n. 1, 2019. Supl. 1, p. 195-206.

VOLICH, R. M. Os dilemas da formação do médico e os tutores na residência de Clínica Médica da FMUSP. **Rev. Hosp. Univ.**, São Paulo, v. 11, n. 1/2, p. 59-63, dez. 2001.

YAMAMOTO, R. M. *et al.* Um modelo de ensino para médicos residentes na área de Pediatria Comunitária: a visita domiciliar contribuindo para uma formação profissional mais abrangente. **Pediatria (São Paulo)**, São Paulo, v. 20, n. 3, p. 172-178, set. 1998.

APÊNDICE K

OBJETO-ÊNFASE 2

Avaliação do desempenho dos residentes

AMORIM, R. B. C. *et al.* Gout treatment: survey of Brazilian Rheumatology residents. **Clin. Rheumatol.**, Brussels, v. 36, n. 5, p. 1.179-1.188, May 2017.

ANDRADE, M. C. *et al.* Factors associated with student performance on the medical residency test. **AMB Rev. Assoc. Med. Bras.**, São Paulo, v. 66, n. 10, p. 1.376-1.382, 2020.

BARRETO, R. M. S. *et al.* Validação de um programa de treinamento simulado de habilidades laparoscópicas por residentes de Cirurgia. **Rev. Bras. Educ. Méd.**, Rio de Janeiro, v. 43, n. 2, p. 106-113, jun. 2019.

BARRETO JUNIOR, J. *et al.* Cirurgia de catarata realizada por residentes: avaliação dos riscos. **Rev. Bras. Oftalmol.**, Rio de Janeiro, v. 69, n. 5, p. 301-305, 2010.

COSTA, D. *et al.* Resultados de estapedectomias em um serviço de residência médica. **Folha Méd.**, Rio de Janeiro, v. 101, n. 1, p. 41-43, jul. 1990.

DOMINGUES, F. G. P.; CREMA, A. S.; YAMANE, Y. Complicações intra-operatórias da facoemulsificação durante a residência médica. **Rev. Bras. Oftalmol.**, Rio de Janeiro, v. 59, n. 4, p. 275-279, abr. 2000.

FERNANDES C. F. K. *et al.* Avaliação das habilidades em laparoscopia dos residentes de Ginecologia e Obstetrícia após programa de treinamento. **Einstein-São Paulo.**, São Paulo, v. 14, n. 4, p. 468-472, 2016.

GIGLIO, M. R. P. *et al.* Conhecimentos dos médicos residentes de Ginecologia e Obstetrícia sobre contracepção hormonal em situações especiais. **Rev. Bras. Educ. Méd.**, Rio de Janeiro, v. 41, n. 1, p. 69-78, 2017.

LEONE, C. R.; JACOB, C. M. A. Residência médica no Departamento de Pediatria da FMUSP: sistema de avaliação. **Pediatria (São Paulo)**, São Paulo, v. 19, n. 3, p. 164-169, set. 1997.

MAURO, G. P. *et al.* Prospective validation of a core curriculum progress as similation instrument for Radiation Oncology residentship. **Rep. Pract. Oncol. Radiother.**, Poznań, PL, 25, n. 6, p. 951-955, 2020.

MOREIRA, F. A. *et al.* National examination of Brazilian residents and specialization trainees in Radiology and Diagnostic Imaging: a tool for evaluating the qualifications of future radiologists. **Clinics (São Paulo)**, São Paulo, v. 62, n. 6, p. 691-698, 2007.

OLIVEIRA FILHO, G. R.; VIEIRA, J. E. The relationship of learning environment, quality of life, and study strategies measures to Anesthesiology resident academic performance. **Anesth. Analg.**, Cleveland, v. 104, n. 6, p. 1467-1472, June 2007.

PAIVA, M. P. F. *et al.* Self-assessment of knowledge in palliative care by physicians resident of a university hospital. **Rev. Pesqui. (Univ. Fed. Estado Rio J.)**, Rio de Janeiro, v. 12, p. 716-722, 2020.

ROMÃO, G. S.; FERNANDES, C. E.; SÁ, M. F. S. Teste de progresso individual do residente em GO: relato da experiência do primeiro ano de implantação no Brasil. **Femina**, Rio de Janeiro, v. 47, n. 5, p. 282-287, 2019.

SANTOS, E. G.; SALLES, G. F. Are 2 years enough? Exploring technical skills acquisition among General Surgery residents in Brazil. **Teach. Learn. Med.**, Mahwah, NJ, v. 28, n. 3, p. 260-268, July/Sept. 2016.

SANTOS, E. G.; SALLES, G. F. C. M. Construção e validação de um instrumento de avaliação de habilidades técnicas para programas de residência em Cirurgia Geral. **Rev. Col. Bras. Cir.**, Rio de Janeiro, v. 42, n. 6, p. 407-412, dez. 2015.

TOSO, L. C.; SOUZA, J. M.; RIBEIRO, E. R. Diferentes pontos de vista na avaliação do médico residente em programas de Clínica Médica. **Ciênc. Cuid. Saúde**, Maringá, v. 18, n. 1, fev. 2019.

VAENA, M. M.; ALVES, L. A. Assessment of the knowledge and perceptions of Brazilian medical residents on Transfusion Medicine. **Hematol. Transfus. Cell Ther.**, Rio de Janeiro, v. 41, n. 1, p. 37-43, Jan./Mar. 2019.

YAMAMOTO, R. M. *et al.* Residência básica de Pediatria: relato de uma experiência de avaliação do processo de ensino-aprendizagem em uma unidade básica de saúde. **Pediatria (São Paulo)**, São Paulo, v. 17, n. 2, p. 68-71, jun. 1995.

APÊNDICE L

OBJETO-ÊNFASE 3

Ensino-aprendizagem de habilidades/técnicas inerentes às especialidades

BARREIROS, B. C. *et al.* Estratégias didáticas ativas de ensino-aprendizagem para preceptores de Medicina de Família e Comunidade no Euract. **Rev. Bras. Educ. Méd.**, Brasília, DF, v. 44, n. 3, p. e102, ago. 2020.

BERGER, C. B. *et al.* Supervisão de casos em programa de residência de Medicina de Família e Comunidade: proposta de instrumento para avaliação à distância. **Saúde Redes**, Porto Alegre, v. 6, n. 2, p. 183-194, set. 2020.

BEZERRA, R. L. V. *et al.* Cirurgia do estribo feita por médicos residentes: resultados na Universidade de Brasília. **Folha Méd.**, Rio de Janeiro, v. 112, abr. 1996. Supl. 2, p. 123-127.

BOTEGA, N. J. Consultation-liaison psychiatry in Brazil: Psychiatric residency training. **Gen. Hosp. Psychiatr.**, New York, v. 14, n. 3, p. 186-191, 1992.

BOTTI, S. H. O.; REGO, S. Processo ensino-aprendizagem na residência médica. **Rev. Bras. Educ. Méd.**, Brasília, DF, v. 34, n. 1, p. 132-140, mar. 2010.

BUSATO JUNIOR, W. F. S.; GIRARDI, F.; ALMEIDA, G. L. Training of Brazilian Urology residents in laparoscopy: results of a national survey. **Int. Braz. J. Urol.**, Rio de Janeiro, v. 46, n. 2, p. 203-213, Mar./Apr. 2020.

CARRICONDO, P. C. *et al.* Senior resident phaco emulsification learning curve. **Arq. Bras. Oftalmol.**, São Paulo, v. 73, n. 1, p. 66-69, Jan./Feb. 2010.

CARVALHO, M. J. *et al.* Investigating compliance with standard precautions during residency physicians in Gynecology and Obstetrics. **Clinics (São Paulo)**, São Paulo, v. 71, n. 7, p. 387-391, July 2016.

CARVALHO FILHO, A. M. *et al.* Preceptores de residência médica: perfil epidemiológico e capacitação pedagógica. **Rev. Bras. Educ. Méd.**, Rio de Janeiro, v. 44, n. 4, 2020.

CHRISTOFOLETTI, G. *et al*. Residência multiprofissional em Saúde: inserção de atores no Sistema Único de Saúde. **Ciênc. Cuid. Saúde**, Maringá, v. 14, n. 3, p. 1.274-1.280, 2015.

CICARELLI, D. D. *et al*. Importância do treinamento de residentes em Eventos Adversos durante Anestesia: experiência com o uso do simulador computadorizado. **Rev. Bras. Anestesiol.**, Rio de Janeiro, v. 55, n. 2, p. 151-157, 2005.

CRESPI-FLORES, V. G. *et al*. Strabismus surgery learning for Ophthalmology residents of university service. **Arq. Bras. Oftalmol.**, São Paulo, v. 75, n. 3, p. 188-191, May/June 2012.

DANTAS, L. S. *et al*. Perfil de competências de preceptores para a atenção primária em saúde. **Rev. Abeno**, Brasília, DF, v. 19, n. 2, p. 156-166, 2019.

DENADAI, R. *et al*. Treinamento formal em documentação fotográfica bidimensional padronizada durante a residência em Cirurgia Plástica. **Rev. Bras. Cir. Plást.**, São Paulo, v. 33, n. 4, p. 609-618, 2018.

FEIJÓ, L. P. *et al*. Estrutura do programa em treinamento de docência na residência: residente como professor. **Rev. Bras. Educ. Méd.**, Brasília, DF, v. 43, n. 1, set. 2019. Supl. 1, p. 341-348.

GARCIA, A. P. *et al*. Preceptoria na residência de Medicina de Família e Comunidade da Universidade de São Paulo: políticas e experiências. **Rev. Bras. Med. Fam. Comunidade**, Rio de Janeiro, v. 13, n. 40, p. 1-8, 2018.

GASPERIN, B. D.; ZANIRATI, T.; CAVAZZOLA, L. T. A realidade virtual pode ser tão boa como o treinamento em sala cirúrgica? Experiências de um programa de residência em Cirurgia Geral. **ABCD**: Arq. Bras. Cir. Dig., São Paulo, v. 31, n. 4, 2018.

LEMOS, F. M. F. C. *et al*. Acquisition of skills in videolaparoscopic surgery by residents in General Surgery after training in a high fidelity simulator. **Sci. Med. (Porto Alegre)**, Porto Alegre, v. 28, n. 1, 2018.

LIMA, G. P. V. Ensino em serviço de enfermeiras obstétricas na modalidade de residência: o papel da preceptoria. **Cogitare Enferm.**, Curitiba, v. 24, 2019.

MALAVAZZI, G. R. *et al*. Reverse order method for teaching cataract surgery to residents. **BMJ Open Ophthalmology**, [London], v. 4, n. 1, 2019.

MALUF, M. A. *et al.* Cardiovascular surgery residency program: training coronary anastomosis using the arroyo simulator and Unifesp models. **Braz. J. Cardiovasc. Surg.**, São Paulo, v. 30, n. 5, p. 562-570, Sept./Oct. 2015.

MARTINEZ-SILVEIRA, M. S.; ODDONE, N. Information-seeking behavior of medical residents in clinical practice in Bahia, Brazil. **J. Med. Libr. Assoc.**, Chicago, v. 96, n. 4, p. 381-384, Oct. 2008.

MATTEI, T. A. *et al.* Implementing "free-hand" technique training for pedicle screw instrumentation in neurosurgical residency. **J. Bras. Neurocir.**, São Paulo, v. 21, n. 2, p. 80-87, 2010.

PEÇANHA, A. J. Análise e avaliação quanto à quantidade e qualificação dos preceptores das residências médicas em Gastrenterologia no Brasil. **GED Gastroenterol. Endosc. Dig.**, São Paulo, v. 13, n. 4, p. 157-163, Dic. 1994.

PIAZZOLLA, L. P.; SCORALICK, F. M.; SOUSA, J. B. Clube de revista como estratégia de aprendizado na residência médica. **Brasília Méd.**, Brasília, DF, v. 49, n. 1, 2012.

POCHAT, V. D. *et al.* Atividades de dissecção de cadáveres e residência médica: relato da experiência do serviço de cirurgia plástica do Hospital Universitário Professor Edgard Santos da Universidade Federal da Bahia. **Rev. Bras. Cir. Plást.**, São Paulo, 26, n. 4, p. 561-565, 2011.

RIBEIRO, K. R. B. *et al.* Ensino nas residências em Saúde: conhecimento dos preceptores sob análise de Shulman. **Rev. Bras. Enferm.**, Brasília, DF, v. 73, n. 4, jun. 2020.

RODRIGUES, J. M. *et al.* Projetos políticos e pedagógicos de residência de Enfermagem ao Idoso na perspectiva freiriana. **Rev. Bras. Enferm.**, Brasília, DF, v. 72, nov. 2019. Supl. 2, p. 36-42.

ROMÃO, G. S.; SÁ, M. F. S. Preceptoria e capacitação de preceptores de residência: tendências atuais. **Femina**, Rio de Janeiro, v. 47, n. 4, p. 224-226, 2019.

SALES, I. C. B.; BARROS FILHO, E. M.; OLIVEIRA, C. M. C. Registro clínico baseado em problemas como instrumento para desenvolver competências em programa de residência médica. **Rev. Bras. Educ. Méd.**, Rio de Janeiro, v. 45, n. 2, 2021.

SANTOS, E. G. *et al.* Avaliação da preceptoria na residência médica em Cirurgia Geral, no centro cirúrgico, comparação entre um hospital universitário e um hospital não universitário. **Rev. Col. Bras. Cir.**, Rio de Janeiro, v. 39, n. 6, p. 547-552, 2012.

SAVI, M. G. M.; SILVA, E. L. O uso da informação e a prática clínica de médicos residentes. **Perspect. Ciênc. Inf.**, Belo Horizonte, v. 16, n. 3, p. 232-254, set. 2011.

SETUBAL, M. S. V. *et al.* Breaking bad news training program based on video reviews and Spikes strategy: what do Perinatology residents think about it? **Rev. Bras. Ginecol. Obstet.**, Rio de Janeiro, v. 39, n. 10, p. 552-559, Oct. 2017.

SETUBAL, M. S. V. *et al.* Improving perinatology residents' skills in breaking bad news: a randomized intervention study. **Rev. Bras. Ginecol. Obstet.**, São Paulo, v. 40, n. 3, p. 137-146, Mar. 2018.

SILVA, J. P. *et al.* Randomized study of effectiveness of computerized ultrasound simulators for an introductory course for residents in Brazil. **J. Educ. Eval. Health. Prof.**, Chuncheon, KOR, v. 13, p. 16, 2016.

SILVA, L. C. B. A. *et al.* Preliminary study of a teaching model for ultrasound-guided peripheral nerve blockade and effects on the learning curve in Veterinary Anesthesia residents. **Vet. Anaesth. Analg.**, Oxford, v. 44, n. 3, p. 684-687, May 2017.

SÓRIA, H. L. Z. *et al.* Histerectomia e as doenças ginecológicas benignas: o que está sendo praticado na residência médica no Brasil? **Rev. Bras. Ginecol. Obstet.**, Rio de Janeiro, v. 29, n. 2, p. 67-73, 2007.

SOUZA, S. V.; FERREIRA, B. J. Preceptoria: perspectivas e desafios na residência multiprofissional em Saúde. **ABCS Health Sci.**, Santo André, v. 44, n. 1, p. 15-21, 2019.

TEIXEIRA, D. F. *et al.* Simulation in pediatric videosurgery: training with simple and reproducible exercises elaborated by residents. **J. Laparoendosc. Adv. Surg. Tech. A.**, New York, v. 29, n. 10, p. 1362-1367, Oct. 2019.

TORRICELLI, F. C. *et al.* Laparoscopic skill laboratory in urological surgery: tools and methods for resident training. **Int. Braz. J. Urol.**, Rio de Janeiro, v. 37, n. 1, p. 108-111, Jan./Feb. 2011.

VILLAR, M. A. M.; CARDOSO, M. H. C. A. Residência médica em Pediatria: no campo de prática. **Cad. Saúde Pública**, Rio de Janeiro, v. 18, n. 1, p. 329-339, 2002.

ZOPPE, E. H. C. C. *et al.* Teaching psychodynamics to Psychiatric residents through psychiatric outpatient interviews. **Acad. Psychiatry**, Washington, v. 33, n. 1, p. 51-55, 2009.

APÊNDICE M

OBJETO-ÊNFASE 4

Estratégias educacionais mediadas por tecnologias

CARVALHO, K. M. *et al.* Experience with an internet-based course for Ophthalmology residents. **Rev. Bras. Educ. Méd.**, Rio de Janeiro, v. 36, n. 1, p. 63-67, Mar. 2012.

OLIVEIRA, J. A. A. Avaliação do ensino e treinamento de otorrinolaringologia nas residências médicas brasileiras. **Rev. Bras. Otorrinolaringol.**, Rio de Janeiro, v. 58, n. 3, p. 159-175, 1992.

APÊNDICE N

OBJETO-ÊNFASE 5

Perspectivas de residentes, ex-residentes, preceptores e gestores sobre a oferta de programas de residência

BEVILACQUA, R. G.; SAMPAIO, S. A.; AZEVEDO, A. C. Situação de trabalho de médicos egressos de programas de residência médica no estado de São Paulo. **Rev. Assoc. Med. Bras.**, São Paulo, v. 38, n. 3, p. 127-137, jul./set. 1992.

BOTTI, S. H. O.; REGO, S. T. A. Docente-clínico: o complexo papel do preceptor na residência médica. **Physis (Rio J.)**, Rio de Janeiro, v. 21, n. 1, p. 65-85, 2011.

COSTA, A. C. A. C.; COSTA, N. M. S. C.; PEREIRA, E. R. S. Educational environment assessment by multiprofessional residency students: new horizons based on evidence from the Dreem. **Med. Sci. Educ.**, New York, v. 31, n. 2, p. 429-437, Apr. 2021.

DE MARCO, M. A. et al. Medical residency: factors relating to "difficulty in helping" in the resident physician-patient relationship. **São Paulo Med. J.**, São Paulo, v. 129, n. 1, p. 5-10, 2011.

DEMOGALSKI, J. T. et al. Qualificação da residência multiprofissional em Saúde: opiniões críticas de preceptores. **Rev. Pesqui. (Univ. Fed. Estado Rio J.)**, Rio de Janeiro, v. 13, p. 136-143, 2021.

DENADAI, R. et al. Treinamento formal em documentação fotográfica bidimensional padronizada durante a residência em Cirurgia Plástica. **Rev. Bras. Cir. Plást.**, São Paulo, v. 33, n. 4, p. 609-618, 2018.

FOCACCIA, R.; ELIAS, P. M.; AMATO NETO, V. Residência médica em Doenças Infecciosas e Parasitárias no Hospital das Clínicas da Faculdades de Medicina da Universidade de São Paulo. **Rev. Hosp. Clin. Fac. Med. Univ. São Paulo**, São Paulo, v. 43, n. 3, p. 171-175, jun. 1988.

GADELHA, A. K. S.; BARRETO, I. C. H. C. Residência integrada em Saúde: percepção dos atores da ênfase em saúde da família e comunidade. **Interface (Botucatu)**, Botucatu, v. 22, set. 2018. Supl. 1, p. 1.339-1.351.

HERBELLA, F. A. M. *et al.* Avaliação do treinamento e expectativas profissionais em residentes de Cirurgia. **Rev. Col. Bras. Cir.**, Rio de Janeiro, v. 38, n. 4, p. 280-284, 2011.

LAFRAIA, F. M. *et al.* Attitudes and experiences during training and professional expectations in generation-y surgical residents. **AMB Rev. Assoc. Med. Bras.**, São Paulo, v. 65, n. 3, p. 348-354, 2019.

LAMOUNIER, J. A.; PEREIRA, A. A.; OLIVEIRA, H. N. Proposta de residência médica integrada com o mestrado na Faculdade de Medicina da UFMG: uma avaliação junto aos residentes. **Rev. Hosp. Clin. Fac. Med. Univ. São Paulo**, São Paulo, v. 51, n. 4, p. 147-149, 1996.

LEVI, G. C. Quinze anos de residência médica em Moléstias Infecciosas e Parasitárias. **Rev. Méd. IAMSPE**, São Paulo, v. 12, n. 1/4, p. 13-17, 1981.

LIMA, E. J. F. *et al.* Reasons for choosing a reference hospital during the application for medical residency programs: a cross-sectional study. **Adv. Med. Educ. Pract.**, Auckland, NZ, v. 12, p. 273-279, 2021.

LIMA, M. D. C.; ARAÚJO, E. C.; LIMA, A. P. O. A imagem da psiquiatria segundo os médicos residentes do Hospital Universitário da Universidade Federal da Paraíba. **CCS**, João Pessoa, v. 7, n. 2, p. 36-39, abr. 1985.

LOPES, G. T.; BAPTISTA, S. S. O desafio da convivência: o cotidiano dos atores que integram a residência de Enfermagem no Hospital Universitário Pedro Ernesto - Hupe/Uerj. **Rev. Enferm. Uerj**, Rio de Janeiro, v. 6, n. 1, p. 233-242, jun. 1998.

LOURENÇÃO, L. G. Work engagement among participants of residency and professional development programs in Nursing. **Rev. Bras. Enferm.**, Brasília, DF, v. 71, p. 1.487-1.492, 2018.

MACHADO, L. D. S. *et al.* Representações de profissionais residentes acerca das estratégias pedagógicas utilizadas no processo formativo da residência multiprofissional. **Rev. Esc. Enferm. USP**, São Paulo, v. 52, 2018b.

MACHIN, R. *et al.* Formação médica e assistência aos processos de abortamento: a perspectiva de residentes de duas universidades públicas em São Paulo, Brasil. **Interface (Botucatu)**, Botucatu, v. 23, jun. 2019.

MAGNABOSCO, G. *et al.* Opinião de egressos sobre o curso de residência em Gerência dos Serviços de Enfermagem. **Semina. Cienc. Biol. Saúde.**, Londrina, v. 36, n. 1, 2015. Supl. 1, p. 73-80.

MARCOLINO, J. A. M. *et al*. Tutoria com médicos residentes em Anestesiologia: o programa da Irmandade da Santa Casa de Misericórdia de São Paulo. **Rev. Bras. Anestesiol.**, Rio de Janeiro, v. 54, n. 3, p. 438-447, jun. 2004.

MATOS, F. V. *et al*. Egressos da residência de Medicina de Família e Comunidade em Minas Gerais. **Rev. Bras. Educ. Méd.**, Rio de Janeiro, v. 38, n. 2, p. 198-204, 2014.

MENDES, R. L. F.; SANTOS, A. M. C.; FREIRE, A. M. L. Perfil e trajetória profissional dos egressos da residência médica em Oftalmologia do estado de Alagoas. **Rev. Bras. Oftalmol.**, Rio de Janeiro, v. 79, n. 4, p. 253-257, 2020.

MILLAN, T.; CARVALHO, K. M. Satisfaction with Ophthalmology residency training from the perspective of recent graduates: a cross-sectional study. **BMC Medical Education**, London, v. 13, May 2013.

NETO, J. A. *et al*. Perfil dos residentes do Hospital Universitário da Universidade Federal de Juiz de Fora. **HU Rev.**, Juiz de Fora, v. 31, n. 3, p. 11-16, 2005.

NUNES, K. C.; NOGUEIRA, A. C. C.; LIMA, F. L. T. Perfil dos egressos de serviço social do programa de residência multiprofissional em Oncologia do Inca. **Tempus**, Brasília, DF, v. 10, n. 4, p. 111-128, dez. 2016.

OLIVEIRA FILHO, G. R.; STURM, E. J. H.; SARTORATO, A. E. Compliance with common program requirements in Brazil: its effects on resident's perceptions about quality of life and the educational environment. **Acad. Med.**, Philadelphia, v. 80, n. 1, p. 98-102, 2005.

PEREIRA, C. S. F; TAVARES, C. M. M. Significado da modalidade de preceptoria no âmbito da residência multiprofissional em Saúde num hospital universitário. **Rev. Cuba. Enferm.**, Havana, v. 32, n. 4, 2016.

PESSA, R. P.; OLIVEIRA, J. E. D.; SANTOS, J. E. Residência em Nutrição: resultados de 11 anos de existência como curso de especialização. **Rev. Nutr. Puccamp**, Campinas, v. 3, n. 2, p. 158-167, dez. 1990.

PICCINATO, C. E. *et al*. Characteristics of role models who influenced medical residents to choose surgery as a specialty: exploratory study. **São Paulo Med. J.**, São Paulo, v. 135, n. 6, p. 529-534, Nov./Dic. 2017.

PINTO, F. C. F. *et al*. Perfil dos egressos da residência médica em Cirurgia Geral de uma universidade do interior paulista. **Rev. Bras. Educ. Méd.**, Rio de Janeiro, v. 42, n. 4, 2018.

RAMOS, T. M.; RENNÓ, H. M. S. Formação na residência de Enfermagem na atenção básica/saúde da família sob ótica dos egressos. **Rev. Gaúcha Enferm.**, Porto Alegre, v. 39, ago. 2018.

RASSLAN, S. et al. Perfil do residente de Cirurgia Geral: quais as mudanças no século XXI? **Rev. Col. Bras. Cir.**, Rio de Janeiro, v. 45, n. 2, 2018.

RODRIGUES, E. T. et al. Perfil e trajetória profissional dos egressos da residência em Medicina de Família e Comunidade do estado de São Paulo. **Rev. Bras. Educ. Méd.**, Rio de Janeiro, v. 41, n. 4, 2017.

SANT'ANA, E. R. R. B.; PEREIRA, E. R. S. Preceptoria médica em serviço de emergência e urgência hospitalar na perspectiva de médicos. **Rev. Bras. Educ. Méd.**, Rio de Janeiro, v. 40, n. 2, p. 204-215, jun. 2016.

SANTOS, V. P.; WHITAKER, I. Y.; ZANEI, S. S. V. Especialização em Enfermagem modalidade residência em unidade de terapia intensiva: egressos no mercado de trabalho. **Rev. Gaúcha Enferm.**, Porto Alegre, v. 28, n. 2, p. 193-199, jun. 2007.

SILVA, C. A. et al. Pediatras após a residência médica: um questionário sobre dados e problemas pessoais/profissionais. **Rev. Paul. Pediatr.**, São Paulo, v. 39, 2020.

SILVA, G. C. C.; KOCH, H. A.; SOUSA, E. G. O perfil do médico em formação em radiologia e diagnóstico por imagem. **Radiol. Bras.**, Rio de Janeiro, v. 40, n. 2, p. 99-103, abr. 2007.

SILVA, J. C. et al. Percepção dos residentes sobre sua atuação no programa de residência multiprofissional. **Acta Paul. Enferm.**, São Paulo, v. 28, n. 2, p. 132-138, 2015.

TOMASICH, F. D. S. et al. Current perspectives in Surgical Oncology medical residency. **Appl. Cancer Res.**, Ribeirão Preto, v. 26, n. 2, p. 61-65, 2006.

VELHO, M. T. A. C. et al. Residência médica em um hospital universitário: a visão dos residentes. **Rev. Bras. Educ. Méd.**, Rio de Janeiro, v. 36, n. 3, p. 351-357, 2012.

VENTURA, C. V. O. C. et al. Características e deficiências dos programas de pós-graduação em Oftalmologia no Brasil segundo pós-graduandos participantes. **Rev. Bras. Oftalmol.**, Rio de Janeiro, v. 71, n. 3, p. 173-179, maio/jun. 2012.

WUILLAUME, S. M.; BATISTA, N. A. O preceptor na residência médica em Pediatria: principais atributos. **J. Pediatr. (Rio J.)**, Rio de Janeiro, v. 76, n. 5, p. 333-338, 2000.

APÊNDICE O

OBJETO-ÊNFASE 6

Instâncias e mecanismos de gestão e governança

ALBUQUERQUE, C. P.; SANTOS-NETO, L. L. Evolução da formação de reumatologistas no Brasil: a opção pela residência médica. **Rev. Bras. Reumatol. Engl. Ed.**, Campinas, v. 57, n. 6, p. 507-513, nov./dez. 2017.

ALESSIO, M. M.; SOUSA, M. F. Regulação da formação de especialistas: inter-relações com o Programa Mais Médicos. **Physis (Rio J.)**, Rio de Janeiro, v. 26, n. 2, p. 633-667, 2016.

BARBOSA, H. A residência médica no Brasil. **Resid. Méd. (Brasília)**, Brasília, DF, v. 6, n. 1/2, p. 2-12, 1984.

BARBOSA, L. T. O ensino pós-graduado de Pediatria no programa de residência do Hospital dos Servidores do Estado. **Rev. Bras. Med.**, Rio de Janeiro, v. 26, n. 12, p. 726-729, 1969.

BARRÊTO, D. S. et al. The More Doctors Program and Family and Community Medicine residencies: articulated strategies of expansion and interiorization of medical education. **Interface (Botucatu)**, Botucatu, v. 23, 2019a. Suppl. 1.

BEKER, K. K.; FELICIANO, A. B.; MACHADO, M. L. T. Atuação como apoiadores em saúde: reflexões sobre a formação na residência multiprofissional. **Tempus**, Brasília, DF, v. 10, n. 4, p. 151-169, dez. 2016.

BEVILACQUA, R. G.; SAMPAIO, S. A. P.; AZEVEDO, A. C. Una experiencia de administración de programas de residencia médica. **Educación Médica y Salud**, Washington, v. 24, n. 4, p. 448-451, 1990.

CALIL, L. C. Verificação do cumprimento das exigências feitas pela Comissão Nacional de Residência Médica nos programas de residência médica em Psiquiatria do estado de São Paulo no ano de 1993. **J. Bras. Psiquiatr.**, Rio de Janeiro, v. 48, n. 8, p. 367-374, ago. 1999.

DUARTE, J. E. S. *et al.* A gestão municipal e a residência multiprofissional em Saúde da família: a experiência de Marília-SP. **Divulg. Saúde Debate**, Londrina, n. 32, p. 11-18, maio 2005.

FERREIRA, O. S.; FIGUEIRA, F. Requisitos ideais para um programa de residência médica em Pediatria nos países em desenvolvimento. **AMB Rev. Assoc. Med. Bras.**, São Paulo, v. 24, n. 7, p. 258-260, 1978.

FEUERWERKER, L. Mudanças na educação médica e residência médica no Brasil. **Interface (Botucatu)**, Botucatu, v. 2, n. 3, p. 51-71, ago. 1998.

FORSTER, A. C.; JORGE, J. H. S.; PRÓSPERO, U. O. S. Considerações sobre a residência médica em Ribeirão Preto: 1988. **Saúde em Debate**, Rio de Janeiro, n. 30, p. 79-82, dez. 1990.

IZECKSOHN, M. M. V. *et al.* Preceptoria em Medicina de Família e Comunidade: desafios e realizações em uma atenção primária à saúde em construção. **Ciên. Saúde Colet.**, Rio de Janeiro, v. 22, n. 3, p. 737-746, mar. 2017.

JUSTINO, A. L. A.; OLIVER, L. L.; MELO, T. P. Implantação do programa de residência em Medicina de Família e Comunidade da Secretaria Municipal de Saúde do Rio de Janeiro, Brasil. **Ciên. Saúde Colet.**, Rio de Janeiro, v. 21, n. 5, p. 1.471-1.480, maio 2016.

LANA-PEIXOTO, M. A. A residência médica e o título de especialista em Neurologia. **Arq. Neuropsiquiatr.**, São Paulo, v. 47, n. 4, p. 503-505, dez. 1989.

LOPES, A. C.; OLIVEIRA, H. R.; CUNHA, C. L. A residência médica no Brasil. **Rev. Soc. Bras. Clín. Méd.**, São Paulo, v. 4, n. 1, p. 16-23, fev. 2006.

LOPES, G. T.; BAPTISTA, S. S. A trajetória da residência de Enfermagem no Brasil. **Esc. Anna Nery Rev. Enferm.**, Rio de Janeiro, v. 3, n. 1, p. 58-71, abr. 1999.

MARTINS, G. D. M. *et al.* Implementation of multi-professional Healthcare residency at a federal university: historical trajectory. **Rev. Gaúch. Enferm.**, Porto Alegre, v. 37, n. 3, Aug. 2016.

NASCIMENTO, D. D. G.; OLIVEIRA, M. A. C. A política de formação de profissionais da saúde para o SUS: considerações sobre a residência multiprofissional em Saúde da família. **Reme Rev. Min. Enferm.**, Belo Horizonte, v. 10, n. 4, p. 435-439, 2006.

OLIVEIRA, F. P. *et al.* Brazilian More Doctors Program: assessing the implementation of the Education Axis from 2013 to 2015. **Interface (Botucatu)**, Botucatu, v. 23, 2019a. Suppl. 1.

PETTA, H. L. Formação de médicos especialistas no SUS: descrição e análise da implementação do Programa Nacional de Apoio à Formação de Médicos Especialistas em Áreas Estratégicas (Pró-Residência). **Rev. Bras. Educ. Méd.**, Rio de Janeiro, v. 37, n. 1, p. 72-79, 2013.

ROSA, I. L. Residência médica e hospital: vantagens e desvantagens. **Rev. Paul. Hosp.**, São Paulo, v. 29, n. 8, p. 242-246, 1981.

SAMPAIO, S. A. P. *et al.* O programa de residência médica do Governo do Estado de São Paulo: análise histórica e tendências de desenvolvimento. **Cad. Fundap**, São Paulo, n. 21, p. 216-227, 1997.

SANTOS, E. G. Residência médica em Cirurgia Geral no Brasil: muito distante da realidade profissional. **Rev. Col. Bras. Cir.**, Rio de Janeiro, v. 36, n. 3, p. 271-276, jul. 2009.

SANTOS, M. A. Uma nova residência. **Pediatria (São Paulo)**, São Paulo, v. 4, n. 2, p. 85-87, 1982.

SILVA, A. D. B.; JOGAIB, J. C.; JOSÉ, F. F. Residência odontológica no Hospital da Companhia Siderúrgica Nacional e a Escola de Odontologia de Volta Redonda. **An. Hosp. Sider. Nac.**, Volta Redonda, v. 5, n. 4, p. 27-36, 1981.

SIMAS, K. B. F. *et al.* A residência de Medicina de Família e Comunidade no Brasil: breve recorte histórico. **Rev. Bras. Med. Fam. Comunidade**, Rio de Janeiro, v. 13, n. 40, p. 1-13, dez. 2018.

SOUSA, E. G. A residência médica em Pneumologia no Brasil. **J. Bras. Pneumol.**, Brasília, DF, v. 30, n. 3, p. 253-259, jun. 2004.

SOUZA, E. G. Situação atual dos programas de residência médica. **Rev. Bras. Coloproctol.**, Rio de Janeiro, v. 3, n. 4, p. 163-166, 1983.

STORTI, M. M. T.; OLIVEIRA, F. P.; XAVIER, A. L. A expansão de vagas de residência de Medicina de Família e Comunidade por municípios e o Programa Mais Médicos. **Interface (Botucatu)**, Botucatu, v. 21, 2017. Supl. 1, p. 1.301-1.313.

VIEIRA, A. E. Considerações sobre a residência médica e os cursos de especialização na área médica clínica. **AMB Rev. Assoc. Med. Bras.**, São Paulo, v. 22, n. 10, p. 399-400, 1976.

XIMENES FILHO, J. A.; SILVA, M. G. C. Otorhinolaryngology medical residency in Ceará in 2003: openings and applicants profiles. **Braz. J. Otorhinolaryngol.**, São Paulo, v. 72, n. 6, p. 826-830, Nov./Dic. 2006a.

YUNES, J.; WINGE, M. E.; HERRERA, N. A. Residência na área da Saúde. **AMB Rev. Assoc. Med. Bras.**, São Paulo, v. 25, n. 7, p. 260-264, 1979.

APÊNDICE P

OBJETO EXTRAÊNFASE (OBJETO 7)

Avaliação de programas

ABATH, G. M. Medicina familiar no Brasil. **Educ. Med. Salud**, Washington, v. 19, n. 1, p. 48-73, 1985.

AZEVEDO, A. C.; BEVILACQUA, R. G.; SAMPAIO, S. A. P. Capacidade de formação dos programas de residência médica no estado de São Paulo: abordagem quantitativa. O caso da Pediatria. **Rev. Bras. Educ. Méd.**, Rio de Janeiro, v. 13, n. 1-3, p. 5-14, dez. 1989.

BATISTA, K. T.; PACHECO, L. M. S.; SILVA, L. M. Avaliação dos programas de residência médica em Cirurgia Plástica no Distrito Federal. **Rev. Bras. Cir. Plást.**, São Paulo, v. 28, n. 1, p. 20-28, mar. 2013.

BOTEGA, N. J. Residência de Psiquiatria no hospital geral: uma enquete nacional. **J. Bras. Psiquiatr.**, Rio de Janeiro, v. 40, n. 8, p. 419-422, set. 1991.

CALIL, L. C.; CONTEL, J. O. B. Estudo dos programas de residência médica em Psiquiatria do estado de São Paulo no ano de 1993. **Rev. Bras. Psiquiatr.**, São Paulo, v. 21, n. 3, p. 139-144, 1999.

CARNEIRO, N. G. D. *et al*. Integração das residências de Medicina de Família e Comunidade do estado de Pernambuco utilizando videoconferência. **Rev. Bras. Ciênc. Saúde**, Brasília, DF, v. 18, n. 3, p. 235-240, 2014.

CASTRO, V. S.; NÓBREGA-THERRIEN, S. M. Residência de Medicina de Família e Comunidade: uma estratégia de qualificação. **Rev. Bras. Educ. Méd.**, Rio de Janeiro, v. 33, n. 2, p. 211-220, 2009.

CRESPO, A. N. Protocolo de avaliação e classificação dos programas de residência e de especialização em Otorrinolaringologia no Brasil. **Braz. J. Otorhinolaryngol.**, São Paulo, v. 79, n. 5, set./out. 2013. Supl. 1, p. 2-35.

GOMES, F. M. S. *et al*. O ensino médico na atenção primária em pediatria: um programa para os residentes no Centro de Saúde-Escola da FMUSP. **Pediatria (São Paulo)**, São Paulo, v. 23, n. 1, p. 52-59, 2001.

PAIZ, J. C.; DALLEGRAVE, D. Avaliação de um programa de residência multiprofissional como tecnologia educativa para consolidação do quadrilátero da formação em saúde. **Saúde Redes**, Porto Alegre, v. 3, n. 1, p. 18-26, 2017.

PONTE NETO, O. A. *et al.* Auto avaliação como estratégia educativa no contexto do programa de residência multiprofissional em Saúde da Família e Saúde Mental. **Tempus (Brasília)**, Brasília, DF, v. 10, n. 4, p. 247-263, 2016.

SANCHEZ, N. R.; RODRIGUES, C. I. S. Avaliação de um programa de residência médica em Ginecologia e Obstetrícia. **Rev. Bras. Educ. Méd.**, Rio de Janeiro, v. 44, n. 2, 2020.

SANTOS, R. A.; SNELL, L.; NUNES, M. P. T. Evaluation of the impact of collaborative work by teams from the National Medical Residency Committee and the Brazilian Society of Neurosurgery: retrospective and prospective study. **São Paulo Med. J.**, São Paulo, v. 134, n. 2, p. 103-109, 2016.

APÊNDICE Q

OBJETO EXTRAÊNFASE (OBJETO 8)

Oferta de vagas/provimento de especialistas

BOÉCHAT, A. L. *et al.* Proposta de um programa básico para a formação do médico residente em Radiologia e Diagnóstico por Imagem. **Radiol. Bras.**, Rio de Janeiro, v. 40, n. 1, p. 33-37, 2007.

CAMPOS, C. E. A.; IZECKSOHN, M. M. V. Análise do perfil e da evolução dos programas de residência em Medicina de Família e Comunidade no Brasil. **Rev. APS**, Juiz de Fora, v. 13, n. 2, abr./jun. 2010.

MARTINS, E. M. L. R. *et al.* Política de residência médica e carência de especialistas em ginecologia e obstetrícia no sus em Pernambuco. **Trab. Educ. Saúde**, Rio de Janeiro, v. 15, n. 3, p. 843-856, 2017.

MOURA-RIBEIRO, M. V. L.; SANCHES, C. S.; CIASCA, S. M. Residência médica em Neurologia Infantil no Brasil. **Arq. Neuropsiquiatr.**, São Paulo, v. 58, n. 3a, p. 777-780, set. 2000.

OLIVEIRA, R. A.; MARRONI, C. A. Residência médica: 25 anos no Brasil. **Diagn. tratamento**, São Paulo, v. 8, n. 1, p. 31-34, mar. 2003.

SANTOS, J. S., MARTINS, E. M. L. R.; ALMEIDA, T. C. Formação médica no SUS em Pernambuco: oferta de vagas de residência médica (2012 -2017). **Espaç. Saúde**, Curitiba, v. 19, n. 2, p. 8-19, 2018.

SARMENTO, L. F. *et al.* A distribuição regional da oferta de formação na modalidade residência multiprofissional em Saúde. **Saúde Debate**, Londrina, v. 41, n. 113, p. 415-424, 2017.

SILVA, L. O.; MELO, I. B.; TEIXEIRA, L. A. S. Interface entre oferta de vagas de residência médica, demanda por médicos especialistas e mercado de trabalho. **Rev. Bras. Educ. Méd.**, Rio de Janeiro, 43, n. 1, 2019. Supl. 1, p. 119-126.

SILVA, M. G. C.; ARREGI, M. M. U. Residência médica na área de Cancerologia no Brasil: distribuição dos programas e da oferta de vagas por região em 2003. **Rev. Bras. Cancerol.**, Rio de Janeiro, v. 51, n. 1, p. 5-13, 2005.

SILVA, M. G. C.; ARREGI, M. M. U.; MATOS, C. M. M. Residência médica na área de Cancerologia no Brasil: distribuição dos programas e da oferta de vagas por região em 2010. **Rev. Bras. Cancerol.**, Rio de Janeiro, v. 59, n. 1, p. 25-31, 2013.

SILVA, M. G. C.; ROCHA FILHO, F. S. Residência médica em Clínica Médica no Ceará em 2003: oferta de vagas e perfil da concorrência. **Rev. Bras. Educ. Méd.**, Rio de Janeiro, v. 31, n. 2, p. 127-136, 2007.

SOUSA, E. G.; KOCH, H. A. A residência médica em Diagnóstico por Imagem no Brasil. **Rev. Bras. Educ. Méd.**, Rio de Janeiro, v. 27, n. 2, p. 125-133, 2003.

XIMENES FILHO, J. A.; SILVA, M. G. C. Residência médica em Otorrinolaringologia no Ceará em 2003: oferta de vagas e perfil da concorrência. **Rev. Bras. Otorrinolaringol.**, São Paulo, v. 72, n. 6, p. 826-830, 2006.

APÊNDICE R

OBJETO EXTRAÊNFASE (OBJETO 9)

Formação e práticas multiprofissionais/interprofissionais

ARAÚJO, T. A. M. *et al.* Multiprofissionalidade e interprofissionalidade em uma residência hospitalar: o olhar de residentes e preceptores. **Interface (Botucatu)**, Botucatu, v. 21, n. 62, p. 601-613, set. 2017.

BERNARDO, M. S. *et al.* A formação e o processo de trabalho na residência multiprofissional em Saúde como estratégia inovadora. **Rev. Bras. Enferm.**, Brasília, DF, v. 73, n. 6, set. 2020.

CASANOVA, I. A.; BATISTA, N. A.; MORENO, L. R. A educação interprofissional e a prática compartilhada em programas de residência multiprofissional em Saúde. **Interface (Botucatu)**, Botucatu, v. 22, 2018. Supl. 1, p. 1.325-1.337.

COÊLHO, B. M.; ZANETTI, M. V.; LOTUFO NETO, F. Residência em Psiquiatria no Brasil: análise crítica. **Rev. Psiquiatr. Rio Gd. Sul.**, Porto Alegre, v. 27, n. 1, p. 13-22, abr. 2005.

FERNANDES, C. R. *et al.* Implantação de residência em Anestesiologia no interior do Nordeste do Brasil: impacto nos processos de trabalho e na motivação profissional. **Rev. Bras. Anestesiol.**, Rio de Janeiro, v. 65, n. 2, p. 155-161, 2015.

FERREIRA, R. C.; VARGA, C. R. R.; SILVA, R. F. Trabalho em equipe multiprofissional: a perspectiva dos residentes médicos em Saúde da Família. **Ciênc. Saúde Colet.**, Rio de Janeiro, v. 14, 2009. Supl. 1, p. 1.421-1.428.

SALVADOR, A. S. *et al.* Construindo a multiprofissionalidade: um olhar sobre a residência multiprofissional em Saúde da Família e Comunidade. **Rev. Bras. Ciênc. Saúde**, João Pessoa, v. 15, n. 3, dez. 2011.

SIQUEIRA, V. N. *et al.* Training program for Cardiology residents to perform focused cardiac ultrasound examination with portable device. **Echocardiography.**, New York, v. 32, n. 10, p. 1455-1462, Oct. 2015.

APÊNDICE S

OBJETO EXTRAÊNFASE (OBJETO 10)

Processo de trabalho/educação permanente em saúde

BAPTISTA, F. V. D. *et al.* Contributions of residents from multiple specializations in managing the Covid-19 pandemic in the largest public hospital Brazil. **Clinics (São Paulo)**, São Paulo, v. 75, 2020.

BRITO, L. G. O. *et al.* Impact of Covid-19 on Brazilian medical residencies in Obstetrics and Gynecology. **Int. J. Gynaecol. Obstet.**, Baltimore, v. 150, n. 3, p. 411-412, Sept. 2020.

MELO, D. S.; OLIVEIRA, M. H.; PERSEGUINO, M. G. Análise da incorporação de ferramentas para o apoio matricial em um programa de residência multiprofissional em Saúde. **Rev. Gest. Sist. Saúde.**, São Paulo, v. 9, n. 3, p. 535-553, set./dez. 2020.

NASCIMENTO, L. A.; TRAMONTINI, C. C.; GARANHANI, M. L. O processo de aprendizagem do residente de Anestesiologia: uma reflexão sobre o cuidado ao paciente. **Rev. Bras. Educ. Méd.**, Brasília, DF, v. 35, n. 3, p. 350-358, set. 2011.

NEVES, T. M.; OLIVEIRA, A. S. Diagnóstico das ações de saúde de residentes multiprofissionais na atenção básica. **Rev. APS**, Juiz de Fora, v. 18, n. 3, 2015.

REZENDE, G. L. *et al.* A qualidade de vida entre os residentes de Otorrinolaringologia do Distrito Federal. **Braz. J. Otorhinolaryngol.**, São Paulo, v. 77, n. 4, p. 466-472, 2011.

TORRES, R. A. T.; FISCHER, F. M. Time management of Internal Medicine medical residentes. **Rev. Assoc. Med. Bras.**, São Paulo, v. 65, n. 8, p. 1.048-1.054, 2019.

APÊNDICE T

OBJETO EXTRAÊNFASE (OBJETO 11)

Saúde/qualidade de vida dos residentes

ABREU-REIS, P. *et al.* Psychological aspects and quality of life in medical residency. **Rev. Col. Bras. Cir.**, Rio de Janeiro, v. 46, n. 1, Mar. 2019.

GOUVEIA, P. A. D. *et al.* Factors associated with burnout syndrome in medical residents of a university hospital. **Rev. Assoc. Med. Bras.**, São Paulo, v. 63, n. 6, p. 504-511, June 2017.

GUIDO, L. G. *et al.* Burnout syndrome in multiprofessional residents of a public university. **Rev. Esc. Enferm. USP.**, São Paulo, v. 46, n. 6, p. 1.477-1.482, Dic. 2012.

MACEDO, P. C. M. *et al.* Health-related quality of life predictors during medical residency in a random, stratified sample of residents. **Rev Bras. Psiquiatr.**, Rio de Janeiro, v. 31, n. 2, p. 119-124, June 2009.

NOGUEIRA-MARTINS, L. A.; STELLA, R. C. R.; NOGUEIRA, H. E. A pioneering experience in Brazil: the creation of a center for assistance and research for medical residents (Napreme) at the Escola Paulista de Medicina, Federal University of São Paulo. **São Paulo Med. J.**, São Paulo, v. 115, n. 6, p. 1570-1574, Dic. 1997.

PETERLINI, M. *et al.* Anxiety and depression in the first year of medical residency training. **Med. Educ.**, Oxford, v. 36, n. 1, p. 66-72, Jan. 2002.

REZENDE, G. L. *et al.* A qualidade de vida entre os residentes de Otorrinolaringologia do Distrito Federal. **Braz. J. Otorhinolaryngol.**, São Paulo, v. 77, n. 4, p. 466-472, 2011.

APÊNDICE U

OBJETO EXTRAÊNFASE (OBJETO 12)

Processos seletivos/escolha da especialidade

CUTAIT, R. *et al.* Exame para ingresso na residência médica de coloproctologia: a experiência do Hospital Sírio Libanês (São Paulo, SP). **Rev. Bras. Colo-Proctol.**, Rio de Janeiro, v. 26, n. 4, p. 394-398, out./dez. 2006.

NEVES, F. B. C. S. *et al.* Motivos relacionados à escolha da medicina intensiva como especialidade por médicos residentes. **Rev. Bras. Ter. Intensiva**, Rio de Janeiro, v. 21, n. 2, p. 135-140, 2009.

PONTES, S. M.; TORREÃO, L. A. Influência da participação de estudantes em ligas acadêmicas na escolha da especialidade para o programa de residência médica da Bahia 2017. **Rev. Med. (São Paulo)**, São Paulo, v. 98, n. 3, p. 160-167, 2019.

RODRIGUES, L. H. G.; DUQUE, T. B.; SILVA, R. M. Fatores associados à escolha da especialidade de medicina de família e comunidade. **Rev. Bras. Educ. Méd.**, Rio de Janeiro, v. 44, n. 3, 2020.

TOFFOLI, S. F. L.; FERREIRA FILHO, O. F.; ANDRADE, D. F. D. Proposta de seleção unificada aos programas de residência médica. **Rev. Assoc. Med. Bras.**, São Paulo, v. 59, n. 6, p. 583-588, 2013.

APÊNDICE V

ARTIGOS DE PARTICULAR INTERESSE TEÓRICO E/OU METODOLÓGICO

Nossa equipe teve a oportunidade de ler todo o material sobre residências no Brasil disponível nas seis bases bibliográficas analisadas e aproveitou para assinalar os artigos que se destacaram por apresentarem recortes temáticos e/ou desenhos de método particularmente interessantes ou criativos. Ao fazê-lo, não estamos criticando nem desqualificando o rigor nem a necessidade da maioria dos artigos que não incluímos na lista a seguir. Trata-se apenas de destacar um subgrupo que, no nosso olhar, indica possíveis direções novas para a produção de conhecimento sobre formação especializada no formato residências.

BARREIROS, B. C. *et al.* Estratégias didáticas ativas de ensino-aprendizagem para preceptores de Medicina de Família e Comunidade no Euract. **Rev. Bras. Educ. Méd.**, Brasília, DF, v. 44, n. 3, p. e102, ago. 2020[16].

Mediante minuciosa apresentação do referencial teórico, o artigo aborda o uso da tecnologia educacional Euract Nível 1 no desenvolvimento pedagógico de preceptores de Medicina de Família e Comunidade. Os autores realizam um quasi-experimento, estabelecendo um grupo-controle, e aportam conceitos como pedagogia crítica, desenvolvimento de competências, metodologias ativas de ensino-aprendizagem — problematização, dramatização, simulação —, analisando a importância do feedback e da comunicação na prática da preceptoria.

BEKER, K. K.; FELICIANO, A. B.; MACHADO, M. L. T. Atuação como apoiadores em saúde: reflexões sobre a formação na residência multiprofissional. **Tempus**, Brasília, DF, v. 10, n. 4, p. 151-169, dez. 2016[21].

O estudo de egressos enfoca o processo de trabalho em saúde, analisando a formação na residência multiprofissional e a atuação dos residentes no apoio matricial e institucional. Aborda o papel do Sistema Único de Saúde

(SUS) como ordenador da formação especializada, a atenção às necessidades de saúde da população e a relação instituições formadoras e a rede de saúde, de modo a favorecer a integração teoria e prática. Aporta conceitos atuais como: aprendizagem significativa, cenários de aprendizagem, educação permanente, processo formativo, ensino-aprendizagem construtivista, aprendizagem baseada em problemas, cogestão, reorientação do cuidado, interdisciplinaridade e comunicação.

> BERGER, C. B. *et al.* Supervisão de casos em programa de residência de Medicina de Família e Comunidade: proposta de instrumento para avaliação à distância. **Saúde Redes**, Porto Alegre, v. 6, n. 2, p. 183-194, set. 2020[22].

O artigo trata da qualificação da preceptoria na residência de Medicina de Família e Comunidade, apresentando a sistematização de um método para auxiliar preceptores na supervisão de residentes. O método inclui a observação de videogravações de situações de supervisão de caso apresentado por residente, e abrange a aplicação, por preceptores e tutores, de um instrumento de avaliação da supervisão criado pelos autores. Menciona inovações tecnológicas na saúde e a supervisão não presencial por meio de novas tecnologias de Educação a Distância (EaD), defendendo a necessidade de ensino centrado no residente, destacando a importância do feedback e da autoavaliação, a competência pedagógica e o ensino de habilidades de comunicação.

> BOTTI, S. H. O.; REGO, S. Processo ensino-aprendizagem na residência médica. **Rev. Bras. Educ. Méd.**, Brasília, DF, v. 34, n. 1, p. 132-140, mar. 2010[31].

Artigo de revisão de literatura que aborda o processo ensino-aprendizagem na residência médica. Problematiza a prática médica à luz dos pressupostos do ensino-aprendizagem relevantes no desenvolvimento do raciocínio clínico, na aprendizagem de habilidades e no desenvolvimento de competências como empatia, capacidade de escuta, comunicação e abordagem integral do paciente, entre outras.

> CARNEIRO, N. G. D. *et al.* Integração das residências de Medicina de Família e Comunidade do estado de Pernambuco utilizando videoconferência. **Rev. Bras. Ciênc. Saúde**, Brasília, DF, v. 18, n. 3, p. 235-240, 2014[39].

Um dos poucos artigos cujo objeto é o uso de estratégias educacionais remotas mediadas por tecnologias, aborda a videoconferência como forma de intercâmbio entre preceptores e residentes dos Programas de Residência Médica em Medicina de Família e Comunidade do Estado de Pernambuco. Analisa fatores e ferramentas desejáveis para uma proposta educativa inovadora, como: telessaúde, telemedicina, Tecnologias da Informação e Comunicação (TICs) no processo de formação, interatividade e aprendizagem on-line. Situando o residente como protagonista do processo ensino-aprendizagem, discute objetivos de aprendizagem, método clínico centrado na pessoa, trabalho colaborativo, ambientes de aprendizagem, possibilidades de intercâmbio virtual entre preceptores e residentes e comunicação a distância.

CASTELLS, M. A.; CAMPOS, C. E. A.; ROMANO, V. F. Residência em Medicina de Família e Comunidade: atividades da preceptoria. **Rev. Bras. Educ. Méd.**, Brasília, DF, v. 40, n. 3, p. 461-469, set. 2016[45].

Abordando a prática da preceptoria em programa de Medicina de Família e Comunidade, o artigo apresenta pesquisa exploratória que utiliza grupos focais para compreender as percepções de preceptores sobre suas atividades cotidianas. Observa que a preceptoria envolve um conjunto de competências que garantam a qualidade da supervisão de atendimentos, o feedback contínuo e a avaliação de desempenho dos residentes. Os autores destacam atributos relacionais e de gestão necessários à preceptoria, no contexto do processo de trabalho e das tensões entre ensino e serviços de saúde.

CRESPO, A. N. Protocolo de avaliação e classificação dos programas de residência e de especialização em Otorrinolaringologia no Brasil. **Braz. J. Otorhinolaryngol.**, São Paulo, v. 79, n. 5, set./out. 2013. Supl. 1, p. 2-35[55].

Tematiza um protocolo de avaliação da formação especializada em Otorrinolaringologia (residência e cursos de especialização) desenvolvido pela Associação Brasileira de Otorrinolaringologia e Cirurgia Cérvico-Facial (ABORL-CCF). O protocolo permite a classificação dos programas por qualidade de acordo com oito domínios: caracterização geral do programa de ensino e ambiente acadêmico; infraestrutura; corpo docente; atividades de formação; atividades de pesquisa e produção científica; avaliação discente; avaliação do programa pelo corpo discente; e autoavaliação do programa.

FEIJÓ, L. P. *et al.* Estrutura do programa em treinamento de docência na residência: residente como professor. **Rev. Bras. Educ. Méd.**, Brasília, DF, v. 43, n. 1, set. 2019. Supl. 1, p. 341-348[69].

Valorizando princípios da educação de adultos, o artigo apresenta um programa de treinamento em docência para residentes, baseado no método Residente como Professor (*Resident as Teacher – RaT*), desenvolvido para utilização na residência médica. O programa é dividido em módulos, cada um com duração aproximada de um mês e atividades de um turno por semana, organizado em formato variável de acordo com a especialidade e número de residentes envolvidos. Aborda o desenvolvimento de atributos, entre eles o uso criterioso de conhecimento, habilidades técnicas e de raciocínio clínico, valores, habilidades de comunicação, liderança e administração, mediação de conflitos e atitude de respeito ao discentes

FERNANDES, C. R. *et al.* Currículo baseado em competências na residência médica. **Rev. Bras. Educ. Méd.**, Brasília, DF, v. 36, n. 1, p. 129-136, mar. 2012[70].

Artigo bem estruturado e inovador, que trata do currículo baseado em competências na residência médica em Anestesiologia. De acordo com os autores, tal currículo deve estar embasado em seis competências principais: comunicação, documentação, cuidados pré-operatórios, cuidados intraoperatórios, cuidados pós-operatórios e gestão de qualidade e segurança no perioperatório, compreendendo não apenas a relevância do treinamento de habilidades e técnicas, como o desenvolvimento de atitudes essenciais à prática do anestesista, quanto acolhimento, responsabilização, formação de vínculo, atuação ética e comunicação.

GADELHA, A. K. S.; BARRETO, I. C. H. C. Residência integrada em Saúde: percepção dos atores da ênfase em saúde da família e comunidade. **Interface (Botucatu)**, Botucatu, v. 22, set. 2018. Supl. 1, p. 1.339-1.351[78].

Publicação que enfoca a contribuição da residência integrada em Saúde no fortalecimento da Estratégia Saúde da Família (ESF) no Ceará, apresentando um estudo de caso analítico com entrevistas de diversos atores: gestores, trabalhadores da saúde, preceptores e residentes. Aborda as relações entre residência, rede assistencial e práticas em saúde, destacando a interiorização da residência, a ampliação do acesso aos serviços, a Educação Permanente em Saúde (EPS), a colaboração interprofissional e a reorganização dos processos de trabalho. Aplica conceitos como pedagogia da implicação e relação dialética entre teoria e prática para análise da preceptoria, mencionando a questão da infraestrutura e dos recursos assistenciais como desafio a ser enfrentado.

>LIMA, G. P. V. LIMA, G. P. V. Ensino em serviço de enfermeiras obstétricas na modalidade de residência: o papel da preceptoria. **Cogitare Enferm.**, Curitiba, v. 24, 2019[100].

O artigo aborda o ensino de residentes de enfermagem obstétrica, com foco nas percepções de preceptores, entrevistando enfermeiras de quatro maternidades públicas do município do Rio de Janeiro. Adota conceitos pedagógicos de Paulo Freire sobre a formação da consciência crítica, problematizando, entre outros aspectos, a fragilidade na comunicação entre academia e serviço; os mecanismos de valorização da preceptoria; a necessidade de avançar numa educação dialógica mediada por planos pedagógicos; a aplicação de tecnologias de cuidado e a articulação entre teoria e prática, com destaque para questões de gênero e o respeito à autonomia e dignidade femininas.

>LOPES, G. T.; BAPTISTA, S. S. O desafio da convivência: o cotidiano dos atores que integram a residência de Enfermagem no Hospital Universitário Pedro Ernesto - Hupe/Uerj. **Rev. Enferm. Uerj**, Rio de Janeiro, v. 6, n. 1, p. 233-242, jun. 1998[104].

O artigo explicita pressupostos analíticos na abordagem de contradições que permeiam práticas de Enfermagem, priorizando, no referencial teórico, concepções de visões sociais aportadas por Michel Lowy, e incorporando elementos estruturais, além de culturais, à compreensão das relações sociais que se estabelecem na residência. Aborda visões de mundo, expectativas sociais, problemas com hierarquia rigidamente verticalizada, valorizando aspectos psicossociais e institucionais da formação e do trabalho.

>MACHADO, L. B. M. *et al.* O currículo de competências do programa de residência em Medicina de Família e Comunidade da Faculdade de Medicina da Universidade de São Paulo. **Rev. Bras. Med. Fam. Comunidade**, Rio de Janeiro, v. 13, n. 40, p. 1-16, dez. 2018a[108].

A publicação aborda a elaboração de um currículo baseado em competências, descrevendo características e diretrizes relacionadas ao aprendizado, metodologias docentes e processos avaliativos. Discute estratégias avaliativas à luz de experiências descritas na literatura, defendendo uma avaliação longitudinal, formativa e somativa, com feedback efetivo, e exemplifica com a adoção da gravação de consultas em vídeo na avaliação da comunicação residente-paciente.

> MACHADO, L. D. S. et al. Representações de profissionais residentes acerca das estratégias pedagógicas utilizadas no processo formativo da residência multiprofissional. **Rev. Esc. Enferm. USP**, São Paulo, v. 52, 2018b[109].

A publicação aborda as representações sociais de residentes sobre estratégias pedagógicas na formação especializada, destacando aspectos da educação de adultos, como: desenvolvimento de competências; protagonismo do aluno no processo de aprendizagem; centralidade dos contextos e territórios; aprendizagem significativa; diferentes formas de avaliação; feedback; e comunicação. Inclui atividades mediadas por plataforma de EaD, avaliadas pelos residentes como possuindo potencial educativo, desde que bem estruturadas, envolvendo os diversos atores e permitindo discussões e troca de saberes.

> MACHIN, R. et al. Formação médica e assistência aos processos de abortamento: a perspectiva de residentes de duas universidades públicas em São Paulo, Brasil. **Interface (Botucatu)**, Botucatu, v. 23, jun. 2019[110].

O artigo trata da formação em Ginecologia e Obstetrícia (GO), discutindo formação médica e assistência à mulher em processo de abortamento. Aborda uma lacuna importante, que é a interface entre estudos de gênero e a formação especializada em saúde. Considerando que preconceitos e o tabu social associado ao tema também estão presentes no ambiente acadêmico, o artigo destaca o dilema moral caracterizado pelo aborto induzido e como a vivência de residentes no cotidiano da especialidade pode contribuir para modificar ou consolidar atitudes profissionais. Os autores acreditam que a maior inserção da abordagem de gênero na formação dos residentes em GO é indispensável para o cuidado integral às mulheres em processo de abortamento.

NASCIMENTO, L. A.; TRAMONTINI, C. C.; GARANHANI, M. L. O processo de aprendizagem do residente de Anestesiologia: uma reflexão sobre o cuidado ao paciente. **Rev. Bras. Educ. Méd.**, Brasília, DF, v. 35, n. 3, p. 350-358, set. 2011[134].

Artigo que enfoca como residentes de Anestesiologia percebem o cuidado ao paciente e o autocuidado; e suas percepções do cuidado que recebem dos preceptores/professores. Na discussão, pontua elementos como: cuidado humanizado, prestígio na representação social do médico, processo de trabalho, trabalho em equipe, poder disciplinar confiado ao médico, a hierarquia no ambiente hospitalar, preceptoria, saúde e qualidade de vida do residente, métodos de ensino-aprendizagem e modificação da linguagem e de atitudes que contribuem para uma melhor comunicação médico-paciente.

NUNES, K. C.; NOGUEIRA, A. C. C.; LIMA, F. L. T. Perfil dos egressos de serviço social do programa de residência multiprofissional em Oncologia do Inca. **Tempus**, Brasília, DF, v. 10, n. 4, p. 111-128, dez. 2016[140].

Artigo que investiga o perfil acadêmico e profissional de assistentes sociais egressos do Programa de Residência Multiprofissional em Oncologia do Instituto Nacional de Câncer José Alencar Gomes da Silva (Inca), analisando o projeto pedagógico do curso, à luz das políticas de saúde; do mercado de trabalho do assistente social e da precarização do trabalho em saúde; além do papel dos direitos sociais na qualificação do cuidado e fortalecimento do SUS, à luz do enfrentamento do câncer como questão de saúde pública.

OLIVEIRA, F. H. A. O.; PETEET, J. R.; MOREIRA-ALMEIDA, A. Religiosity and spirituality in Psychiatry residency programs: why, what, and how to teach? **Braz. J. Psychiatry**, São Paulo, v. 43, n. 4, July/Aug. 2021[145].

Com temática original, o artigo propõe o currículo de um curso (carga horária de 12 horas) em religiosidade/espiritualidade em programa de residência em Psiquiatria. Seu objetivo é valorizar o caráter biopsicossocial da atenção à saúde e a necessidade de desenvolvimento de competências culturais pelo residente, reduzindo o potencial hiato de compreensão de temas da religiosidade entre profissionais de saúde mental e pacientes. Os métodos de ensino incluem aulas, discussões em grupo, estudo de diretrizes, histórias espirituais, painéis, visitas de campo, apresentações de casos e supervisão clínica. A avaliação do desempenho dos residentes é realizada por meio de tomada de uma "história espiritual" e formulação de um caso de religiosidade/espiritualidade.

> RIBEIRO, K. R. B. *et al.* Ensino nas residências em Saúde: conhecimento dos preceptores sob análise de Shulman. **Rev. Bras. Enferm.**, Brasília, DF, v. 73, n. 4, jun. 2020[169].

Artigo voltado para compreender como os saberes pedagógicos propostos por Lee Shulman são percebidos pelos preceptores no processo ensino-aprendizagem dos residentes de programas de residências médica e multiprofissional. Para isso, utiliza-se do método da Teoria Fundamentada nos Dados (*Grounded Theory*), com apoio de um software específico para esse fim. Aborda a formação dos preceptores para o desempenho da docência, observando como estes integram a preceptoria com conhecimentos-base para o ensino ao escolherem estratégias para trabalhar conteúdos específicos, adequando-os para torná-los mais compreensíveis aos residentes.

> RODRIGUES, J. M. *et al.* Projetos políticos e pedagógicos de residência de Enfermagem ao Idoso na perspectiva freiriana. **Rev. Bras. Enferm.**, Brasília, DF, v. 72, nov. 2019. Supl. 2, p. 36-42[171].

Discute o modelo pedagógico da residência em Enfermagem, adotando premissas freireanas de educação, mediado por conceitos como aprendizagem significativa, humanismo, saber dialógico e comunicação. Analisa 12 projetos político-pedagógicos de residência em Enfermagem do Idoso, desenvolvendo um estudo exploratório qualitativo de base documental. Levando em consideração três dimensões abordadas por Paulo Freire (problematizadora, humanística e dialógica), os autores observam fragilidades nos projetos analisados e sugerem inovações.

> SETUBAL, M. S. V. *et al.* Breaking bad news training program based on video reviews and Spikes strategy: what do Perinatology residents think about it? **Rev. Bras. Ginecol. Obstet.**, Rio de Janeiro, v. 39, n. 10, p. 552-559, Oct. 2017[197].

Enfocando o ensino de habilidades de comunicação, o artigo analisa percepções de residentes sobre um programa de treinamento em comunicação de más notícias. Descreve um experimento educacional para mensurar a experiência com o protocolo Spikes, metodologia em etapas utilizada em muitas especialidades, concluindo pela sua utilidade para aprendizagem dos residentes sobre as necessidades dos pacientes. Sobre essa experiência, ver também Setubal *et al.* (2018)[196].

SILVA, C. T. *et al.* Residência multiprofissional como espaço intercessor para a educação permanente em saúde. **Texto Contexto Enferm.**, Florianópolis, v. 25, n. 1, 2016a[200].

Oriundo da residência multiprofissional, o artigo aborda a relação entre residência e educação permanente em saúde de forma original, trazendo à luz questões como a qualificação da gestão em saúde, o estabelecimento de projeto terapêutico singular, a humanização e o acolhimento, o trabalho interdisciplinar em equipe multiprofissional como espaço de encontro com o outro, e a importância da residência na inovação nos serviços de saúde.

SILVA, J. P. *et al.* Randomized study of effectiveness of computerized ultrasound simulators for an introductory course for residents in Brazil. **J. Educ. Eval. Health. Prof.**, Chuncheon, KOR, v. 13, p. 16, 2016b[203].

O artigo realiza um experimento educacional para avaliar o impacto da simulação no ensino de técnicas de ultrassonografia na residência em Clínica Médica, comparando aos resultados do treinamento prático ao vivo.

SILVA, L. C. B. A. *et al.* Preliminary study of a teaching model for ultrasound-guided peripheral nerve blockade and effects on the learning curve in Veterinary Anesthesia residents. **Vet. Anaesth. Analg.**, Oxford, v. 44, n. 3, p. 684-687, May 2017[205].

O artigo enfoca estratégias de ensino-aprendizagem de habilidades na residência em Medicina Veterinária, realizando um estudo controlado para avaliar um modelo experimental para o ensino de técnica de uso do ultrassom para bloqueio de nervo (anestesia). Os resultados do experimento apontaram para a adequação do treinamento no sentido de melhorar a velocidade e a precisão da manipulação da agulha usando ultrassom.

STORTI, M. M. T.; OLIVEIRA, F. P.; XAVIER, A. L. A expansão de vagas de residência de Medicina de Família e Comunidade por municípios e o Programa Mais Médicos. **Interface (Botucatu)**, Botucatu, v. 21, 2017. Supl. 1, p. 1.301-1.313[217].

O artigo buscou identificar estratégias para criação ou expansão de vagas de programas de residência de Medicina de Família e Comunidade destacando o papel de gestores municipais do SUS, analisando sua contribuição para a ampliação da oferta de vagas e para o provimento médico previstos no Programa Mais Médicos (PMM). Destaca elementos de estratégias e políticas que demandam mecanismos de governança, com análise do processo de trabalho e da gestão em saúde, a formação de tutores e preceptores e a integração residência/graduação, valorizando as consequências da adoção do conceito ampliado de saúde.

TOSO, L. C.; SOUZA, J. M.; RIBEIRO, E. R. Diferentes pontos de vista na avaliação do médico residente em programas de Clínica Médica. **Ciênc. Cuid. Saúde**, Maringá, v. 18, n. 1, fev. 2019[223].

A publicação enfoca a avaliação de residentes de Clínica Médica durante a formação especializada por meio de pesquisa qualitativa desenvolvida em dois programas de residência. A coleta de dados incluiu entrevistas individuais e grupos focais com coordenadores dos programas, preceptores e residentes. Após análise de conteúdo, o artigo destaca disparidades na percepção da avaliação entre os diferentes atores, além da subjetividade no processo de avaliação, na falta de regras claras e de conhecimento de todos.

VOLICH, R. M. Os dilemas da formação do médico e os tutores na residência de Clínica Médica da FMUSP. **Rev. Hosp. Univ.**, São Paulo, v. 11, n. 1/2, p. 59-63, dez. 2001[230].

Artigo original escrito por um psicanalista, que aborda os "dilemas da formação" do médico com base em uma atividade curricular denominada "tutoragem". A atividade objetiva refletir e elaborar a experiência individual e coletiva dos residentes de Clínica Médica, levando em consideração as descobertas, os desafios e os possíveis sofrimentos vivenciados na transição de aluno a profissional. O tutor é compreendido como mediador das discussões e reflexões, o que demanda uma boa capacidade de comunicação interpessoal e institucional.

SOBRE OS AUTORES

Adriana Cavalcanti de Aguiar

Tem pós-doutorado em Comunicação (Universidade Federal do Rio de Janeiro). É doutora e mestre em Educação (Harvard University). Mestre em Saúde Pública (Fundação Oswaldo Cruz). Médica (Universidade do Estado do Rio de Janeiro). Pesquisadora do Instituto de Comunicação e Informação Científica e Tecnológica (ICICT), da Fundação Oswaldo Cruz. Professora visitante do European Master of Public Health, Programa Erasmus, da Comissão Europeia. Membro do Corpo Permanente do Programa de Pós-Graduação em Comunicação e Informação em Saúde (ICICT/Fiocruz). Foi diretora executiva da Associação Brasileira de Educação Médica (2004-2006); coordenadora do curso de Medicina da Universidade Estácio de Sá (2000-2006) e pesquisadora do Instituto de Medicina Social da Universidade do Estado do Rio de Janeiro.

Orcid: 0000-0002-7182-3114

E-mail: adriana.aguiar@post.harvard.edu

Elaine Franco dos Santos Araújo

Graduada em Enfermagem e Obstetrícia pela Escola de Enfermagem Anna Nery (EEAN/UFRJ). Especialista em Administração Hospitalar, mestre e doutora em Saúde Coletiva pelo Instituto de Medicina Social (IMS/Uerj). Especialista em Ativação de Processos de Mudança na Formação de Profissionais da Saúde pela Ensp/Fiocruz. Atualmente, é professora associada do Departamento de Enfermagem de Saúde Pública da EEAN/UFRJ. Já atuou como vice-coordenadora do curso de graduação da EEAN/UFRJ e como coordenadora do Programa de Residência Multiprofissional em Saúde da Família e Comunidade do Instituto de Atenção à Saúde São Francisco de Assis/UFRJ.

Orcid: 0000-0003-2335-965X

Elisangela Aparecida da Silva Lizzi

Bacharel em Estatística pela UFSCar, com mestrado e doutorado em Saúde Pública pela FMRP/USP. Neste momento, é professora adjunta e pesquisadora da Universidade Tecnológica Federal do Paraná, campus Cornélio

Procópio. É mãe de um filho e atua na causa de mulheres na ciência. Atua como editora associada da *Epidemiologia e Serviços de Saúde: revista do SUS* (RESS). É credenciada no Programa de Pós-Graduação em Bioinformática da UTFPR/CP. Atuação em estatística aplicada em saúde pública, bioestatística, vigilância em saúde, epidemiologia, modelos de regressão, séries temporais, padrões espaçotemporais, *big data* e *machine learning*.

Orcid: 0000-0001-7064-263X

Enzo Marasco Caetano

Graduado em Medicina pela Universidade Municipal São Caetano do Sul (USCS/2023). Durante sua vida acadêmica, atuou em pesquisas contemplando temas da área da saúde, processo saúde-doença, residência médica, Covid-19 e relatos de casos no domínio da cirurgia geral. Atualmente, é médico exercendo a profissão na área de atendimento em rede pública e privada.

Orcid: 0009-0009-7644-0532

Irene Rocha Kalil

Graduada em Comunicação Social (Ufba), jornalista e mãe de três. Tem especialização em Sociologia Urbana, mestrado em Educação (Uerj/2008) e doutorado em Comunicação e Informação em Saúde pela Fiocruz (2015). Atua como pesquisadora do Laboratório de Comunicação e Saúde do Instituto de Comunicação e Informação Científica e Tecnológica em Saúde (ICICT), da Fiocruz, e como docente permanente do Programa de Pós-Graduação em Informação e Comunicação em Saúde (PPGICS/ICICT/Fiocruz), desenvolvendo pesquisas sobre modelos de maternidade numa perspectiva de gênero, e sobre a formação profissional em saúde. Tem pós-doutorado em Informação e Comunicação em Saúde pela Fiocruz (2021).

Orcid: 0000-0001-5232-0573

Pedro Henrique de Paiva Sobrinho

Graduado em Medicina pela Universidade Municipal São Caetano do Sul (USCS/BV), pós-graduando em Medicina de Urgência e Emergência pela Faculdade Tertius. Como acadêmico, realizou iniciação científica com pesquisa em epidemiologia da Covid-19. Atua como médico na rede pública.

Orcid: 009-0002-4991-5685

Roberta Cristina Barboza Galdencio

Graduada em Biblioteconomia (Unirio), com especialização em Gestão Empresarial (AVM/Ucam), especialização em Informação Científica e Tecnológica em Saúde (ICICT/Fiocruz), mestrado em Ciência da Informação (PPGCI/UFF) e doutorado em Informação e Comunicação em Saúde (ICICT/Fiocruz). Bibliotecária da Universidade Federal do Rio de Janeiro (UFRJ), na Biblioteca Central do Centro de Ciências da Saúde, com atuação em biblioteca universitária, serviço de referência e competência em informação no setor saúde.

Orcid: 0000-0002-5566-3878

Rúbia Fernandes da Silva

Graduada em História pela Universidade Estadual de Londrina (UEL). Atuou em projetos de extensão voltados à educação patrimonial no Museu Histórico de Londrina Padre Carlos Weiss. Tem experiência em pesquisa nos seguintes temas: história social, memória, patrimônio e representações das mulheres em fontes museológicas. Atualmente atua como historiadora responsável pelo Museu da Sociedade Rural do Paraná.

Orcid: 0009-0006-1597-9890

Sidney Marcel Domingues

Graduado em Odontologia pela Faculdade de Odontologia de Ribeirão Preto, da Universidade de São Paulo (Forp/USP), mestre e doutor em Ciências Médicas pela Faculdade de Medicina de Ribeirão Preto, da Universidade de São Paulo (FMRP/USP). Desde 2020, atua como pesquisador em projetos na área de Residências em Saúde com colegas do ICICT/Fiocruz. Atua como especialista de Projetos II, no Projeto Residências da Diretoria de Compromisso Social, do Hospital Sírio-Libanês, sendo responsável pela área técnica e regulatória dos Programas de Residência Médica e em Área Profissional da Saúde.

Orcid: 0000-0001-7702-3567